AF557086

DR. MARK HYMAN

PEGAN VOM PROFI

Für alle verwirrten Esser, für eine bessere Gesundheit der Menschen und unserer Erde

DR. MARK HYMAN

PEGAN VOM PROFI

Mit **PALEO-VEGANER** Ernährung sich selbst und den Planeten retten

IMPRESSUM

Dr. Mark Hyman
Pegan vom Profi
Mit paleo-veganer Ernährung sich selbst und den Planeten retten
1. deutsche Auflage 2022
ISBN: 978-3-96257-272-3

Titel der Originalausgabe:
THE PEGAN DIET
21 PRACTICAL PRINCIPLES FOR RECLAIMING YOUR HEALTH IN A NUTRITIONALLY CONFUSING WORLD

Übersetzung aus dem Englischen:
Julia Heinecke
Fotografien im Innenteil: © Sylwia Erdmanska-Kolanczyk
Layout und Satz der deutschen Ausgabe:
Eva Artinger
Coverlayout und Satz: Narayana Verlag
Cover Abbildung: © Nicole Franzen
Autoren Foto: © Nicole Franzen

Herausgeber:
Unimedica im Narayana Verlag GmbH,
Blumenplatz 2, D-79400 Kandern
Tel.:+49 7626 974 970-0
E-Mail: info@unimedica.de
www.unimedica.de

INHALT

EINFÜHRUNG

Brauchen wir wirklich ein weiteres Buch über Ernährung? Nein. Die pegane Ernährung ist keine Diät, sondern eine simple Sammlung an Prinzipien, die Wissenschaft und gesunden Menschenverstand zusammenbringt und Richtlinien darstellt, um die eigene Gesundheit, Gewichtsabnahme und Langlebigkeit zu fördern. Diese Prinzipien können leicht mit philosophischen oder kulturellen Vorlieben verbunden werden. Was wissen wir über Essen? Wie wissen wir über Essen Bescheid? Welche Schlussfolgerungen können wir daraus ziehen? Und wie verbinden wir diese Erkenntnisse mit unseren kulinarischen Vorlieben, unseren philosophischen, sozialen und kulturellen Präferenzen? Als Arzt, der sich stark mit der heutigen Epidemie aus chronischen Krankheiten und Fettleibigkeit auseinandersetzt (und der seit 30 Jahren Ernährung als primäre Medizin bei der Behandlung von Krankheiten und der Optimierung von Gesundheit einsetzt), machen mich die Ernährungskriege und Mode-Diäten traurig. Politik, Religion und Ernährung: Sie alle polarisieren.

Die pegane Ernährung begann eigentlich als Witz. Vor vielen Jahren saß ich bei einer Konferenz in einem Panel über Ernährung zwischen zwei Freunden – einer war Befürworter der Paleo-Diät, der andere veganer Kardiologe. Sie argumentierten leidenschaftlich für ihre jeweiligen Standpunkte. Um der Spannung etwas die Spitze zu nehmen, witzelte ich: „Nun, wenn du paleo bist und du vegan, dann muss es doch pegan sein.“ So ging es los. Als ich mich schließlich stärker damit auseinandersetzte, was als Witz begann, wurde mir klar, dass die meisten Ernährungsphilosophien, einschließlich Veganismus und Paleo-Diät, weit mehr gemeinsam haben, als den meisten Menschen bewusst ist – und noch viel mehr gemeinsam haben als die US-amerikanische Standard-Ernährung.

Wenn man sich an den besten Elementen ihrer jeweiligen Ansätze orientiert, stellt man fest: Die beiden sind fast identisch mit einer Ausnahme: Woher kommt das Protein? Von Tierprodukten oder aus Bohnen und Getreide? Das ist der einzige Unterschied. Man kann selbstverständlich eine Chips-und-Limo-Veganerin genauso wie ein Speck-aber-kein-Gemüse-Paleo-Esser sein, doch die meisten Ausprägungen ihrer jeweiligen Vollwertkost sind sich sehr ähnlich. Beide propagieren eine pflanzenreiche Vollwerternährung, wenig Stärke und Zucker, kaum verarbeitete Nahrungsmittel, keine Zusätze, Hormone oder Antibiotika und keine gentechnisch veränderten Organismen (GVO) sowie – bis auf eine kleine Gruppe extremer Anhänger von fettarmer veganer Ernährung – eine an guten Fetten reichhaltige Diät. Beide verzichten sogar auf Milchprodukte. Auch alle anderen Ernährungsansätze – vegetarisch, ketogen, Intervallfasten, lektinfrei, mediterran, kohlenhydratarm, fettarm, glutenfrei und so weiter – folgen dem Vollwertansatz und streichen schädliche hochverarbeitete Nahrungsmittel vom Speiseplan und fügen stattdessen schützende Nahrungsmittel hinzu.

Der tatsächliche Fokus sollte vielleicht darauf liegen, die Menschen von einer adipogenen, krankheitsverursachenden, nährstoffarmen zu einer reichhaltigen Ernährung mit Vollwertkost und schützenden Nahrungsmitteln zu bringen, die Gewichtsverlust, Gesundheit und Wohlbefinden fördert. Das, liebe Leserinnen und Leser, ist das Ziel der peganen Ernährung.

Warum ist das wichtiger als je zuvor? Unser moderner industrieller Ernährungsstil ist aktuell der größte Killer auf der Welt, der Rauchen und andere Ursachen weit übertrifft. Konservativ gerechnet kostet unsere moderne Ernährung, die reich an verarbeiteten Lebensmitteln aus Weizen (weißes Mehl), Mais (hoher Fruktoseanteil in Maissirup und viele industrielle Lebensmittelzusätze) sowie Soja (Sojabohnenöl) bei gleichzeitigem Mangel an schützenden, heilenden Vollwertnahrungsmitteln (Früchten, Gemüse, Nüssen, Samen, Vollkorn, Bohnen, Meeresfrüchte und so weiter) ist, jedes Jahr elf Millionen Menschen das Leben. Ich glaube, dass diese Zahl noch stark untertrieben ist. Jedes Jahr sterben etwa 57 Millionen Menschen auf der ganzen Welt. Drei Viertel dieser Todesfälle (bzw. 42 Millionen) haben ihre Ursachen in chronischen Krankheiten wie Herzkrankheiten, Diabetes, Krebs und Demenz – meistens verursacht durch eine einseitige Ernährung. Selbst Infektionskrankheiten wie Covid-19 treffen eher Übergewichtige oder Menschen, die an chronischen Krankheiten leiden. Die Kosten steigen in die Höhe. In den Vereinigten Staaten werden die direkten und indirekten Kosten für chronische Krankheiten über die nächsten 35 Jahre auf 95 Billionen Dollar geschätzt, das bedeutet einen von fünf Dollar unserer gesamten Wirtschaft. Global ist es noch viel mehr und es wird zunehmend schlimmer, da wir unsere amerikanische Art der Ernährung in jeden Winkel dieser Welt exportieren.

Möchten wir die gesamte Belastung von chronischen Krankheiten senken, eine weitere Pandemie überleben, unsere Erde und unsere Gemeinschaft überleben und gleichzeitig eine glücklichere, weniger gespaltene Gesellschaft schaffen, dann müssen wir die Art und Weise, wie wir Nahrungsmittel anbauen, verteilen und konsumieren, gründlich überprüfen. Wir müssen uns zusammentun, Ernährungskriege beenden und die heilende Kraft einer ordentlichen Ernährung bereitwillig annehmen. Darum habe ich dieses Buch geschrieben – um die Kraft von Ernährung und eine ganzheitliche, nachhaltige Ernährungsphilosophie aufzuzeigen.

In vierfacher Hinsicht ist die pegane Ernährung einzigartig. Im Folgenden werde ich jede grundlegende Säule erläutern.

DIE PEGANE ERNÄHRUNG BETRACHTET ESSEN ALS MEDIZIN

Die erste Säule lautet: *Essen ist Medizin*, mit der Kraft zu heilen und der Kraft zu schaden. Die beste Strategie für ein langes, gesundes Leben ist, seine Medizin zu essen – holen Sie sich diese direkt vom Bauernhof, nicht aus der Apotheke! Essen bedeutet weit mehr als Kalorien oder Energie für unseren Körper. Essen enthält Informationen, gibt Anweisungen, die jede unserer Körperfunktionen in Echtzeit regulieren. Bemerkenswerte Entdeckungen in den letzten Jahrzehnten ermöglichen es uns heute, nicht nur aus Freude zu essen oder um Verbundenheit herzustellen und satt zu werden, sondern auch, um uns zu verjüngen, zu gedeihen und sogar Krankheiten zu heilen. Qualität und eine hohe Nährstoffdichte sind für den Aufbau einer gedeihlichen menschlichen Gemeinschaft essenziell. Manche schlagen vor, dass wir alle *Nutrivoren* werden und damit vor allem auf die Nährstoffdichte achten sollten, andere propagieren einen Lebensstil als *Qualitarianer*, also mit einem Schwerpunkt auf Qualität, unabhängig davon, welcher Ernährungsstil bevorzugt wird. Eine Entdeckung, die in der peganen Ernährung steckt, ist, dass wir alle einzigartige Wesen sind, nicht nur hinsichtlich unserer Präferenzen, sondern auch in unserer Biologie. Unsere genetische und biochemische Einzigartigkeit kann uns zu einer *personalisierten Ernährung* führen. Unabhängig von unseren persönlichen Glaubenssätzen mögen die einen in der veganen Ernährung aufgehen, während die anderen darin eingehen. Die einen erlangen mit der Paleo-Diät geradezu übermenschliche Kräfte, die anderen kein bisschen. Der Schlüssel liegt darin, dass man seine eigene Biologie erkunden muss und nicht in einer speziellen Ideologie verhaftet bleibt.

Wir stehen noch ganz am Anfang zu verstehen, wie Ernährung unsere Zellen, Gewebe, Organe, Stimmungen, Gedanken, Gefühle und die Struktur unseres Körpers beeinflusst, doch das, was Wissenschaftler in den letzten Jahrzehnten herausgefunden haben, ist erstaunlich. Essen ist nicht nur eine Quelle der Energie, Freude, Verbundenheit und des Genusses, sondern kann uns auch verjüngen und sogar Krankheiten heilen. Denken wir an Essen, kommen uns Eiweiße (Proteine), Kohlenhydrate, Fette, Ballaststoffe, Vitamine und Mineralien in den Sinn. Doch die wichtigsten Bestandteile von Nahrungsmitteln sind vielmehr die Zehntausenden von medizinischen Verbindungen, die in Pflanzen und sogar in tierischen Lebensmitteln enthalten sind und die fast alle der 37 Milliarden chemischen Reaktionen, die in jeder Sekunde in unserem Körper ablaufen, regulieren, modulieren und beeinflussen. Ich nenne diesen Prozess die *symbiotische Phytoadaption*. Er bedeutet, dass unser Körper die in der Nahrung enthaltenen chemischen Verbindungen nutzt, um jedes unserer biologischen Systeme positiv zu beeinflussen.

Durch die Evolution haben wir uns die molekulare Zauberkraft, die in unseren Nahrungsmitteln steckt, angeeignet, um unsere Biologie zu optimieren und zu stärken. So können wir beispielsweise Vitamin C oder Omega-3-Fettsäuren nicht synthetisch herstellen, wir müssen uns beides aus der Natur holen. Und es sind nicht nur die offensichtlichen, essenziellen Fettsäuren, Aminosäuren, Vitamine und Mineralien, die wir mit unserer Nahrung aufnehmen, sondern auch wichtige Moleküle, die sogenannten sekundären Pflanzenstoffe.

Es gibt bis heute mehr als 25.000 identifizierte sekundäre Pflanzenstoffe in unserer Pflanzenwelt, die erst seit Kurzem als für unsere Gesundheit entscheidend angesehen werden. Überraschenderweise werden sie auch in Tieren gefunden, etwa bei Kühen, die Gras fressen dürfen und dadurch ein breites Spektrum an nährstoffreicher pflanzlicher Nahrung zu sich nehmen. Ein Defizit an diesen sekundären Pflanzenstoffen resultiert zwar nicht unbedingt in einer akuten Krankheit wie Skorbut oder Rachitis oder in einer Eiweißmangelernährung, kann aber zu langwierigen Mangelerkrankungen wie Herzkrankheiten, Diabetes, Bluthochdruck, Fettleibigkeit, Demenz, Depressionen und so weiter führen.

Die einzige Möglichkeit, aus diesen krankheitsbekämpfenden Verbindungen einen Vorteil herauszuschlagen, ist, sich auf die Qualität unseres Essens zu fokussieren. Farbenfrohe pflanzliche Nahrungsmittel, Biofleisch von Tieren aus Weidehaltung und Wildfische mit viel Fett sind reich an Verbindungen, die unsere Zellen schützen und Eindringlinge abwehren. Wer nur industriell verarbeitete Lebensmittel zu sich nimmt – und das gilt auch für Gemüse –, entkräftet seine eigene Ernährung. Biogemüse hat eine höhere Nährstoffdichte. Kühe aus Massentierhaltung, die mit Mais, Kuhfladen, Süßigkeiten und zerkleinerten Tierteilen gefüttert werden, produzieren Fleisch, das zu Entzündungen und Krankheiten führt. Wildtiere oder regenerativ gehaltene Kühe, die auf der Weide zahllose Heilpflanzen fressen, produzieren Fleisch, das den gegenteiligen Effekt hat.

Jedes Mal also, wenn Sie einen Bissen zu sich nehmen, denken Sie daran, dass Sie Ihre Biologie in Hinblick auf Gesundheit oder Krankheit programmieren. Ernähren Sie sich gesund, dann nehmen Sie tatsächlich Medizin zu sich.

DIE PEGANE ERNÄHRUNG BASIERT AUF DER FUNKTIONELLEN MEDIZIN

Die größte Entdeckung der letzten 50 Jahre ist, dass Essen Medizin ist – mit der Kraft, chronischen Krankheiten vorzubeugen, sie zu behandeln oder sogar zu heilen (und das schnell). Diese Entdeckung wird von der klassischen Medizin weitestgehend ignoriert. Gibt es einen Ansatz in der Medizin, bei der Behandlung von Krankheiten ebenso wie bei der Erhaltung von Gesundheit, der dieses neue Verständnis beinhaltet? Ja. Er heißt *funktionelle Medizin*. Funktionelle Medizin ist genau das, was ich sowieso schon seit fast 30 Jahren praktiziere – mit bemerkenswerten, lebensverändernden Ergebnissen. Funktionelle Mediziner gehen davon aus, dass das, was man sich auf die Gabel sticht, viel wirkungsmächtiger ist als jedes Medikament. Es funktioniert schneller, besser und billiger, und es gibt nur gute Nebenwirkungen.

Der menschliche Körper ist ein biologisches Ökosystem, ein Netzwerk von dynamisch miteinander agierenden, verbundenen Systemen. In der konventionellen Medizin heißt es beispielsweise: Da gibt es ein Problem mit Ihrem Herzen, Ihrer Leber, in Ihrem Gehirn oder im Darm. Krankheiten innerhalb eines Organs werden separat betrachtet und vom Rest des Körpers abgetrennt. In der funktionellen Medizin hingegen betrachten wir den Körper nicht als eine Ansammlung isolierter Organe, sondern der Körper ist ein einziges Netzwerk aus verschiedenen Systemen. Krankheiten zu behandeln bedeutet, diese Systeme beziehungszweise die Ursachen des Ungleichgewichts zu behandeln. Die funktionelle Medizin ist die Wissenschaft darüber, Gesundheit zu schaffen und nicht einfach nur die Symptome zu behandeln.

Aber wie behandelt man die Ursache und schafft Gesundheit? Es ist ganz einfach. Weg mit dem schlechten Zeug! Stattdessen her mit dem guten! Die natürliche Intelligenz des Körpers und seine Heilmechanismen erledigen den Rest. Wir fangen damit an, die Ursache(n) zu beseitigen und dann das einzusetzen, was unser Körper braucht, um zu gedeihen. Fast alle Krankheiten (abgesehen von dominant-vererbbaren genetischen Konditionen wie dem Down-Syndrom) wurzeln in denselben wenigen Ursachen: in Toxinen (sowohl innere als auch äußere wie Pestizide, Herbizide, Plastik, Schwermetalle und so weiter), Allergenen (Umwelt- und Nahrungsmittelallergene), Mikroben (bakterielle Ungleichgewichte – vor allem im Mikrobiom – sowie Viren, Parasiten, Würmer und Zecken) und schließlich schlechter Ernährung und Stress (physischer und psychischer). Diese Krankheitstrigger interagieren mit den Genen und allen grundlegenden biologischen Netzwerken – dem Darm, dem Immunsystem, mit den Hormonen, der Chemie im Gehirn, mit dem Entgiftungssystem, der Energieproduktion, dem Kreislauf und sogar mit der Körperstruktur (Zellen, Membranen, Muskeln, Knochen). Daneben gibt es ein paar wichtige Zutaten für ein gesundes Leben – echte Lebensmittel, Nährstoffe, Hormone, Licht, Wasser, Luft, Erholung, Schlaf, Bewegung, Liebe, Beziehungen, Sinn und Zweck. Das sind die Grundpfeiler, und jeder einzelne sollte im richtigen Gleichgewicht zueinander stehen, das für jeden Menschen unterschiedlich ist, um ein gesundes menschliches Dasein zu führen. Gesundheit zu erlangen bedeutet schlicht und ergreifend, Trigger zu identifizieren, zu entfernen und sie durch notwendige Inhaltsstoffe zu ersetzen.

So ist Essen der größte Treiber von Ungleichgewichten in unseren biologischen Netzwerken und gleichzeitig der effektivste Hebel, um schnelle Veränderungen herbeizuführen, um Krankheiten zu heilen und gesund zu werden. Während die meisten Ärzte die Kraft der Ernährung noch nicht erkannt haben, zumeist, weil sie nicht darin ausgebildet sind, Ernährung als Medizin einzusetzen, habe ich in den letzten Jahrzehnten schon Wunder erlebt. So geht es auch vielen meiner Kollegen in funktioneller Medizin. Ich mag nicht einmal von Wundern sprechen. Es sind vielmehr die jüngsten Fortschritte zu verstehen, wie unser Körper tatsächlich funktioniert, und nicht, wie wir an der Universität ausgebildet wurden. Autoimmunkrankheiten verschwinden genauso wie Depressionen, Migräne und Psoriasis. Ekzeme verbessern sich ebenso wie das Gedächtnis von Alzheimer-Patienten, sogar Typ-II-Diabetes verschwindet innerhalb weniger Wochen. Das sind keine Anomalien oder spontane Remissionen, sondern reproduzierbare Ergebnisse auf der Grundlage von Nahrung als Medizin im Rahmen der funktionellen Medizin.

Ernährung ist das wichtigste Mittel in meinem Arztkoffer. Sie wirkt schneller, besser und ist günstiger als Medikamente. Nahrung als Arznei ist die Grundlage der funktionellen Medizin. Sie müssen aber gar keinen Arzt der funktionellen Medizin aufsuchen, um zu verstehen, wie man Ernährung als Arzneimittel einsetzt. Mit der peganen Ernährung wird die Kraft der Ernährung für jeden verständlich, und man kann Maßnahmen ergreifen, um noch heute etwas für seine Gesundheit zu tun. Jeden Tag führt man seinem Körper pfundweise fremdes Material zu. Wären dabei alle Kalorien gleich, wäre es egal, was Sie essen. Sie sind es aber nicht. Nahrungsmittel transportieren Informationsmoleküle, Anweisungen und Codes, die Ihre Biologie zum Besseren oder Schlechteren programmieren – mit jedem Bissen. Industrielle Lebensmittel befeuern Entzündungen, triggern oxidativen Stress, fördern Ungleichgewichte in den Hormonen und in der Chemie des Gehirns, überlasten das Entgiftungssystem, verbrauchen Energie, schädigen das Mikrobiom und ändern die Genexpression dahingehend, dass krankheitsverursachende Gene aktiviert werden. Eine echte vollwertige und pflanzenreiche Ernährung erzeugt genau das Gegenteil – sie stoppt Entzündungen, stärkt die Antioxidantien, das Gleichgewicht der Hormone und der Chemie im Gehirn, fördert die Entgiftung, erhöht die Energie, optimiert das Mikrobiom und regt krankheitsvermeidende, gesundheitsfördernde Gene an.

Essen nimmt auf all diese zentralen Systeme oder Netzwerke im Körper Einfluss. Die pegane Ernährung kombiniert die neuesten wissenschaftlichen Erkenntnisse in Bezug auf Ernährung als Medizin mit Strategien, um diese Netzwerke zu optimieren – hin zu einer praktikablen, lebenslangen Ernährungsweise.

DIE PEGANE ERNÄHRUNG RETTET SIE UND DIE ERDE

Essen ist nicht nur ein persönlicher, sondern auch ein landwirtschaftlicher, ökologischer und politischer Akt. Was wir essen, hat Einfluss darauf, wie und welche Nahrungsmittel angebaut werden und welche Agrarmethoden zum Einsatz kommen. Werden unsere Nahrungsmittel so angebaut, dass eine höchstmögliche Nährstoffdichte erreicht, Wasser eingespart, Böden geschaffen, der Klimawandel bekämpft und die Biodiversität der Pflanzen, Insekten und Tiere erhöht wird? Oder ist die Realität nicht vielmehr so, dass Lebensmittel produziert werden, die Erkrankungen und Umweltzerstörung vorantreiben? Einfach gesagt ist die pegane Ernährung *regenerativ* – sie regeneriert die Menschen und den Zustand unserer Erde. Oder anders ausgedrückt: Egal, welchen Ernährungsstil wir wählen, wir sollten alle *Regenetarier* sein. Ich glaube, das ist etwas, auf das wir uns alle verständigen können: eine Ernährung, die uns heilt, die Umwelt heilt und den Klimawandel stoppt. Regenetarier zu werden kann Sie retten – und die Welt.

Unser Ernährungssystem ist die Ursache Nummer eins für den Klimawandel, die Erschöpfung der Böden (laut UN haben wir nur noch 60 Ernten) und Süßwasser, für den Verlust an Biodiversität bei Pflanzen, Tieren, Bestäubern, Insekten und sogar der Mikrobiologie in den Böden. Unser Ernährungssystem mit seiner Abholzung der Wälder, den Bodenerosionen, der Massentierhaltung, den agrochemischen Schäden an Grund und Boden, mit all dem Transport, der Kühlung und der Lebensmittelverschwendung macht etwa 50 Prozent aller Treibhausgasemissionen aus. So ist beispielsweise Boden die größte Kohlenstoffsenke der Erde, weit größer als der Regenwald. Der Boden kann dreimal so viel Kohlenstoffe halten, wie sich aktuell in der Atmosphäre befinden, das sind eine Billion Tonnen. Tatsächlich kommt ein Drittel dieser einen Billion Tonnen Kohlenstoffe, die den Klimawandel fördern, aus dem Verlust von Bodenkohlenstoffe durch Erosion und Vernichtung von Böden. 180 Millionen Tonnen Stickstoffdünger sind ein weiterer starker Treiber des Klimawandels. Für seine Herstellung werden etwa zwei Prozent von der weltweiten Produktion fossiler Brennstoffe benötigt (meist in Form von durch Fracking gewonnenem Erdgas). Wenn Stickstoffdünger in den Boden gebracht wird, tötet er mikrobielles Leben und erzeugt Lachgas, ein Treibhausgas, das 300 Mal stärker ist als Kohlendioxid.

Diese Probleme fangen mit unserem Lebensmittelsystem an – und das gilt auch für die Lösungen. Ich habe sowohl die Probleme als auch die Lösungen in meinem Buch *Food Fix: So retten wir unsere Gesundheit, unsere Wirtschaft, unsere Gesellschaft und unseren Planeten* detailliert dargestellt. Und mit der *Food Fix*-Kampagne (foodfix.org) setze ich mich dafür ein, die Politik dieses Systems zu ändern. Der entscheidende erste Schritt ist, Regenetarier zu werden (dazu mehr in Prinzip 9: Essen Sie regenetarisch). Je stärker die Menschen Wandel fordern, desto mehr wird das System sich ändern.

Große Unternehmen sind schon dort in die Bresche gesprungen, wo die Politik noch nichts getan hat, und haben konventionelle Landwirte bei der Umstellung ihrer Betriebe auf regenerative Landwirtschaft unterstützt. Diese Art der Lebensmittelproduktion ist das Gegenmittel zu unserem derzeitigen Landwirtschaftssystem, das riesige Mengen von Erntegütern produziert, die die Menschen und unseren Planeten krank machen. Regenerative Landwirtschaft baut Nahrungsmittel auf eine Art und Weise an, die den Boden rekultiviert, Wasser spart, die Biodiversität erhöht, den Klimawandel stoppt und nährstoffreichere, pflanzliche Nahrungsmittel von hoher Qualität produziert, während die Landwirte gleichzeitig deutlich mehr Geld verdienen und ihre Betriebe widerstandsfähiger gegen Dürren, Überschwemmungen und andere Klimaeinflüsse machen. Kurzum: Der Kreislauf der Zerstörung wird gestoppt.

Die großen Agrarkonzerne machen uns Angst, indem sie uns glauben machen, dass wir die wachsende Weltbevölkerung nicht ohne sie ernähren können. Die Wissenschaft unterstützt diese Behauptung nicht. Tatsächlich sind lokale, regenerative agrarische Ökosysteme weltweit skalierbar und die einzige wirkliche Lösung für die Lebensmittelproduktion der Zukunft. Regenerative Landwirtschaft ist die Zukunft unseres Essens. Und jeder von uns kann dabei eine Rolle spielen.

PEGAN BEDEUTET EINE GANZHEITLICHE, FLEXIBLE LEBENSLANGE ERNÄHRUNGSWEISE

Die pegane Ernährung ist letztendlich eine Möglichkeit, sich ein Leben lang zu ernähren. Die meisten Ernährungsmethoden scheitern, weil sie restriktiv und verwirrend sind und wir uns schämen, wenn wir wieder mal nicht durchgehalten haben. Die pegane Ernährung ist nachhaltig. Hier geht es nicht um Perfektion, sondern darum, den eigenen Körper zu 90 Prozent der Zeit mit nährstoffdichten Lebensmitteln zu versorgen. So bleibt Raum für Gaumenfreuden nach Lust und Laune und Leckereien (dann aber auch mit echten Nahrungsmitteln). Ich bin nicht perfekt und erwarte von niemandem, es zu sein. Wir alle haben Familie, gesellschaftliche Anlässe, Partys, bei denen wir sehr gerne eine Margarita trinken oder ein Stückchen Kuchen essen möchten. Wir können uns selbst gut ernähren, auf unseren Körper achtgeben *und* die schönen Seiten des Lebens genießen. Um darin erfolgreich zu sein, muss man sich die richtigen Gewohnheiten aneignen, die Familie miteinbeziehen und kochen lernen, was, das verspreche ich Ihnen, für jeden zur Lieblingsbeschäftigung werden kann.

Ich habe quasi jeden Ernährungsstil an mir selbst (und meinen Patienten) ausprobiert: vegan, paleo, fettreich, fettarm, Rohkost – was auch immer. Meine Erkenntnis daraus: Man muss seinen Ernährungsstil nicht definieren. Stattdessen sollte man das tun, was einem guttut. Hören Sie auf *Ihren* Körper. Für die pegane Ernährung habe ich ein Set aus einfachen, gesunden Prinzipien aufgestellt, um Sie anzuleiten, aber meine Hoffnung ist, dass wir uns alle eines Tages auf dieselbe Art und Weise ernähren, ohne dafür einen Namen vergeben zu müssen. Ich wünsche mir, dass die pegane Ernährung für jeden, egal wo, nachhaltig ist. Wenn Sie Fleisch essen, können Sie diesem Ernährungsstil folgen. Wenn Sie kein Fleisch essen, können Sie diesen Prinzipien folgen. Und wenn Sie gerade erst am Anfang stehen, sich mit Ihrer Gesundheit zu beschäftigen, dann ist jetzt genau der richtige Moment, um mit der peganen Ernährung zu beginnen! Wenn Sie bereits mit verschiedenen Ernährungsformen experimentiert haben und immer noch frustriert oder verwirrt sind oder sich nicht wohlfühlen, dann ist pegan das Richtige für Sie.

Essen ist der wichtigste Akt des Tages. Ein Akt, der uns mit der Natur verbindet, mit ökologischen Kreisläufen, biologischen Funktionen und natürlich miteinander. Wir sind Teil eines großartigen Netzes der Natur, das uns die Rohstoffe für ein dynamisches, gesundes Leben liefert.

Auf den folgenden Seiten finden Sie 21 praktische Prinzipien, um gesund aus dem heutigen Ernährungsdschungel herauszukommen. Diese Prinzipien bieten einen Plan, eine Anleitung, die Sie zu Ihrem individuellen Ernährungsansatz führt, der gut für Sie, Ihre Familie, Ihre Umgebung und nicht zuletzt unsere Erde ist. Und der – das ist das Wichtigste – lecker, nahrhaft und genussvoll ist.

PRINZIP 1

Nutzen Sie Nahrungsmittel als Ihre Apotheke

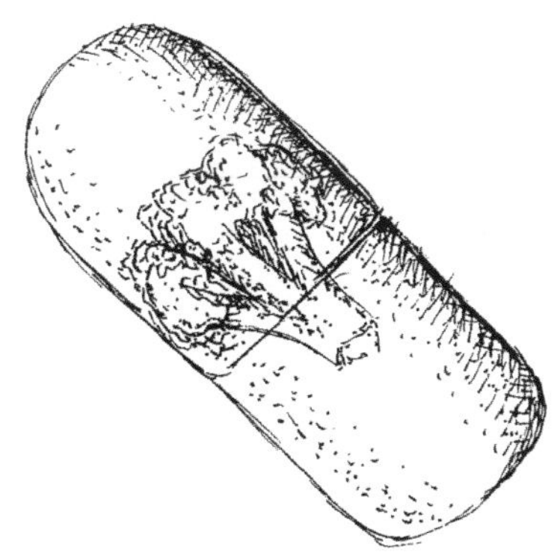

Pflanzen- und Fleischnahrung beinhalten ein breites Spektrum an Molekülen, die jeden Bereich unserer Biologie beeinflussen: Proteine, Fett, Kohlenhydrate, Vitamine, Mineralien; lösliche, nicht lösliche und resistente Fasern, Prebiotika, Probiotika, Antioxidantien, sekundäre Pflanzenstoffe und sogar microRNA, das genetische Pflanzenmaterial, das wir absorbieren und das mit unserer eigenen DNA kommuniziert. Nahrungsmittel bestehen nicht aus Zutaten, sondern aus komplexen Verbindungen, die alle einen dynamischen Einfluss auf unsere Biologie haben. Denken Sie an die Auswirkungen jedes einzelnen Bissens, den Sie zu sich nehmen: Unsere biologische Software wird buchstäblich zum Guten wie zum Schlechten programmiert. Die meisten verstehen nicht, dass eine Verbindung zwischen dem, was sie essen, und dem, wie sie sich fühlen, besteht beziehungsweise zwischen Nahrungsmitteln und den unzähligen Krankheiten, für die der Mensch anfällig ist. Dieses fehlende Verständnis hat zu einer wachsenden Abhängigkeit von Ärzten, Verschreibungen und schließlich Krankenhausaufenthalten geführt, um von dem schädlichen Ernährungsstil kuriert zu werden. Wenn Sie lernen, Essen als Anleitung zu verstehen, das jeden Aspekt Ihrer Biologie beeinflusst, und dann dieses Wissen mit Spaß am Kochen verbinden, dann erreichen Sie Freude und Heilung.

Die funktionelle Medizin, die Wissenschaft von der Schaffung von Gesundheit, konzentriert sich auf die Wurzeln von Krankheit, und dabei spielt Ernährung fast immer eine Rolle – sowohl bei der Ursache als auch der Heilung. Wenn ein Patient über Hoffnungslosigkeit, Traurigkeit, Schlafprobleme, geringen Sexualtrieb und Appetitlosigkeit klagt, wird der Arzt Depressionen diagnostizieren. Aber „Depressionen" sind nur der Name, den wir Menschen geben, die diese Symptome gemein haben. Er sagt nichts über die Ursachen für die Symptome aus, und das können viele sein. Als Behandlung wird ein Antidepressivum verschrieben, doch sind Depressionen kein Mangel an einem bestimmten Medikamentenwirkstoff. In der konventionellen Medizin hört das Denken bei der Diagnose auf. In der funktionellen Medizin fängt das Denken bei der Diagnose an. So können beispielsweise Depressionen durch eine Schilddrüsenunterfunktion oder Zöliakie, durch Mangel an Vitamin B12 oder Vitamin D, durch Antibiotika, die das Mikrobiom verändern, durch eine Schwermetallvergiftung, Omega-3-Mangel oder sogar Insulinresistenz (resultierend aus einem Übermaß an Stärke und Zucker) ausgelöst werden. Jede dieser Ursachen erfordert eine andere Therapie.

In der funktionellen Medizin wird der Körper nicht in einzelne Organe aufgeteilt, sondern wir betrachten die Funktionsweisen von sieben verschiedenen Systemen. Fast jede der 155.000 Krankheiten, die in der internationalen statistischen Klassifikation der Krankheiten und verwandter Gesundheitsprobleme ICD-10 gelistet ist, wird durch ein Ungleichgewicht in diesen sieben miteinander verbundenen Systemen ausgelöst. Bringt man diese Systeme in

Ordnung, löst man sein Problem. Doch wie macht man das? Man fängt bei der Ernährung an. Man kann essen, um Mangelerscheinungen zu beseitigen. Man kann essen, um seinen Darm zu heilen, Entzündungen zu reduzieren, die Immunfunktion zu verbessern, Hormone ins Gleichgewicht zu bringen und das Entgiftungssystem zu stärken. Man kann essen, um seine Knochen und Muskeln zu kräftigen.

Im Prinzip 1 gebe ich Ihnen einen Überblick über jedes dieser sieben Systeme in der funktionellen Medizin und wie Sie Nahrungsmittel als Ihre Medizin oder wie ich gerne sage, als Ihre Apotheke vom Bauernhof nutzen können.

DAS DARMMIKROBIOM

Das Darmmikrobiom, das magische Reich der in uns lebenden Mikroben, ist vielleicht das wichtigste Organ in unserem Körper. Ein krankes Darmmikrobiom kann Herzkrankheiten, Krebs, Diabetes, Fettleibigkeit, Autismus, Autoimmunerkrankungen, Demenz, Allergien, Asthma, Fibromyalgie, Parkinson sowie Hauterkrankungen wie Akne, Ekzeme und Psoriasis auslösen und, nicht zu vergessen, zu Verdauungsproblemen einschließlich Reizdarm, Reflux und Kolitis[1] führen. Schlechte Bakterien in unserem Darm gedeihen aus zwei Gründen: Wir essen zu wenige Nahrungsmittel, die die guten Bakterien nähren, und viel zu viele von den schlechten, die dem Darm zusetzen. Der größte Übeltäter in Sachen Darmschädigung ist Gluten. Moderner Weizen enthält einen Überschuss an stark entzündungsfördernden Proteinen, den sogenannten Gliadinen, die zum Leaky-Gut-Syndrom, dem „undichten Darm", führen und Entzündungen und Ungleichgewichte in der Darmflora fördern. Das Leaky-Gut-Syndrom bezeichnet eine erhöhte Durchlässigkeit des Darms. Die gesamte Oberfläche der menschlichen Darmschleimhaut ist so groß wie ein Tennisplatz. Und sie ist nur eine Zelle dick – eine Zelle zwischen Ihnen und einem Abflussrohr! Der

Kleber, der alle Darmzellen zusammenhält, zerfällt, und es entstehen kleine Löcher, durch die Nahrungsproteine und bakterielle Produkte eindringen können. Sie gelangen in den Blutkreislauf und interagieren mit dem Immunsystem (das sich zu 60 Prozent direkt unter der Darmschleimhaut befindet). Das Ergebnis sind Entzündungen in jedem System des Körpers. Zucker, übermäßige Stärke, verarbeitete Lebensmittel und raffinierte pflanzliche Öle nähren ebenfalls die schlechten Bakterien und führen zu einem undichten Darm und Entzündungen im gesamten Körper, die viele chronische Krankheiten verursachen. Zucker, Stärke, schlechte Fette: Das ist es, was Amerika und die meisten Menschen auf der Welt essen. Sie machen etwa 60 Prozent unserer Kalorien aus.

Gibt es eine Diät, die den Darm heilt? Absolut. Zunächst einmal brauchen die guten Bakterien jede Art von Ballaststoffen, um zu gedeihen. Die wichtigsten Ballaststoffe sind Prebiotika. Bestimmte Lebensmittel enthalten viel davon, darunter Artischocken, Spargel, Kochbananen und Meeresalgen. Alle ballaststoffreichen Lebensmittel helfen, Ihren inneren „Garten" gesund zu halten – Gemüse, Früchte, Nüsse, Samen, Vollkorn und Bohnen.

Zusätzlich zu Ballaststoffen sind Probiotika entscheidend für eine gesunde Darmfunktion. Man kann ein probiotisches Nahrungsergänzungsmittel einnehmen, aber man bekommt diese Probiotika auch durch den Verzehr von fermentierten Nahrungsmitteln wie Sauerkraut, eingelegtem Gemüse, Tempeh, Miso, Natto und Kimchi.

Auch braucht der Darm bestimmte Nährstoffe, um gut zu funktionieren. Zink, in Lebensmitteln wie Kürbiskernen und Austern enthalten, ist für die Funktion der Verdauungsenzyme notwendig. Omega-3-Fettsäuren aus Fisch wie Sardinen und Hering werden für die Regulierung von Entzündungen und zur Heilung eines undichten Darms benötigt. Vitamin A, das in Rinderleber, Dorschleber, Lachs und Ziegenkäse vorkommt, braucht man ebenfalls für die Heilung des Darms sowie für die Regulierung seiner Immunfunktion. Kollagenhaltige Lebensmittel wie Brühe aus Knochen enthalten *Glykosaminoglykane* und tragen gleichermaßen zur Darmheilung bei. Kudzu, eine japanische Wurzel, ist ein starkes, darmberuhigendes Nahrungsmittel.

Im Prinzip 15 werde ich den neuesten Stand der Forschung bezüglich der Rolle von Polyphenolen für die Darmgesundheit vorstellen und beschreiben, wie man mit einem Darmheilungsprogramm startet. Nahrungsmittel sind der wichtigste Regulator des Mikrobioms. Wenn Sie Ihren Darm gut nähren, haben Sie die besten Voraussetzungen für eine optimale Gesundheit.

DAS IMMUNSYSTEM UND DAS ENTZÜNDUNGSSYSTEM

Der Begriff Immunität ist uns allen sehr bewusst, seit wir 2020 die beängstigenden Auswirkungen der Covid-19-Erkrankungen kennengelernt haben. Diejenigen, die stark übergewichtig oder chronisch krank sind (in beiden Fällen sind das Entzündungszustände) tragen ein höheres Risiko für schwere Krankheitsverläufe oder sogar Tod. Welche Lebensmittel führen zu Vorentzündungen und chronischen Krankheiten? Es sind dieselben Nahrungsmittel, die jedes körperliche System schädigen – schlechte Fette, raffinierter Zucker, übermäßige Stärke, verarbeitete Lebensmittel, konventionelle Milchprodukte und minderwertige Lebensmittel fördern alle Entzündungen. In allen verarbeiteten Lebensmitteln sind Zucker und Stärke versteckt. Sie lösen eine Kettenreaktion aus, die den Blutzuckerspiegel in die Höhe treibt, was wiederum zu einem Anstieg des Insulinspiegels und damit zu einer Insulinresistenz führt. Je mehr Zucker und Stärke Sie essen, desto höher ist Ihr Insulinspiegel. Das bedeutet: mehr Insulin, mehr Fettspeicher, mehr Entzündungen, mehr Hunger, mehr Immunsuppression. Der Verlust einer gesunden Darmflora, ein Übermaß an darmschädigenden Lebensmitteln und ständige Medikamenteneinnahme führen alle zusammen zu einem undichten Darm, der wiederum zu einer Zunahme von Nahrungsmittelunverträglichkeiten und -allergien führt – allesamt Faktoren, die Entzündungen fördern. Die häufigsten Nahrungsmittelunverträglichkeiten sind Gluten und Milchprodukte.

Die Lösung: Essen Sie deutlich weniger Stärke und Zucker, probieren Sie es mit einer Eliminationsdiät (drei Wochen ohne Gluten und Milchprodukte) und legen Sie Ihr Augenmerk auf entzündungshemmende Lebensmittel. Viele der über 25.000 sekundären Pflanzenstoffe in Lebensmitteln sind starke Entzündungshemmer. Wo sind diese Verbindungen am besten zu finden? In Obst und Gemüse. Auch Gewürze und bestimmte Öle enthalten starke Entzündungshemmer. Extra natives Olivenöl enthält beispielsweise Oleocanthal, das die gleichen entzündungshemmenden Rezeptoren aktiviert wie Ibuprofen, aber ohne dessen Nebenwirkungen. Die Beigabe von Kurkuma, Ingwer und Rosmarin zu Ihrem Fleisch kann potenzielle Entzündungen neutralisieren.[2] Omega-3-Fettsäuren, die in Wildnahrungsmitteln wie Fisch, Meeresfrüchten sowie einigen Nüssen und Samen enthalten sind, sind für eine gute Immunfunktion unerlässlich. Pilze, darunter Shiitake, Maitake, Reishi, Chaga, Tur-Key-Tail und Cordyceps, enthalten immunregulierende und krebshemmende Verbindungen, sogenannte Polysaccharide. Und vitamin- und mineralstoffreiche Nahrungsmittel, etwa Vitamin C, Zink, Selen und Vitamin D, stärken das Immunsystem und verringern Entzündungen. Allein Vitamin D reguliert Hunderte von Genen, die Einfluss auf Entzündungen und Immunität nehmen. So ist eine Mahlzeit aus Guaven und Petersilie (Vitamin C), Kürbiskernen und Austern (Zink), Paranüssen und Sardinen (Selen) sowie Steinpilzen und Hering (Vitamin D) ein super immunstärkendes, entzündungshemmendes Essen! Ich weiß nicht, was für eine Mahlzeit man aus all diesen Zutaten machen könnte, aber Sie verstehen, worum es geht: Versuchen Sie, mehr immununterstützende Lebensmittel in Ihre tägliche Ernährung einzubauen.

DAS ENERGIESYSTEM

Die Energie, die in der Nahrung in Form von Fetten, Proteinen und Kohlenhydraten gespeichert ist, wird in den winzig kleinen Fabriken in den Körperzellen, den *Mitochondrien,* mit Sauerstoff versetzt. Nahrung und Sauerstoff produzieren dann die Energieform, die der Körper benötigt, nämlich Adenosintriphosphat, kurz ATP. ATP versorgt alles mit Energie. Wird keine Energie mehr produziert, sterben wir. Einige Lebensmittel sind saubere Verbrenner, während andere eine Menge Abgase erzeugen, die unser Gewebe und unsere Zellen schädigen und freie Radikale produzieren, die Oxidation (ähnlich wie Rost) und Entzündungen verursachen. Unser Körper produziert seine eigenen Antioxidantien, um uns vor diesen Schäden zu schützen. Wenn wir nun zu viele verarbeitete Lebensmittel essen, können unsere antioxidativen Systeme nicht mehr mithalten.

Um aus Nahrung und Sauerstoff Energie zu gewinnen, benötigt das Fließband in der Mitochondrien-Fabrik bestimmte Vitamine, Mineralien und andere Nährstoffe: Vitamin B, das Coenzym Q10, Carnitin, Zink, Magnesium, Selen, Omega-3-Fettsäuren, Liponsäure, N-Acetylcystein, Vitamin E, Vitamin K, Schwefel und andere. Doch unsere moderne nährstoffarme Ernährung liefert nur sehr wenige dieser Mitochondrien-Booster. Wie kommt man von einer energiearmen zu einer energiereichen Ernährung? Essen Sie Nahrungsmittel wie Blaubeeren, Granatapfelkerne, Rindfleisch und Butter aus Weidehaltung, Brokkoli, Sardinen, kaltgepresstes Olivenöl, Avocados und Mandeln. Eine der besten Brennstoffquellen für die Mitochondrien ist MCT-Öl (mittelkettige Triglyceride), das in unraffiniertem Kokosnussöl enthalten ist. Es ist der sauberste Verbrenner für die Mitochondrien und ein hervorragender Leistungsverstärker vor dem Training. Ich gebe manchmal einen Esslöffel MCT-Öl in meinen Morgenkaffee, um genug Energie zu halten und die Gehirnfunktion zu verbessern.

DAS ENTGIFTUNGSSYSTEM

Bei dem englischen Begriff „Detox“ denken viele zunächst an einen Drogen- oder Alkoholentzug oder an modische „Reinigungs“-Kuren. Aber der menschliche Körper verfügt über ein sehr ausgeklügeltes Entgiftungssystem, um interne Abfälle und Umweltgifte zu verarbeiten. Stellen Sie sich vor, Ihre Toilette wäre eine Woche lang verstopft oder im Waschbecken sammelt sich der Dreck der letzten Tage und fließt nicht ab. Das Gleiche passiert in unserem Körper, wenn das Entgiftungssystem ausfällt. Wenn Ihre Leber versagt, können Sie die Abfälle nicht mehr verarbeiten und benötigen eine Lebertransplantation. Wenn Ihre Nieren nicht mehr funktionieren, werden Sie sehr krank und sterben ohne Dialyse innerhalb von ein oder zwei Wochen. Wenn Ihr Dickdarm verstopft ist ... Sie wissen, was ich meine! In unserer modernen Welt sind wir leider mehr Giftstoffen ausgesetzt als jede Generation vor uns, sei es durch schädliche Chemikalien in Lebensmitteln, im Wasser, in der Luft, in Haushaltsprodukten, Kosmetika und vielem mehr. Gott sei Dank ist unsere Biologie so konzipiert, dass sie Abfälle und Giftstoffe verarbeiten kann. Wir müssen nur sorgfältig darauf achten, dass wir unser Entgiftungssystem täglich unterstützen.

Der erste Schritt, die Entgiftung zu verbessern, ist, sauberes, gefiltertes Wasser zu trinken. Wasser hilft, Abfallstoffe über Nieren und Darm auszuscheiden. Ballaststoffe sind wichtig, um Abfallprodukte schnell durch den Darm zu transportieren. Die Leber braucht jedoch zusätzliche Unterstützung.

Die Leber hat zahlreiche Möglichkeiten, Giftstoffe aus dem Körper zu beseitigen. Diese Prozesse haben so ausgefallene Namen wie Methylierung, Glucuronidierung, Acetylierung und Glutathion-Konjugation, und jeder dieser Prozesse braucht Unterstützung. Die Lebensmittelgruppe, die körperliche Entgiftungsvorgänge am besten fördert, ist die Familie der Kreuzblütler (Brokkoli, Kohl,

Grünkohl, Rosenkohl). Kreuzblütler enthalten schwefelhaltige Verbindungen, die die Produktion von Glutathion, dem wichtigsten Antioxidans des Körpers, fördern. Auch Knoblauch und Zwiebeln bieten den notwendigen Schwefel für die Entgiftung. Passende Aminosäuren aus Proteinen sind für diese Stoffwechselvorgänge unerlässlich. Grüner Tee entgiftet hervorragend – vielleicht der Grund, dass Japaner die Quecksilberbelastung durch den Genuss von Sushi verkraften können. Denn grüner Tee bindet Schwermetalle. Die Leber braucht ausreichend B1, B2, B3, B6, B12, Folsäure, Mangan, Magnesium, Zink und Selen, um alle für die Entgiftung erforderlichen chemischen Reaktionen zu begünstigen. Diese Nährstoffe finden sich in tierischen Eiweißen, Meeresfrüchten, Nüssen, Samen und grünem Gemüse. Außerdem braucht die Leber eine Vielzahl von sekundären Pflanzenstoffen, darunter Flavonoide und Verbindungen, die in Kräutern und Gewürzen vorkommen. Curcumin, das im indischen Gewürz Kurkuma enthalten ist, ist ein Superfood, das Entzündungen und oxidativen Stress reduziert und die Entgiftung fördert.[3] Rosmarin, Ingwer, Koriander, Löwenzahn, Petersilie, Zitronenschalen, Brunnenkresse, Klettenwurzel und Artischocken sind allesamt wirkungsvoll entgiftende Lebensmittel, die Sie regelmäßig in Ihre Ernährung aufnehmen sollten.

DAS KREISLAUFSYSTEM

Die größte Todesursache in der Welt sind heute Herz-Kreislauf-Erkrankungen, die meist durch Insulinresistenz, Prädiabetes oder Typ-II-Diabetes verursacht werden. Verstopfte Arterien können zu Herzinfarkten, Schlaganfällen, Amputationen bei Diabetikern und sogar zu Demenz führen. Entgegen landläufiger Meinung handelt es sich dabei nicht um ein „Klempnerproblem“, das durch Bypässe oder Behandlungen wie Angioplastie oder Stents behoben werden kann. Cholesterin allein ist nicht das Problem. Das Problem tritt auf, wenn unser Körper entzündet ist und Cholesterin in brüchige

Plaques verwandelt wird, die sich auf die Arterien legen. Leider ist das amerikanische Standard-Essen voll mit entzündungsfördernden Lebensmitteln wie schlechten Fetten, minderwertigem Fleisch, Zucker und Stärke. So zeigen Studien, das schon eine einzige Fast-Food-Mahlzeit die Blutgefäße schädigt.[4] Die gute Nachricht ist, dass Phytonährstoffe[5] und Antioxidantien[6] nachweislich dazu beitragen, die Auswirkungen von extrem verarbeiteten Lebensmitteln zu verringern. Das heißt noch lange nicht, dass man Fast-Food essen kann, solange man auch gesunde Nahrungsmittel zu sich nimmt. Vielmehr sollte man sich auf Lebensmittel konzentrieren, die reich an Phytonährstoffen und Antioxidantien sind, und weniger (oder gar keine) krankmachenden Lebensmittel essen.

Weitere wichtige Lebensmittel für gesunde Blutgefäße sind solche, die den Stickstoffmonoxidgehalt (NO) erhöhen, ein Molekül, das die Durchblutung fördert. Die Aminosäure Arginin ist die Vorstufe von NO, und die besten Nahrungsquellen dafür sind Kürbiskerne, Sesam, Walnüsse, Mandeln, Putenbrust, Sojabohnen und Meeresalgen. Omega-3-Fettsäuren aus Wildfisch tragen ebenfalls zur Gesundheit der Blutgefäße bei und verhindern Blutgerinnung.[7] Es ist weithin bekannt, dass Olivenöl für das Herz eines der gesündesten Lebensmittel der Welt ist. So hat sich herausgestellt, dass die Vorteile von Olivenöl wahrscheinlich auf die Wirkung der Polyphenole auf die Endothelfunktion und damit auf eine geringere Entzündung der Blutgefäße zurückzuführen sind.[8] Dies sind nur einige Beispiele dafür, wie Lebensmittel vor einer der tödlichsten Krankheiten der Welt schützen können.

DAS KOMMUNIKATIONSSYSTEM: HORMONE UND NEUROTRANSMITTER

Wir haben ein wunderbar aufeinander abgestimmtes Kommunikationssystem, das ständig Botschaften durch unseren Körper schickt. Dieses Kommunikationssystem besteht aus unseren

Hormonen und Neurotransmittern. Wenn diese aus dem Takt geraten, wie Instrumente eines Sinfonieorchesters, kommt es zu Krankheiten: Depressionen, Angstzuständen, Insulinresistenz, chronische Müdigkeit (Fatigue), prämenstruellem Syndrom (PMS), polyzystischem Ovarsyndrom, sexuelle Dysfunktion, Brust-, Gebärmutterhals- und Gebärmutterkrebs, eine geringe Libido und erektile Dysfunktion. Sie können es sich vorstellen – schön ist das nicht.

Ich habe viele Bücher über den Zusammenhang von Hormonen und Essen geschrieben. Die größte hormonelle Störung, die uns betreffen kann, ist die Insulinresistenz. Jeder zweite US-Amerikaner hat Prädiabetes oder Typ-II-Diabetes, 75 Prozent der Bevölkerung sind übergewichtig. Ein Ergebnis der Berge von Zucker und Mehl, die wir konsumieren, und die zu einem hohen Glukose- und Insulinspiegel führen. Daraus entsteht ein Dominoeffekt. Überschüssige Kalorien werden in die Fettzellen getrieben, die dann Botenstoffe ausschütten, die den Hunger verstärken, den Stoffwechsel verlangsamen, die Fettverbrennung behindern und Entzündungsschübe auslösen. Bei Frauen wird durch zu viel Insulin Östrogen in Testosteron umgewandelt. Dies kann zu etwas führen, das fälschlicherweise als polyzystisches Ovarialsyndrom bezeichnet wird. Es ist aber kein Problem der Eierstöcke, sondern ein Ernährungsproblem. Das zusätzliche Testosteron bei Frauen verursacht Haarausfall, Gesichtsbehaarung, Akne und Unfruchtbarkeit. Bei Männern wiederum wird das Testosteron in Östrogen umgewandelt, weshalb Männer mit dicken Bäuchen oft Männerbrüste haben und ihre Körperbehaarung verlieren. Dieselbe zucker- und stärkereiche Ernährung treibt auch die Hormone Cortisol und Adrenalin in die Höhe. Wenn Sie sich sehr zucker- und stärkehaltig ernähren, greift Ihr Körper das buchstäblich als Stress auf, so als würden Sie von einem Tiger verfolgt. Adrenalin und Cortisol steigen an, was die Insulinresistenz verschlimmert und den Heißhunger auf Zucker und Stärke verstärkt.

In meiner Praxis bringe ich die Hormone wieder ins Gleichgewicht, indem ich die Insulinresistenz angehe – das geschieht zunächst mit der peganen Ernährung, einer vollwertigen, pflanzen- und ballaststoffreichen, niedrig-glykämischen Diät mit guten Fetten. Frauen, die mit einer Östrogendominanz (die zu PMS und Krebs führt) zu kämpfen haben, empfehle ich, ein gesundes Darmmikrobiom aufrechtzuerhalten, indem sie mehr Ballaststoffe (zum Beispiel Leinsamen) zuführen, die entgiften und überschüssiges Östrogen entfernen können. Bei Männern mit niedrigem Testosteronspiegel wird der Zucker reduziert und die Zuführung gesunder Fette erhöht. Ich selbst habe meinen Testosteronspiegel deutlich erhöht, nachdem ich Stärke in meiner Ernährung reduziert hatte und stattdessen gesunde Fette in Form von Nüssen, Avocado, Olivenöl und Fleisch aus Weidehaltung zu mir nahm.

Auch die Schilddrüsenfunktion wird durch unsere Ernährung beeinträchtigt. Unsere Schilddrüse reguliert die meisten Funktionen im Körper, die mit dem Stoffwechsel, der Energie und sogar den Hormonen zusammenhängen. Einer von zehn Männern und eine von fünf Frauen haben eine Schilddrüsenunterfunktion. Diese kann durch Gluten, zu viele rohe Grünkohl-Smoothies (rohes Kreuzblütler-Gemüse kann die Schilddrüsenfunktion blockieren) und eine Ernährung mit zu wenig Zink, Selen, Vitamin D und Jod ausgelöst werden. Umweltgifte, die häufig in unserer Nahrung enthalten sind, wie Pestizide und Quecksilber, schädigen ebenfalls unsere Schilddrüse. Die Aufnahme von Lebensmitteln, die reich an Zink (Kürbiskerne und Austern), Selen (Sardinen und Paranüsse), Vitamin D (Hering und Steinpilze) sowie Jod (Meeresalgen und Fisch) sind, kann die Schilddrüsenfunktion optimieren.

Das sind nur einige Beispiele dafür, wie Nahrungsmittel unsere Hormone beeinflussen können. Eine pegane Ernährung ist für die gute Kommunikation und das Gleichgewicht zwischen all unseren Zellen und Systemen essenziell.

DIE ZELLMEMBRAN UND DIE STRUKTUR DES BEWEGUNGSAPPARATS

Alle sieben Jahre werden alle Zellen in unserem Körper erneuert. Einige erneuern sich täglich, andere wöchentlich, und manche brauchen länger. Haben Sie sich jemals gefragt, wie wir neue Zellen, Organe, Gewebe, Haut, Muskeln, Knochen und sogar Gehirnzellen bilden? Die entstehen nicht aus dem Nichts. Nein, die Rohstoffe stammen allesamt von dem, was wir essen. Was meinen Sie: Möchten Sie aus Maischips oder aus Steak aus Weidehaltung bestehen? Aus Coca-Cola oder wilden Heidelbeeren? Die Struktur unseres Körpers, die unser Funktionieren bestimmt, hängt von der Nahrung ab, die die Bausteine liefert – die Proteine, Fette und Mineralien, die uns zu dem machen, was wir sind. Seltsamerweise bestehen wir nicht aus Kohlenhydraten, und sie gelten auch nicht als essenzielle Nährstoffe. Wenn Sie eine gesunde schlanke Frau sind, dann besteht Ihr Körper zu 55 Prozent aus Wasser, zu 16 Prozent aus Eiweiß (Protein), zu 23 Prozent aus Fett, zu sechs Prozent aus Mineralien, zu weniger als einem Prozent aus Kohlenhydraten sowie einer kleinen Menge Vitaminen. Das Problem ist, dass unsere moderne verarbeitete Nahrung zu 50 bis 60 Prozent aus Kohlenhydraten besteht, vor allem aus minderwertigen raffinierten Stärken und Zuckern, die die Grundlage für verarbeitete Lebensmittel bilden.

Um unsere Zellen, Muskeln und Knochen zu unterstützen, brauchen wir jedoch hochwertige Nahrungsmittel. Wir müssen gesunde Fette essen – unser Gehirn besteht zu 60 Prozent aus Fett, unsere Nervenhüllen sind allesamt aus Fett, jede unserer zehn Billionen Zellen ist von einer kleinen Fettmembran umhüllt. Wir brauchen hochwertige Eiweiße. Der Körper bildet die meisten seiner wichtigen Moleküle aus Eiweiß – einschließlich Muskeln, Zellen und Immunmolekülen. Das beste Protein für den Muskelaufbau sind andere Muskeln: tierisches Eiweiß. Man kann zwar Eiweiß aus pflanzlichen Lebensmitteln beziehen, aber die Qualität ist geringer. Pflanzen enthalten außerdem geringere Mengen an wichtigen Aminosäuren (verzweigtkettige Aminosäuren wie Leucin), die für die Synthese neuer Muskeln benötigt werden. Darauf werde ich genauer in Prinzip 14 zu sprechen kommen. Und schließlich brauchen wir alle Vitamine und Mineralien für den Aufbau von Gewebe, Muskeln und Knochen, darunter Vitamin D, Vitamin K, Kalzium, Magnesium und mehr.

PRINZIP 1 – DAS NEHMEN SIE MIT

Was Sie essen, wirkt sich auf alle Bereiche Ihrer Gesundheit aus. Sie können essen, um Muskeln aufzubauen, gesunde Knochen zu bilden, Energie zu gewinnen, um Ihre Hormone ins Gleichgewicht zu bringen, Ihren Darm zu sanieren, Ihr Immunsystem zu stärken, die Gesundheit Ihres Herzens zu verbessern oder alles zusammen. Wenn Sie das nächste Mal irgendetwas essen, fragen Sie sich, ob es sich für Sie gut anfühlt, dass dieses Essen langfristig ein Teil von Ihnen sein wird. Nein? Dann essen Sie es nicht. Besorgen Sie sich stattdessen nur hochwertigste Zutaten (Geschmack und Qualität gehören übrigens zusammen). Alles – unsere Gesundheit, unser Zusammenleben, unsere Erde – hängt mit dem zusammen, was wir essen (oder nicht).

Weiter geht es mit den Prinzipien der peganen Ernährung auf Grundlage der funktionellen Medizin. Sie lernen praktische Möglichkeiten kennen, Lebensmittel als Ihre Apotheke „vom Bauernhof“ zu nutzen.

PRINZIP 2

Schöpfen Sie aus den Farben des Regenbogens

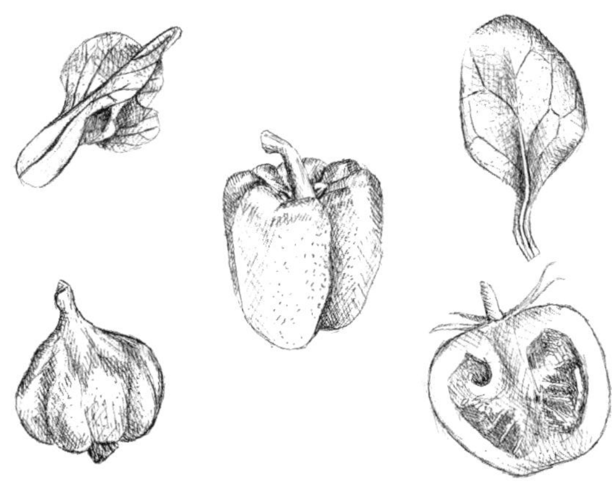

Die Devise meines Freundes Michael Pollan lautet: „Essen Sie, aber nicht zu viel und am besten vorwiegend pflanzlich." Die Grundlage jeder gesunden Ernährungsweise, einschließlich der peganen, ist eine pflanzenreiche Ernährung. Achtung: Ich sage pflanzenreich, nicht pflanzenbasiert. Pflanzenreich bedeutet, dass der größte Teil Ihrer Ernährung aus pflanzlichen Lebensmitteln besteht, die durch ausreichend hochwertiges Eiweiß und gesunde Fette ergänzt werden. Pflanzliche Lebensmittel haben eine hohe Nährstoffdichte – viele Nährstoffe, wenig Kalorien. Sie enthalten zwei einzigartige Inhaltsstoffe: Ballaststoffe und Phytonährstoffe. Diese beiden Verbindungen, die nur in Pflanzen vorkommen, sind von entscheidender Bedeutung, um Ihr Darmmikrobiom zu optimieren und ein gesundes Funktionieren in jedem System Ihres Körpers zu gewährleisten. Wer sich pflanzenarm ernährt, wird zwar nicht an einer Mangelerkrankung wie Skorbut oder Rachitis leiden, bekommt aber vielleicht eine chronische Krankheit.

DIE KRAFT DER SEKUNDÄREN PFLANZENSTOFFE

Wenn Essen Medizin ist, dann sind pflanzliche Nahrungsmittel die stärkste Arznei in Ihrer Bauernhof-Apotheke, und die vielen verschiedenen Farben von Obst und Gemüse stehen für mehr als 25.000 nützliche chemische Verbindungen. Vielleicht haben Sie schon mal von diesen sekundären Pflanzenstoffen oder Phytonährstoffen gehört. Zu ihnen gehören Polyphenole, Resveratrol, Flavonoide, Isoflavonoide, Terpenoide und Carotinoide, um nur einige zu nennen, und sie spielen für eine gute Gesundheit und die Prävention von Krankheiten eine wichtige Rolle. Diese Verbindungen kommen unserer Biologie auf unzählige Arten zugute. Sie stärken das Immunsystem, verringern Entzündungen und haben krebshemmende und Anti-Aging-Effekte.[9] Zum Beispiel Brokkoli, der seinem gesundheitsfördernden Ruf alle Ehre macht. Er ist ein phytochemisches Kraftpaket voller krankheits- und krebsbekämpfenden, antioxidativen und entgiftenden Verbindungen: Sulforaphan, Glucosinolate, Chlorophyll und Carotinoiden.[10] Studien haben gezeigt, dass schon der Verzehr von 150 Gramm Brokkoli pro Woche das Krebsrisiko senken kann. Die Inhaltsstoffe von Brokkoli können dazu beitragen, den Spiegel des schlechten Cholesterins zu senken, die Verdauung und Augengesundheit zu verbessern und Entzündungen im ganzen Körper zu verringern. Es mag Sie überraschen, dass diese sekundären Pflanzenstoffe in tierischen Lebensmitteln in beträchtlichen Mengen vorkommen, wenn die Tiere eine Vielzahl an unterschiedlichen Gräsern und Wildpflanzen frei auf der Weide fressen können (siehe Prinzip 5).

Warum sind Pflanzen so reich an sekundären Pflanzenstoffen? Die Pflanzen machen das nicht zu unserem Vorteil, auch wenn wir uns ihrer zur Optimierung unserer eigenen Biologie bedienen. Die sekundären Pflanzenstoffe, die im Reich der essbaren Pflanzen vorkommen, sind das Nachrichtensystem der Pflanzen, ein Mittel, um sich zu schützen, zu verteidigen und zu überleben. Diese Verbindungen schrecken Schädlinge ab und verhindern, dass die Pflanzen gefressen werden. Sie erhöhen die Widerstandsfähigkeit und übermitteln sogar Botschaften an andere Pflanzen, Tiere und an die Billionen von Mikroben und Pilzen im Boden. Antioxidative, entzündungshemmende, entgiftende, krebshemmende und krankheitsbekämpfende Arzneimittel in der Natur machen durch ihre leuchtenden Farben auf sich aufmerksam. Wir alle sollten uns regelmäßig bei den Farben des Regenbogens bedienen (Skittles und M&Ms sind hier nicht gemeint) – bei all den roten, grünen, gelben, orangen und violetten Pflanzen, ja, selbst bei den seltsamen, die wir noch nie probiert haben.

Man denke nur an all die farbenfrohen pflanzlichen Lebensmittel im Supermarkt und an die Hunderte von Pflanzen, die wir essen könnten. Als unsere Vorfahren noch Jäger und Sammler waren, aßen sie mehr als 800 verschiedene pflanzliche Nahrungsmittel. Heute machen 15 Kulturpflanzen 90 Prozent unserer Nahrungsaufnahme aus, und weltweit liefern drei Kulturpflanzen zwei Drittel unserer Kalorien: Weizen, Mais und Reis.

Die US-Ernährungsrichtlinien empfehlen, mindestens drei Handvoll Gemüse pro Tag zu sich nehmen (beziehungsweise fünf bis neun Portionen Obst und Gemüse, wobei eine Portion einer halben Handvoll entspricht. Optimal sind sechs bis acht Handvoll beziehungsweise zwölf bis 18 Portionen. Lediglich 0,9 Prozent der Teenager, 2,2 Prozent der Männer und 3,5 Prozent der Frauen nehmen diese empfohlenen Mengen zu sich. Dabei sind die Gemüsesorten, die die US-Amerikaner lieben, alles andere als medizinische Kraftpakete – sie sind es nicht mal annähernd. Die Top fünf der US-amerikanischen Gemüsesorten sind Kartoffeln (als Pommes frites), Tomaten (als Ketchup), Zwiebeln, Eisbergsalat und Mais. Aus gesundheitlicher Perspektive bis auf die Zwiebeln nicht gerade ein Hit.

Wir wissen zwar, dass Obst und Gemüse gut für uns sind, aber viele von uns haben keine Ahnung, welche Sorten sie davon essen sollten und warum. Prinzip 2 ist ein Crashkurs darin, wie heilende Wirkstoffe durch Obst und Gemüse in den Farben des Regenbogens zum Ausdruck kommen.

FARBEN VON OBST, FRUCHT UND GEMÜSE UND IHRE JEWEILIGEN EIGENSCHAFTEN[11]

Farbe	*Sorten*	*Sekundäre Pflanzenstoffe*	*Nutzen*
Rot	Äpfel, Tomaten, Blutorangen, Kirschen, Preiselbeeren, Pink Grapefruit, Granatapfel, Himbeeren, rote Johannisbeeren, rote Birnen, rote Pflaumen, Erdbeeren, Wassermelone, Radicchio, Radieschen, rote Bete, rote Paprika, Rotkohl, roter Mangold, rote Zwiebeln	Anthocyane, Carotinoide, Ellagsäure, Ellagitannine, Flavone, Lycopin, Phloretin, Quercetin	Entzündungshemmend, allgemein antioxidativ, immunmodulierend
Orange	Aprikosen, Orangen, Cantaloupe-Melone, Kumquat, Mandarinen, Mangos, Nektarinen, Orangen, Papaya, Passionsfrüchte, Pfirsiche, Kakis, Mandarinen, Karotten, orangefarbene Paprika, Kürbis, Süßkartoffeln, Kurkuma, Yams	Alpha-Carotin, Beta-Carotin, Beta-Cryptoxanthin, Bioflavonoide, Carotinoide, Curcuminoide	Antioxidantien für fettlösliche Gewebe, endokrine Modulation, Unterstützung der Fruchtbarkeit
Gelb	Nashi-Birnen, Zitronen, Ananas, Bananen, Sternfrüchte, Kartoffeln, Kürbis (Eichelkürbis, Riesenkürbis, Butternusskürbis, Sommer- und Winterkürbis), gelbe Paprika, gelbe Zwiebeln	Gingerol, Lutein, Nobiletin, präbiotische Ballaststoffe, Rutin, Zeaxanthin	Magenbeweglichkeit und -regulation, Auswirkungen auf den Blutzuckerspiegel, Unterstützung des Darmmikrobioms

Grün	Avocado, Rosenkohl, grüne Äpfel, Limetten, Oliven, Birnen, Artischocken, Spargel, Paprika, Pak Choy, Brokkoli, Kohl, Sellerie, Gurken, Edamame, grüne Bohnen, Grünzeug (Rüben, Mangold, Kohl, Löwenzahn, Grünkohl, Kopfsalat, Senf, Spinat, Speiserüben), Okra, Rosmarin und andere Kräuter, Zuckererbsen, Brunnenkresse	Oleuropein, Phytosterine, Silymarin, Sulforaphan, Gerbstoffe, Theaflavine, Tyrosol, Vitexin	Antioxidans, unterstützt die Blutgefäße, fördert einen gesunden Kreislauf und die Methylierung
Blau	Brombeeren, Heidelbeeren, Boysenbeeren, Feigen, getrocknete Pflaumen, dunkle Trauben, Rosinen, Auberginen, Pflaumen, violette Paprika, violette Möhren, violetter Blumenkohl, violetter Grünkohl, violette Kartoffeln	Anthocyanidine, Flavonoide, Phenolsäuren, Proanthocyanidine, Pterostilben, Resveratrol, Stilbene	Antioxidans, kognitive Unterstützung, ausgeglichene Stimmungslage, wichtig für die neuronale Gesundheit

In dieser Tabelle sind mindestens 70 verschiedene Lebensmittel aufgeführt. Wenn es darum geht, unsere Medizin zu essen, gibt es unzählige Möglichkeiten. Und dennoch greifen trotz der großen Auswahl viele von uns jede Woche zu denselben drei oder vier Obst- und Gemüsesorten: Bananen, Orangen, Eisberg- oder Romanasalat. Ich möchte Sie ermutigen, Ihren Speiseplan um andere Obst- und Gemüsesorten zu erweitern und bunte Kraftpakete in Ihre Ernährung zu integrieren.

Wenn Sie mit Diabetes, Bauchfett, Gewichtsverlust oder einer Darmdysbiose zu kämpfen haben, sollten Sie Ihren Schwerpunkt auf Obst und Gemüse mit einer niedrigen glykämischen Last legen. Wählen Sie zuckerarme, phytonährstoffreiche Früchte wie Beeren und beschränken Sie sich dabei auf eine halbe Handvoll beziehungsweise auf ein Stück Obst pro Tag. Die perfekte Nahrungsmittelwaage würde die Nährstoffdichte mit der glykämischen Last kombinieren. Früchte wie Weintrauben, Bananen und Trockenfrüchte drücken die Waagschale aufgrund ihrer hohen glykämischen Last ganz tief nach unten. Wenn Sie nicht mit Darmproblemen, Bauchfett oder Diabetes zu kämpfen haben, können Sie diese Früchte ab und zu genießen, aber nicht als Grundnahrungsmittel. Stattdessen ist es besser, sich auf Früchte wie Beeren, Äpfel, Kiwi und Granatapfel zu konzentrieren und davon etwa eine halbe Handvoll ein- oder zweimal am Tag zu sich zu nehmen.

Einige der besten Fruchtsorten haben sehr wenig Zucker und enthalten wertvolle Fette: Kokosnüsse, Avocados und Oliven. Ich nenne sie fette Früchte. Avocados und Oliven sind gut für das Herz, und Kokosnüsse enthalten mittelkettige Triglyceride, die die Gehirnfunktion und den Stoffwechsel ankurbeln können. Sie gehören zu meinen liebsten Früchten und Fetten, die gerne übersehen werden.

Wenn es um Gemüse geht, können Sie aus dem Vollen schöpfen. Ich mache oft drei Gemüsegerichte zu jeder Mahlzeit – zum Beispiel eine Artischocke, einen Salat und sautierte, also kurz gebratene Broccolini. Im nächsten Prinzip werde ich mich genauer mit Gemüse befassen, denn sie sind der wichtigste Bestandteil Ihrer Ernährung. Für den Moment sollten Sie wissen, dass fast jede Mahlzeit durch mehr Gemüse nahrhafter wird.

MACHT BIO EINEN UNTERSCHIED?

Der Kauf von Bioobst und -gemüse ist wichtig für Ihre Gesundheit, kann aber teuer werden. Doch wir müssen nicht immer Bio kaufen. Manche Lebensmittel können mehr Pestizide enthalten als andere. Die amerikanische Umweltgesundheitsorganisation EWG (Environmental Working Group, ewg.org) veröffentlicht jedes Jahr eine Liste mit den am meisten („Dirty Dozen"; deutsch: Dreckiges Dutzend) und den am wenigsten belasteten Lebensmitteln („Clean Fifteen"; deutsch: Saubere Fünfzehn). Darin können Sie sehen, welches Gemüse und welches Obst aus biologischem Anbau stammen sollte und welches konventionell angebaut werden kann – ich habe die Liste hier beigefügt.

Am besten in Bioqualität kaufen	Konventioneller Anbau in Ordnung
Erdbeeren, Spinat, Grünkohl, Nektarinen, Äpfel, Weintrauben, Pfirsiche, Kirschen, Birnen, Tomaten, Sellerie, Kartoffeln, Peperoni	Avocados, Zuckermais, Ananas, Zwiebeln, Papaya, Zuckererbsen (gefroren), Auberginen, Spargel, Blumenkohl, Cantaloupe-Melone, Brokkoli, Pilze, Kohl, Honigmelone, Kiwi

PRINZIP 2 – DAS NEHMEN SIE MIT

Versuchen Sie, eine Farbe einer jeweiligen Farbkategorie an den meisten Tagen der Woche zu essen. Genießen Sie zum Beispiel blaue und rote Beeren in Ihrem Smoothie, essen Sie mittags Blattgemüse und lila Karotten sowie orange und gelbe Paprika zum Abendessen. Die Farben des Regenbogens zu essen ist Ihr Weg zur Nutzung von Nahrungsmitteln als Medizin.

PRINZIP 3

Folgen Sie der 75-Prozent-Regel

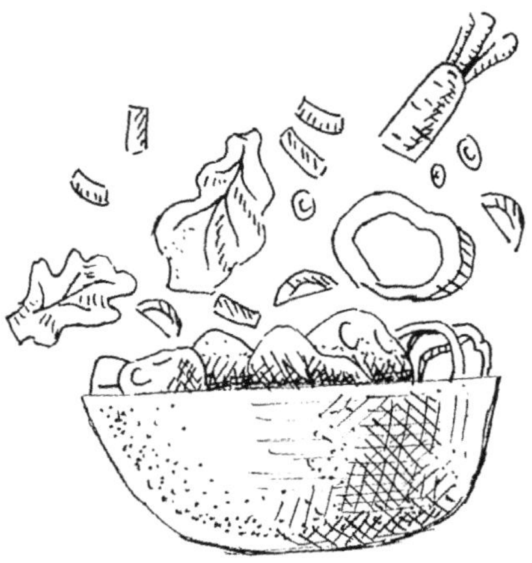

Wussten Sie, dass alle pflanzlichen Lebensmittel Kohlenhydrate sind? Es sind vollwertige pflanzliche Kohlenhydrate oder, wie ich sie gerne nenne, „Slow Carbs“, also langsame Kohlenhydrate. Der Unterschied zwischen vollwertigen pflanzlichen Kohlenhydraten und raffinierten Kohlenhydraten besteht darin, dass raffinierte Kohlenhydrate ihres Nährwerts beraubt sind und Ihren Blutzucker Achterbahn fahren lassen. Pflanzliche Kohlenhydrate hingegen sind reich an Vitaminen, Mineralien, Ballaststoffen und sekundären Pflanzenstoffen. Sie helfen, Ihren Blutzucker auszugleichen, da sie medizinische Wirkstoffe liefern, die jeden einzelnen Aspekt Ihrer Biologie optimieren. Leider ist unsere moderne Ernährung reich an schädlichen raffinierten Kohlenhydraten – Pizza, Pommes, Brot, Nudeln. Dies sind genau die nährstoffarmen Lebensmittel, die den Blutzucker und das Insulin in die Höhe schießen lassen, Entzündungen fördern, die Triglyceride erhöhen und das gute Cholesterin senken. Damit fördern sie Diabetes, Krebs, Demenz und Herzkrankheiten. Wenn ich meinen Patienten also sage, dass sie keine Angst vor Kohlenhydraten haben sollen, dann meine ich damit die langsamen Kohlenhydrate, vor allem Gemüse – zum Beispiel Rucola, Grünkohl, Brokkoli, Pak Choy, Artischocken, Gurken, Paprika und Spargel.

Eine andere Betrachtung ist die glykämische Last. Diese zeigt an, wie sich Essen auf den Blutzuckerspiegel auswirkt. Verarbeitete Kohlenhydrate stehen auf der Skala der glykämischen Last ganz oben. Nicht stärkehaltige Gemüse (Pak Choy, Grünkohl, Spinat) fallen auf dieser Skala kaum ins Gewicht. Ihr Ziel sollte sein, dass 75 Prozent auf Ihrem Teller aus nicht stärkehaltigem Gemüse besteht. In der peganen Ernährung machen diese Superfoods den Großteils Ihrer Nahrungsmittelaufnahme aus. Sie enthalten alle in Prinzip 2 besprochenen Phytonährstoffe und sind reich an Ballaststoffen, die den Blutzuckerspiegel nicht in die Höhe schießen lassen.

Stärkehaltige Gemüsesorten sind zwar auch noch nahrhaft, liegen auf der Skala aber etwas höher und können bei übermäßigem Konsum problematisch werden. Meinen Patienten, die an Diabetes oder Prädiabetes leiden oder mit ihrem Gewicht zu kämpfen haben, empfehle ich, bis zu dreimal pro Woche eine halbe Handvoll stärkehaltiges Gemüse zu essen.

Hier eine einfache Spickliste, um einen Überblick darüber zu bekommen, welches Gemüse in Ihrer Ernährung im Mittelpunkt stehen darf und welches eher in den Hintergrund treten sollte.

Stärkearme Gemüsesorten (unbegrenzt genießbar)

Brokkoli
Salatgrün (Rucola, Grünkohl, Spinat, Endivie, Radicchio, Mangold)
Pak Choy
Rosenkohl
Paprika
Tomaten

Spargel
Blumenkohl
Okra
Pilze
Sellerie
Gurke
Radieschen
Zucchini
Rübengrün
Karotten
Meeresgemüse wie Meeresalgen
Knoblauch, Schalotten, Zwiebeln
Topinambur

Das sind nur einige. Es gibt noch so viele mehr!

Stärkereiche Gemüsesorten (bis zu einer halben Handvoll pro Tag oder weniger)

Süßkartoffeln
Butternusskürbis oder andere Winterkürbisse
Kürbis
Kartoffeln (Fingerling-Kartoffeln und violette Kartoffeln haben mehr Phytonährstoffe und eine niedrigere glykämische Last als normale weiße Kartoffeln)

Wenn der Großteil Ihrer Ernährung aus nicht stärkehaltigem Gemüse besteht, sind Sie auf dem besten Weg zum Erfolg. Unbekanntes Gemüse zuzubereiten und in die regelmäßige Ernährung zu integrieren, kann Überwindung kosten, aber im heutigen digitalen Zeitalter gibt es so viele Möglichkeiten. Wenn ich eine neue Zutat ausprobieren möchte, gehe ich direkt ins Internet und finde ganz sicher ein Rezept, das mich anspricht. In neun von zehn Fällen werde ich fündig. Meine Mutter sagte immer: „Wenn du kein Gemüse magst, weißt du wahrscheinlich nicht, wie man es richtig zubereitet.“ Probieren Sie die Rezepte in diesem Buch aus oder gehen Sie ins Internet. Irgendwann sind Sie selbstbewusst genug, um ganz ohne Rezeptanleitung zu kochen.

KANN EINE BALLASTSTOFFREICHE ERNÄHRUNG EIN UNGLEICHGEWICHT IM DARM VERSCHLIMMERN?

Häufig erzählen mir Patienten, dass der Verzehr von zu viel Gemüse ihnen Symptome wie Völlegefühl, Blähungen und Durchfall bereitet. Nun, wenn Ihr Magen Sie daran hindert, sich gesund zu ernähren, dann ist es an der Zeit, ihn in Ordnung zu bringen. Oft sind kurzfristige Diäten zur Heilung des Darms nötig. Die häufigste Ursache für Darmprobleme ist SIBO (Small Intestinal Bacterial Overgrowth), eine Dünndarmfehlbesiedlung, die zu Völlegefühl und Blähungen nach dem Essen führt, was ich gerne als „Foodbaby" bezeichne, sozusagen die Frucht des Essens. Wenn Sie bestimmte Lebensmittel wie Getreide, Bohnen, stärkehaltiges Gemüse und Rohkost eine Zeitlang einschränken und Ihren Darm quasi neu einstellen – nämlich schlechte Keime entfernen und gute hinzufügen –, kann Ihr Darm heilen und Ihre Ernährung wieder abwechslungsreicher werden. Sie erkennen sich wieder? Dann arbeiten Sie am besten mit einem Arzt der funktionellen Medizin, einem Diätassistenten oder einer Ernährungsberaterin zusammen, um für Ihren Heilungsprozess einen nährstoffreichen Essensplan aufzustellen. Es ist zu 100 Prozent möglich, sich pegan und gleichzeitig ballaststoffarm zu ernähren, aber letztlich geht es darum, dass sich Ihr Darm erholt, damit Sie mehr Ballaststoffe vertragen. Nicht vergessen: Bei der peganen Ernährung geht es nur um echte Nahrungsmittel! Sie können immer noch echte, vollwertige Nahrungsmittel wählen, wenn Sie gerade nicht so viel Gemüse essen können. Zum Beispiel reines Eiweiß wie Rind oder Lamm aus Weidehaltung, fetten Wildfisch, Biogeflügel und gekochtes Gemüse. Essen Sie außerdem reichlich gesunde Fette aus Avocados, nativem Olivenöl sowie Nüssen und Samen, wenn Sie diese vertragen. Sprechen Sie mit Ihrem Arzt über eine langsame Aufnahme von ballaststoffreichen Nahrungsmitteln in Ihre Ernährung.

PRINZIP 3 – DAS NEHMEN SIE MIT

1. **Füllen Sie 75 Prozent Ihres Tellers mit nicht stärkehaltigem Gemüse.** Die Leute werden nervös, wenn ich ihnen das erzähle, aber wichtig ist, dass damit nicht die Kalorien, sondern das Volumen des Tellers gemeint ist. Selbst wenn Sie zwei Teller mit nicht stärkehaltigem Gemüse füllen, macht das nicht den Großteil Ihrer Kalorien aus, wenn Sie dazu Fette und Proteine essen. Mit ein paar Handvoll Blattgemüse kann man leicht einen ganzen Teller füllen.
2. **Essen Sie mehr als die empfohlenen Mengen an Gemüse.** Die empfohlene Mindestmenge an Gemüse lautet fünf bis neun Portionen (eine halbe Handvoll pro Portion) – ich empfehle jedoch sechs bis acht Handvoll Gemüse (oder zwölf bis 18 Portionen). Sie können das Gemüse auch in Suppen oder Smoothies mischen. Versuchen Sie, so viel Abwechslung wie möglich in Ihr Essen zu bringen. Fügen Sie bei Bedarf ca. 100 Gramm stärkehaltiges Gemüse pro Tag hinzu. Wenn Sie Prädiabetiker oder Diabetiker sind, beschränken Sie stärkehaltiges Gemüse auf circa 100 Gramm bis zu dreimal pro Woche, je nach Blutzuckerwert.

PRINZIP 4

Die richtigen Bohnen, Körner, Nüsse und Samen

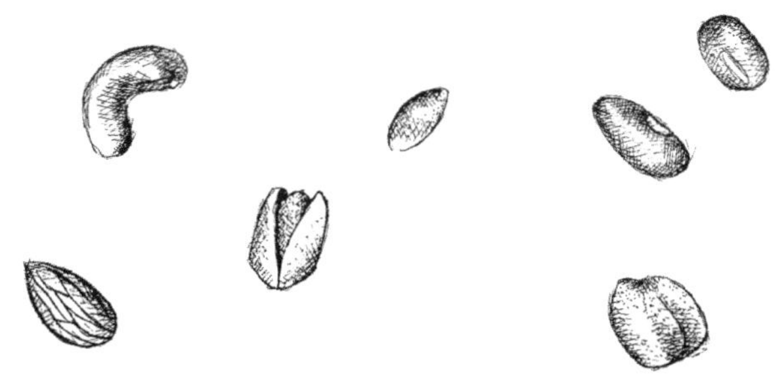

Bohnen, Körner, Nüsse und Samen: Das sind Lebensmittel, die nach allgemeiner Auffassung zwar gesund sind, aber gleichzeitig für viele Diskussionen zwischen Paleo-Anhängern und Veganern sorgen. Im Großen und Ganzen sind sich Ernährungsexperten einig, dass diese Nahrungsmittel grundsätzlich hervorragend sind. Das eine Lager argumentiert jedoch, dass Lektine und Phytinsäure, zwei potenziell darmschädigende Verbindungen, die in Bohnen, Körnern, Nüssen und Samen vorkommen, die Vorteile nicht wert sind. Das andere Lager ist der Meinung, dass die Omega-6-Fettsäuren in Nüssen und Samen entzündungsförderlich sind und dass diese Lebensmittel zu fett sind. Wiederum andere befinden, dass Bohnen (oder Hülsenfrüchte) zu viele Kohlenhydrate und zu wenig Eiweiß enthalten. (Man muss zwei Tassen gekochte Pinto-Bohnen essen, um 24 Gramm Eiweiß zu erhalten, gleichzeitig hat man aber 70 Gramm Kohlenhydrate zu sich genommen; 120 Gramm Lachs enthalten dieselbe Menge Eiweiß, jedoch keine Kohlenhydrate.) Und was Getreide betrifft, so sind Getreideprodukte die beliebtesten Lebensmittel geworden, seit die Ernährungspyramide aus dem Jahr 1992 uns empfiehlt, davon sechs bis elf Portionen pro Tag zu essen! Damit begann unsere Obsession für Brot, Pasta, Reis und Cerealien. Mit dieser Obsession kam es zu einem dramatischen Anstieg von Insulinresistenz, dem metabolischen Syndrom, Typ-II-Diabetes und Fettleibigkeit (Adipositas). 1960 waren nur fünf Prozent der Bevölkerung fettleibig, jetzt sind es über 40 Prozent, das ist ein Anstieg um das Achtfache!

Wie steht die pegane Ernährung zu diesem Thema? Nun, es kommt auf die Qualität und die Zubereitung an.

NÜSSE UND SAMEN

Nüsse helfen tatsächlich beim Abnehmen, aber wie immer kommt es auf die Dosis an. Ich spreche natürlich nicht von leckeren Nussecken. Aber zwei bis vier Handvoll pro Tag sind super für Ihre Linie und langfristige Gesundheit, einschließlich der Prävention von Herzkrankheiten und Diabetes.[12] Falls Sie besorgt sind, dass Nüsse dick machen, sollten Sie Folgendes wissen: Nicht alle Kalorien sind gleich. 200 Kalorien aus Nüssen und Samen sind etwas völlig anderes als 200 Kalorien aus einer Schachtel Kekse. Was die Lektine betrifft, so können Sie von einer lektinarmen Ernährung profitieren, wenn Sie einen undichten Darm, Verdauungsprobleme oder systemische Entzündungen haben. Ihren Darm mithilfe eines Arztes für funktionelle Medizin zu heilen, kann unerwünschten Nebenwirkungen durch bestimmte Nahrungsmittel vorbeugen und Ihre Auswahl an Essen erweitern.

Die in einigen Nüssen und Samen enthaltene Phytinsäure kann die Aufnahme von Vitaminen und Mineralstoffen beeinträchtigen. Wenn Sie aber rohe Nüsse und Samen über Nacht einweichen und dann leicht rösten, wird die Menge an Lektinen und Phytinsäure reduziert und die Fähigkeit des Körpers, diese Nahrungsmittel zu verarbeiten, erhöht.

Und schließlich gibt es noch das Thema mit den Omega-6-Fettsäuren. Wir brauchen diese essenziellen Fette, aber nicht literweise als raffinierte Öle, die wir jedes Jahr in verarbeiteten und frittierten Lebensmitteln zu uns nehmen. Wilde, nicht kultivierte Nahrungsmittel sind reich an Omega-3- und arm an Omega-6-Fettsäuren. Als die Menschen noch Jäger und Sammler waren, haben sie sie in einem Verhältnis zwischen Omega-3- und Omega-6-Fettsäuren von 1:1 bis 3:1 zu sich genommen. Jetzt, bei einer Junk-Food- und Fast-Food-Ernährung, kann dieses Verhältnis zwischen Omega-6 und Omega-3 bis zu 20:1 betragen. Nüsse und Samen hingegen enthalten nicht nur ein ausgewogenes Verhältnis von Omega-3- und Omega-6-Fettsäuren, sondern sind auch reich an Vitaminen, Ballaststoffen, Proteinen, Kohlenhydraten, Mineralien und Antioxidantien wie Vitamin E, die die Oxidation der Fette verhindern. Walnüsse, Leinsamen, Hanfsamen und Chiasamen: Das sind einige der reichhaltigsten Quellen für pflanzliche Omega-3-Fettsäuren.

Bei bestimmten medizinischen Zuständen, zum Beispiel Autoimmunerkrankungen, kann es sinnvoll sein, eine nuss- und samenfreie Ernährung auszuprobieren. Doch für die meisten von uns sind Nüsse und Samen nahrhafte und krankheitsbekämpfende Superfoods.

SIND NUSSMEHLE GESUND?

Mehle aus Mandeln, Haselnüssen, Kokosnuss und Hanfsamen sind besser als Vollkornmehle. Dabei gilt es im Hinterkopf zu behalten, dass das, was zu Mehl verarbeitet wird, nicht länger als vollwertiges Nahrungsmittel betrachtet wird. Wenn Nüsse und Samen gemahlen werden, reagiert unser Körper anders, als wenn sie in ihrer ganzen Form verzehrt werden. So wird Mandelmehl den Blutzuckerspiegel zwar nicht so in die Höhe schnellen lassen wie normales Brot, aber es ist immer noch Mehl. Und wenn Sie diese Mehle zum Backen verwenden, fügen Sie wahrscheinlich auch irgendeine Art von Zucker hinzu. Gönnen Sie sich hin und wieder etwas, aber lassen Sie es nicht zur Gewohnheit werden.

BOHNEN

Bohnen haben einige Schwächen, aber auch jede Menge Stärken. Einer der Pluspunkte: Bohnen enthalten resistente Stärke, einen speziellen Ballaststoff, der das Mikrobiom dabei unterstützt, nützliche Brennstoffe und krebshemmende Verbindungen wie kurzkettige Fettsäuren (zum Beispiel Butyrat) zu produzieren. Butyrat verringert nachweislich das Krebsrisiko und beschleunigt den Stoffwechsel. Der Nachteil von Bohnen ist, dass sie sehr kohlenhydratlastig sind, ohne einen großen Eiweißanteil zu haben. Um von den Vorteilen von Bohnen zu profitieren, gilt es, die richtigen Bohnen zu wählen.

Meine Freundin Dr. Carrie Diulus hat Diabetes Typ I und ernährt sich vegan und ketogen. Nicht einfach, aber machbar. Sie blüht auf. Sie isst nicht irgendwelche Bohnen, sondern Lupinenbohnen, ein echtes Superfood. Lupinenbohnen haben viele Eiweiße und Ballaststoffe und gleichzeitig keine Nettokohlenhydrate. Die Stärke ist unverdaulich, das heißt, sie wird nicht absorbiert und lässt den Blutzuckerspiegel nicht in die Höhe schnellen. Man kann Lupinenbohnen vorgekocht in Snackbeuteln kaufen. Weitere stärkearme Bohnen und Hülsenfrüchte sind Linsen, grüne Bio-Erbsen oder Zuckererbsen, Schwarzaugenbohnen und Mungobohnen. Zu den Bohnen, die ich aufgrund ihres Stärkegehalts zu vermeiden oder einzuschränken empfehle, gehören Limabohnen, Kidneybohnen, Baked Beans und Pinto-Bohnen.

Bei Bohnen kommt es vor allem auf die Zubereitung an. Bohnen können eine regelrechte Bombe für den Darm sein (wie viele

Paleo-Befürworter betonen), wenn Sie Darmdysbiose oder ein ungesundes Mikrobiom haben (was bei vielen von uns der Fall ist).

Bohnen in Konservendosen enthalten oft BPA (Bisphenol A), einen Hormondisruptor, der in Plastikflaschen und Dosen enthalten und gesundheitsschädlich ist. Daher sind BPA-freie Dosen die bessere Wahl, auch wenn sie immer noch andere Hormonstörungen verursachende Stoffe wie Bisphenol S (BPS) und Bisphenol F (BPF) enthalten. Ich empfehle, getrocknete Bohnen zu kaufen und sie über Nacht in Wasser mit etwas Salz einzuweichen. Bereiten Sie Ihre Bohnen mit einem großen Streifen Kombu (einer Meeresalge) in einem Schnellkochtopf zu. Oder geben Sie Kombu, Bohnen und Wasser einfach in einen großen Topf. Bringen Sie ihn zum Kochen und lassen Sie ihn dann zwei bis vier Stunden köcheln. Schließlich die Bohnen abtropfen lassen und in jedem Rezept verwenden. Auf diese Weise werden die gasbildenden Eigenschaften reduziert und die Verdauung der Bohnen sehr erleichtert. Wenn Sie an schwerer Darmdysbiose oder einer Autoimmunerkrankung leiden oder wenn Sie fettleibig oder Diabetiker sind, sollten Sie Bohnen vorübergehend aus Ihrer Ernährung streichen, bis sich Ihre Darmgesundheit und Ihr Stoffwechsel durch die pegane Ernährung verbessert haben.

Von allen Bohnensorten stiften Sojabohnen die größte Verwirrung. Manche glauben, dass Soja Brustkrebs verursacht. Die Forschung weist jedoch auf die antiangiogenen, krebsvorbeugenden Eigenschaften der Sojabohne hin. Und Soja ist nicht gleich Soja. Vermeiden Sie Sojaprotein (zu finden in Fleischimitaten, Riegeln und Shakes). Das ist ein chemisch verändertes Nebenprodukt der Sojaölproduktion, auch oft bekannt als isoliertes Sojaprotein oder texturiertes pflanzliches Protein. Studien an Tieren zeigen, dass die Form krebserregend ist, während die traditionelle Soja-Vollwertkost Krebs vorbeugt. Einige sorgen sich wegen der in Soja vorkommenden Phytoöstrogene (pflanzlichen Verbindungen namens Isoflavone, die sich an Östrogenrezeptoren binden). Diese können Sie aber tatsächlich vor den Auswirkungen von überschüssigem Östrogen oder Xenoöstrogenen, also den in Kunststoffen enthaltenen chemischen Giften wie BPA und Phthalaten, schützen. Die Forschung zeigt, dass Phytoöstrogene bei Wechseljahresbeschwerden helfen und Brustkrebs vorbeugen können.[13] Isoflavone schützen vor Herz-Kreislauf-Erkrankungen, kognitivem Verfall und anderen altersbedingten Krankheiten.

Meiden Sie Sojaöl und isoliertes Sojaprotein. Verwenden Sie lieber gentechnikfreie, biologische, traditionelle Sojaprodukte wie Tofu, Tempeh, Miso, Natto und glutenfreie Sojasauce oder Tamari. Das sind zwar verarbeitete Produkte, aber so, dass sie verdaulich und nützlicher sind. Tempeh, Miso und Natto sind außerdem probiotische Lebensmittel, die gut für den Darm sind.

GETREIDE

Neben Bohnen ist auch Getreide ein heißes Diskussionsthema zwischen Paleo-Anhängern und Verganern. Bis vor etwa 10.000 Jahren hat der Mensch überhaupt kein Getreide zu sich genommen, es ist also kein essenzieller Teil unserer Ernährung. In unserer modernen Zeit ist Getreide jedoch mit einem Anteil von über 60 Prozent ein Grundnahrungsmittel geworden. Vollkorngetreide (nicht Mehl) kann eine gute Quelle für Ballaststoffe, Phytonährstoffe, Vitamine, Mineralien, wichtige Fette und sogar ein wenig Eiweiß sein. Andererseits können große Mengen an Getreide für Menschen mit Insulinresistenz, Reizdarm, Autoimmunerkrankungen oder Entzündungen problematisch sein – insbesondere glutenhaltiges Getreide wie Weizen, Dinkel, Gerste, Roggen, Hafer, Farro, Kamut und Triticale.

Glutenfreie Ernährung ist ja schwer in Mode, selbst wenn die meisten gar keine Ahnung haben, warum! Der Körper reagiert auf unterschiedliche Weise auf Gluten. Zöliakie betrifft ein Prozent der Bevölkerung, etwa 20 Prozent leiden an nichtzöliakischer Glutensensitivität, und eine geringgradige Immunaktivierung betrifft noch viele mehr. Beim Verzehr von Gluten produziert der Körper das Molekül *Zonulin*, das einen undichten Darm verursacht, indem es die Verbindungen zwischen den Darmzellen öffnet. Normalerweise sind diese engen Verbindungen wie Legosteine fest miteinander verbunden und verhindern so, dass Nahrungspartikel oder andere Fremdkörper in die Zellzwischenräume einsickern. Die Darmschleimhaut sollte nicht undicht sein. Falls das passiert, kann eine Kaskade von schädlichen Effekten eintreten, darunter Autoimmun- und Entzündungskrankheiten. Wissenschaftler bestätigen mittlerweile, was wir schon lange vermutet haben: Die meisten von uns können Gluten nicht richtig verwerten.

Möchten Sie noch ein paar Gründe mehr hören, warum man Gluten besser meiden sollte? Die neuen Formen von Hybridweizen, bekannt als Zwergweizen, enthalten Amylopektin A, eine Superstärke, die noch schlimmer ist als Zucker. Außerdem enthalten sie noch viel mehr entzündungsfördernde Gliadine, die einen undichten Darm verursachen, jede Menge des Unkrautvernichtungsmittels Glyphosat und schließlich ein Konservierungsmittel, Kalziumpropionat, das mit Stimmungs-, Verhaltens- und Aufmerksamkeitsproblemen und sogar Autismus in Verbindung gebracht wird. Da verzichten Sie doch sicher gerne auf den Brotkorb (hoffe ich!).

Ich möchte auch noch auf das „neue Gluten", wie ich es nenne, eingehen: Mais. Kaum war Gluten als Bösewicht enttarnt, wurde Mais zum Liebling der Gesundheitsfanatiker. Ich meine nicht Maiskolben, sondern Maismehl, das zu Tortillas, Maischips, glutenfreiem Brot und Nudeln verarbeitet wird. 90 Prozent des in Amerika angebauten Mais sind gentechnisch verändert und überzogen mit Herbiziden und Pestiziden. Das hat nichts mit dem traditionellen Mais, der von den Ureinwohnern des amerikanischen Kontinents angebaut wurde und der voller medizinischer Wirkstoffe war, zu tun. Der heutige Hybridmais ist auf Stärke- und Zuckergehalt gezüchtet, nicht auf Nährstoffdichte. Die einzige Dichte, die moderner Mais aufweist, ist sein Zuckergehalt. Wenn Sie Mais essen wollen, empfehle ich gentechnikfreien und idealerweise biologisch angebauten Mais. Vermeiden Sie Maismehl. Probieren Sie stattdessen alte, traditionelle Maisprodukte aus.

Was für Getreide sollten wir also essen? Nicht das, das pulverisiert und zu Brot oder Backwaren verarbeitet wird, welche den Blutzucker stärker ansteigen lassen als normaler Haushaltszucker. Jawohl, Sie lesen richtig. Weizenvollkornbrot ist für Sie schlimmer als ganz normaler Zucker. Mehle jeglicher Art in Form von Brot, Nudeln, Muffins und Gebäck sind die Ursache für die meisten Stoffwechselstörungen. Wählen Sie für den täglichen Verzehr immer Vollkornprodukte wie braunen Reis, roten Reis, Wildreis, Teff, Amaranth, Buchweizen und Quinoa (biologisch gesehen ein Samen).

Und dann gibt es da noch die Supergetreide. Mein Favorit ist schwarzer Reis, auch bekannt als „verbotener Reis“. Er steckt voller Phytonährstoffe und wird als Heidelbeere unter den Getreidesorten bezeichnet. Mein Freund und Mentor, Dr. Jeffrey Bland, ist gerade dabei, tartarischen Buchweizen aus dem Himalaya in Amerika zu kultivieren. Dabei handelt es sich um ein uraltes Getreide, das als reiche Quelle stark entzündungshemmender Polyphenole geschätzt wird, was es zu einem der wichtigsten Superfoods der Welt macht. Die Polyphenole des Himalaya-Buchweizens machen fast 90 Prozent der antioxidativen Wirkung aus, verglichen mit 20 Prozent bei normalem Buchweizen.[14] Er enthält viele Flavonoide, darunter Rutin und Quercetin. Quercetin wird als einer der stärksten natürlichen Entzündungshemmer bei Covid-19 gepriesen.

Wie mit den meisten Lebensmitteln ist die Dosis entscheidend. Ich empfehle eine halbe bis ganze Tasse Getreide pro Tag. Wenn Sie Sportler sind und einen gesunden Stoffwechsel haben (das ist nur bei 12 Prozent von uns der Fall), dann können Sie vielleicht mehr Getreide zu sich nehmen.

IST WEISSER REIS PEGANFREUNDLICH?

Normalerweise empfehle ich für Personen mit Bauchfett und hohem Blutzucker keinen weißen Reis. Die wenigsten von uns haben einen gesunden Stoffwechsel, und weißer Reis kann den Blutzucker auf eine Achterbahnfahrt schicken. Manche können jedoch weißen Reis in begrenzten Mengen vertragen, ohne dass der Blutzuckerspiegel dramatisch ansteigt. Wenn Sie gerne weißen Reis essen, gibt es eine Möglichkeit, ihn besonders pegan zuzubereiten: Stellen Sie den Reis nach dem Kochen zum Abkühlen in den Kühlschrank, bevor Sie ihn essen. Durch diesen Prozess wird der Reis in resistente Stärke umgewandelt, die leichter zu verdauen und zu verstoffwechseln ist und die guten Darmbakterien nährt.

PRINZIP 4 – DAS NEHMEN SIE MIT

1. **Eine oder zwei Handvoll Nüsse und Samen jeden Tag zu essen ist super.** Weichen Sie rohe Nüsse über Nacht ein und rösten Sie sie leicht an, um Ihre Verdauung zu verbessern. Snacken Sie Mandeln, Walnüsse, Cashews, Macadamianüsse, Haselnüsse, Pekannüsse, Kürbiskerne, Chiasamen, Hanfsamen, Leinsamen, Pistazien, Paranüsse, ungesüßte Nussbutter und Nussmilch mit minimalen Zutaten und ohne Zuckerzusatz.
2. **Essen Sie nicht stärkehaltige Bohnen.** Lupinenbohnen, Linsen, Erbsen oder Zuckererbsen, Schwarzaugenbohnen, Mungobohnen sowie traditionelle, gentechnikfreie Sojaprodukte aus biologischem Anbau sind meine Favoriten. Die maximale Portion beträgt 80 bis 100 Gramm pro Tag. Weichen Sie getrocknete Bohnen einige Stunden oder über Nacht ein oder kochen Sie sie mit Kombu in einem Schnellkochtopf oder in einem großen

Topf. Vermeiden Sie übermäßige Mengen an Kidneybohnen, Limabohnen und Baked Beans – sie enthalten mehr Stärke.

3. **Essen Sie nicht mehr als 60 bis 120 Gramm Vollkorn pro Tag.** Vermeiden Sie verarbeitete und raffinierte Getreidesorten. Essen Sie Getreide als ganze Kerne und nicht in Pseudo-„Vollkorn"-Produkten wie Vollkorn-Cookie-Crisp-Müsli. Wenn Sie unter einer Darmdysbiose, Gewichtsproblemen oder einer Autoimmunerkrankung leiden, sollten Sie drei Wochen lang gar kein Getreide essen und beobachten, wie Sie sich fühlen. Bei vielen meiner Patienten verbessern sich die Symptome und sie nehmen ab, wenn sie vorübergehend ganz auf Getreide verzichten.

PRINZIP 5

Fleisch ist Ihre Medizin

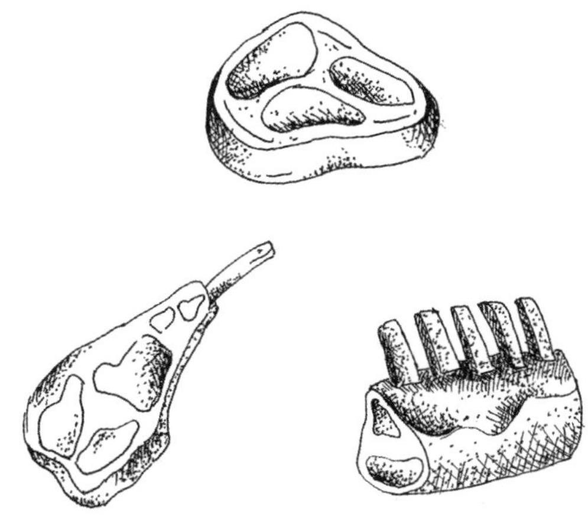

Bei der Frage, ob wir Fleisch essen sollten, gibt es drei grundsätzliche Überlegungen:

1. Ethische und moralische Betrachtungen
2. Umwelt- und Klimaeinflüsse
3. Auswirkungen auf unsere Gesundheit

Die Wahrheit ist allerdings vielschichtiger als Fleisch – im Guten wie im Schlechten. Während rotes Fleisch aus Massentierhaltung eine Umwelt- und Klimakatastrophe darstellt, unmenschlich ist und gesundheitsschädliche Folgen haben kann, gilt dies nicht für Fleisch aus regenerativer Tierhaltung. Ist Fleisch von Wild beispielsweise für Ihre Gesundheit, das Wohlergehen der Tiere oder für den Zustand unserer Umwelt dasselbe wie ein Steak von einem Tier aus einer Mastanlage? Ein klares Nein.

Die regenerative Landwirtschaft folgt einem wissenschaftlich fundierten Ansatz, der sich auf die Erzeugung von Nahrungsmitteln höchster Qualität konzentriert und gleichzeitig Ökosysteme wiederherstellt, weil diese Form der Landwirtschaft Böden aufbaut, die Kohlenstoff binden und Zehntausende von Litern Wasser pro Hektar speichern. Diese Anbaumethode bringt Bestäuber, nützliche Insekten und wild lebende Tiere zurück und verbraucht keine oder nur wenige chemische Mittel (Dünger, Pestizide und Herbizide). Gleichzeitig produziert sie nährstoffreichere und reichhaltigere Lebensmittel. Regenerativ arbeitende Landwirte erwirtschaften bis zu 20-mal mehr Gewinn als ihre Kollegen mit konventionellen Methoden. Weltweit wird die regenerative Landwirtschaft als entscheidend für die Sicherstellung der Ernährung, die Bekämpfung des Klimawandels, die Wiederherstellung der biologischen Artenvielfalt und die Verbesserung der Gesundheit angesehen. Die UNO schätzt, dass wir den Klimawandel um 20 Jahre aufhalten könnten, wenn wir zwei Millionen unserer fünf Millionen Hektar zerstörter landwirtschaftlicher Flächen auf regenerative Landwirtschaft umstellten. Kostenpunkt: 300 Milliarden Dollar. Das ist weniger, als wir in Amerika jährlich für Diabetes ausgeben.

Die Diskussion sollte also nicht um Fleisch gegen Pflanzen gehen. Sondern um regenerative gegen industrielle Landwirtschaft. Oder, wie es der regenerativ arbeitende Landwirt Ross Conser ausdrückt: „Es geht nicht um das Vieh, sondern um das Wie."

ETHISCHE UND MORALISCHE BETRACHTUNGEN

Religiöse, kulturelle oder ethische Gründe können bei persönlichen Entscheidungen über den Verzehr von tierischen Produkten maßgeblich sein. Unter meinen Patienten sind Mönche. Ich unterstütze sie darin, für sich eine möglichst gesunde Ernährung ohne Tierprodukte auszuarbeiten. Ich kann die Gründe für die Ablehnung von modernem Fleisch nachvollziehen. Moderne Massentierhaltungsbetriebe sind eine Abscheulichkeit. 2020 haben Senator Cory Booker und Senatorin Elizabeth Warren einen Gesetzentwurf zum Verbot der Massentierhaltung bis 2040 eingebracht. Die Welt wacht jetzt endlich auf und erkennt, welches Leid die industrielle Landwirtschaft hervorbringt. In den Mastbetrieben werden die Tiere mit unnatürlichem Futter aus Mais, Soja, zerkleinerten Tierteilen, Hühnerexkrementen, Süßigkeiten, Antibiotika und oftmals Hormonen gefüttert. Massentierhaltung ist eine gewaltige Katastrophe für unsere Umwelt, das Klima, unsere Gesundheit, die Gesundheit der Tiere, der Arbeiter in der Landwirtschaft, der Angestellten in den Verarbeitungsbetrieben und für alle anderen Beteiligten. Wenn Sie etwas für eine gesündere Welt tun wollen, dann hören Sie sofort auf, Fleisch aus Massentierhaltung zu essen!

Doch ob wir nun Tiere züchten oder Obst und Gemüse anbauen – jede Art von industrieller Landwirtschaft ist zerstörerisch für die Natur: die Bodenbearbeitung führt zu Erosionen, und der massive Einsatz von Düngemitteln, Pestiziden und Herbiziden schadet Flora und Fauna. Auch die industrielle ökologische Landwirtschaft zerstört natürliche Lebensräume. Studien gehen davon aus, dass jedes Jahr sieben Milliarden Tiere – Nagetiere, Kaninchen, Vögel und Insekten – durch den Pflanzenbau sterben. Im Verlauf der letzten 50 Jahre haben wir dadurch 50 Prozent unserer Vögel verloren. Die regenerative Landwirtschaft kann zwar den Zustand der Ökosysteme und die Biodiversität verbessern, doch mit der Schaffung von Leben ist immer auch ein gewisser Tod verbunden, direkt oder indirekt. Ist das Leben eines Hasen, der in einem Kohlfeld stirbt, weniger wert als das eines Huhns oder einer Kuh in einem Massentierhaltungsbetrieb? Ob es uns gefällt oder nicht, der größte Teil unserer heutigen Pflanzen- und Tierzucht ist zerstörerisch. Wenn Sie aus ethischen Gründen vegan leben, bitte ich Sie inständig, sich für eine regenerative Landwirtschaft einzusetzen, um all den unnötigen Schaden zu verhindern, der durch die industrielle Landwirtschaft entsteht. In Prinzip 14 werde ich ausführlicher darlegen, wie man sich als gesunder Veganer auf pegane Weise ernähren kann.

UMWELT- UND KLIMAEINFLÜSSE

Neben dem Tierwohl sind auch Umwelt und Klima ausschlaggebende Gründe für eine bestimmte Ernährungsweise. Das Intergovernmental Panel on Climate Change (IPCC) schätzt, dass 14,5 Prozent der Treibhausgase auf die Massentierhaltung zurückzuführen sind. Davon wiederum entfallen 9,5 Prozent auf die Produktion von Futtermitteln für Mastbetriebe sowie auf Verarbeitung und Transport. Lediglich fünf Prozent stammen von dem vom Vieh erzeugten Methan. Zum Vergleich: Die Methanmenge, die bei der Verrottung von Gemüse auf Mülldeponien entsteht, macht 16 Prozent der weltweiten Methanproduktion aus, mehr als dreimal so viel, wie durch Viehhaltung entsteht. Reisfelder produzieren drei Prozent des weltweiten Methans. Und obwohl Methan ein 25-mal stärkeres Treibhausgas ist als Kohlendioxid, ist es im Gegensatz zu Kohlendioxid in der Atmosphäre kurzlebig. Die Menge an Methan in der Atmosphäre ist heute ungefähr so hoch wie vor 12.000 Jahren, als es noch keine fossilen Brennstoffe und keine Landwirtschaft gab.

Die moderne Landwirtschaft ist außerdem sehr düngemittelintensiv. Jährlich werden weltweit 180 Millionen Tonnen Stickstoffdünger verwendet, der eine große Quelle für Treibhausgasemissionen darstellt. Die Düngemittelproduktion macht etwa zwei Prozent des gesamten weltweiten Energieverbrauchs aus. Der größte Teil davon entsteht durch Fracking, das ist etwa ein Viertel des gesamten in die Atmosphäre freigesetzten Methans. Lachgas, das bei der Verwendung von Stickstoffdüngern entsteht, ist ein 300-mal stärkeres Treibhausgas als CO_2, zerstört die organische Substanz (Kohlenstoff) im Boden und fließt in Flüsse, Seen und Bäche ab, wodurch weltweit Millionen Tonnen nahrhafter Meeresfrüchte vernichtet werden. Anstatt Dünger zu kaufen, mit all seinen nachgelagerten Folgen, können die Landwirte ihren eigenen herstellen. Tiere, die in landwirtschaftliche Systeme integriert sind, sind seit Tausenden von Jahren die Hauptquelle für Dünger. Tiere aus ganzheitlichen ökologischen Landwirtschaftssystemen herauszunehmen und sie in Mastanlagen zu pferchen, ist eine absolute Katastrophe für die Erde, das Klima und, ja, auch für uns Menschen.

168 Millionen Wiederkäuer durchstreiften einst Nordamerika (Bisons, Elche, Antilopen, Hirsche und so weiter, verglichen mit 95 Millionen Rindern in den Vereinigten Staaten heute) und bauten dabei zweieinhalb bis 15 Meter hohen fruchtbaren Mutterboden auf. Von diesem Mutterboden haben wir ein Drittel verloren und werden ihn voraussichtlich in 60 weiteren Ernten vollständig verlieren. Weltweit ist der Kohlenstoffverlust im Boden für ein Drittel der eine Billion Tonnen Kohlenstoff in der Atmosphäre verantwortlich. Die Integration von Tieren in ein vielfältiges, regeneratives landwirtschaftliches Ökosystem ist für den Aufbau von Böden und die Wiederherstellung von Ökosystemen unerlässlich. Jeder kann frei entscheiden, sie zu essen oder nicht, aber Tiere sind ein wesentlicher Bestandteil der regenerativen Landwirtschaft. In der regenerativen Tierhaltung werden mehr als 432 Milliarden Kilogramm für den Menschen ungenießbare Nahrungsmittel von Flächen, die für den Anbau von Pflanzen nicht geeignet sind, in nährstoffreiches, hochwertiges Eiweiß umgewandelt und dabei vier Milliarden Kilogramm Dünger (aus Viehausscheidungen) produziert. Der Nebeneffekt? Die Verringerung der Netto-Treibhausgasemissionen (THG) um 86 Prozent, womit die regenerative Tierhaltung 74 Prozent weniger THG verursacht als der Anbau von Nutzpflanzen für Futtermittel oder sogar Fleisch auf Pflanzenbasis wie verarbeitete Sojaburger.[15] Leider machen regenerative Verfahren heute weniger als ein Prozent der landwirtschaftlichen Produktion aus. Regenerative Tierhaltungsmethoden sind jedoch skalierbar und können die Massentierhaltung weltweit ersetzen.

Wiederkäuer, die sich auf der Weide von verschiedenen Pflanzen ernähren, welche sekundäre Pflanzenstoffe wie Saponine und Tannine enthalten, reduzieren die Methanproduktion drastisch.[16] Regenerative Methoden, die die Bodenmikrobiologie aufbauen, schaffen viele methanotrophe Bakterien (die Methan aus der Luft saugen und in den Boden einbringen). Die Fütterung von Kühen mit Meeresalgen senkt deren Methanproduktion ebenfalls! Wenn Tiere regenerativ gehalten werden, sind sie eine Kohlenstoffsenke und keine Kohlenstoffquelle, selbst wenn man den gesamten Futtereinsatz, das Rülpsen der Kühe und die Methanemissionen berücksichtigt.

Von den 80 wissenschaftlich fundierten Methoden zur Abschwächung des Klimawandels, die von Project Drawdown dokumentiert wurden (einer Organisation, die die weltweit effektivsten Möglichkeiten zur Kohlenstoffsenkung in der Atmosphäre aufzeigt), waren regenerative Agrarmethoden insgesamt die beste Lösung, um Kohlenstoff aus der Atmosphäre zu entfernen und den Klimawandel umzukehren.

IST FLEISCH GESUND ODER GEFÄHRLICH?

Das, liebe Leserinnen und Leser, ist die Frage. Die Beendigung von Massentierhaltung und die Ausweitung regenerativer Landwirtschaft würden den meisten Bedenken in Bezug auf das Klima, die Umwelt und die unmenschliche Behandlung von Tieren Rechnung tragen, aber die entscheidende Frage ist: Bringt Fleisch Sie um oder handelt es sich ein nährstoffreiches, gesundes Lebensmittel?

Ich empfehle einen Besuch der Forschungsdatenbank der National Library of Medicine. Stand Mai 2020 werden Sie dort 100.333 Studien über Fleisch finden. Sie finden Studien, die alles zeigen, was Sie wollen. Fleisch ist der Teufel. Und Fleisch ist Superfood. Warum? Ernährungsforschung ist schwierig. Die meisten

Studien untersuchen die Ernährungsmuster großer Bevölkerungsgruppen über lange Zeiträume und suchen nach Korrelationen. Dabei gibt es sehr viele verwirrende Faktoren, die es schwierig machen, zu wissen, was was verursacht. Wenn Menschen, die Fleisch essen, sich gleichzeitig von stark verarbeiteten Lebensmitteln, also von viel Junkfood und Zucker, und von zu wenig Obst und Gemüse, ernähren, ist ihr Krankheits- und Sterberisiko höher. Wenn sie jedoch Fleisch als Teil ihrer Vollwerternährung zu sich nehmen, sinkt ihr Krankheitsrisiko. In einer 2019 durchgeführten Untersuchung von 61 Studien mit vier Millionen Menschen, darunter viele randomisierte kontrollierte Studien, fanden die Forschenden keinerlei Zusammenhang zwischen Fleisch und Krankheit beziehungsweise Tod.[17] Und diese Studien wurden mit dem Verzehr von konventionellem Fleisch aus Mastbetrieben durchgeführt, nicht mit regenerativem oder Fleisch von Tieren aus Weidehaltung, das möglicherweise positive Auswirkungen auf die Gesundheit hat.

Nahrungsmittel ist nicht gleich Nahrungsmittel. Probieren Sie mal eine Tomate aus dem Gewächshaus, die nach Pappe schmeckt und ansonsten kein Aroma hat. Und danach probieren Sie eine reife, saftige Tomate aus alter Zucht, die Sie selbst an einem warmen Tag Ende August in Ihrem Garten gepflückt haben. Beides Tomaten – und doch könnten sie in Bezug auf Geschmack, Nährstoffdichte und ihren Gehalt an sekundären Pflanzenstoffen nicht unterschiedlicher sein. Jetzt stellen Sie sich einen Hirsch in freier Wildbahn vor oder gar eine regenerativ aufgezogene Kuh, die auf der Weide phytonährstoff- und Omega-3-reiche Kräuter und Gräser frisst. Was ist das im Vergleich zu einer Kuh aus einem Mastbetrieb, die unnatürlich ernährt und mit Wachstumshormonen und Antibiotika vollgepumpt wird? Wenn Nahrungsmittel Informationen sind, wie können sie dann gleich sein? Die meisten Studien machen diesbezüglich aber keinen Unterschied. Essen die an diesen Studien teilnehmen herkömmliches Fleisch, das möglicherweise keine Auswirkungen auf Tod oder Krankheit hat? Essen sie verarbeitetes Fleisch zusammen mit weiteren verarbeiteten Lebensmitteln, die nachweislich Krebs verursachen? Oder essen sie Fleisch von Tieren aus Weidehaltung im Rahmen einer echten, vollwertigen Ernährung, die sich tatsächlich positiv auf die Gesundheit auswirken könnte?

Es kommt auf die Qualität an und auch darauf, was Sie zu Ihrem Fleisch essen. Eine vollwertige, nährstoffreiche, ballaststoffreiche, pre- und probiotische, phytonährstoffreiche Ernährung oder ein Burger mit Pommes frites und Cola – das macht den Unterschied aus. Auch die Zubereitung ist entscheidend. Beim Kochen oder Grillen (von Gemüse oder Fleisch) mit hohen Temperaturen entstehen giftige Verbindungen, darunter heterozyklische Amine, polyzyklische aromatische Kohlenwasserstoffe und fortgeschrittene Glykierungsendprodukte (Advanced Glycation End-product – AGE), die die Arterien schädigen und Krebs verursachen können. Ich empfehle außerdem eine Zubereitung von Fleisch mit Gewürzen. Die Massai in Afrika nehmen lediglich Milch und Fleisch zu sich, aber geben zwölf Gewürze in ihre Milch und 28 Gewürze ans Fleisch und vermeiden so die Entstehung schädlicher Verbindungen, die beim Kochen auftreten können. In Marokko sind die Krebsraten niedrig – trotz eines hohen Fleischkonsums. Das langsame Garen von Fleisch mit Dutzenden von antioxidativen und entzündungshemmenden Gewürzen wirkt schützend. Studien zeigen eine drastische Verringerung der oxidativen Stressmarker, wenn Fleisch mit Kräutern, Gewürzen und Polyphenolen wie Rotwein, Olivenöl und Balsamico-Essig verzehrt wird.[18]

Bemerkenswerte neue Forschungen haben außerdem ergeben, dass Fleisch von Tieren aus Weidehaltung eine Vielzahl an sekundären Pflanzenstoffen enthält. Krankheitsvorbeugende und gesundheitsfördernde Heilpflanzenelemente in Fleisch? Wie ist das möglich? Man ist nicht das, was man isst; man ist das, was dasjenige, was man isst, gefressen hat. Wie in einem beachtenswerten Beitrag mit dem Titel „Health Promoting Compounds Are Higher in Grass-Fed Meat and Milk“ (Gesundheitsfördernde Verbindungen sind in aus Weidehaltung produziertem Fleisch und Milch höher), der in der Zeitschrift *Frontiers in Nutrition* veröffentlicht wurde, beschrieben, fanden Wissenschaftler der Duke University in Fleisch von Tieren aus Weidehaltung heilende sekundäre Pflanzenstoffe wie Terpenoide, Phenole, Carotinoide und Antioxidantien mit entzündungshemmender, antikarzinogener und kardioprotektiver Wirkung. Während wir immer mehr über die verbesserten Profile von Fettsäuren, Omega-3-Fettsäuren, dem stoffwechselanregenden CLA-Fett gegen Krebs und den höheren Gehalt an Mineralien und Vitaminen in Fleisch von Tieren aus Weidehaltung wissen, ist die Entdeckung von sekundären Pflanzenstoffen in Fleisch Neuland. Kühe, die in Mastbetrieben gehalten werden, werden in der Regel ausschließlich mit Silage, meist Mais, gefüttert. Regenerativ gehaltene Kühe, im Gegensatz zu ausschließlich grasgefütterten Kühen in Ställen, können freilaufend auf der Weide Dutzende verschiedene Pflanzenarten fressen. Jede Pflanze enthält unterschiedliche sekundäre Pflanzenstoffe, Antioxidantien, Vitamine und Mineralien. Verschiedene Pflanzen ziehen unterschiedliche Nährstoffe aus dem Boden. So haben beispielsweise Milchkühe aus Weidehaltung im Vergleich zu konventionellen Milchkühen bis zu 23-mal mehr wirksame krebshemmende, antivirale, antioxidative und entzündungshemmende Verbindungen, sogenannte Monoterpene, in sich.

Ziegen, die auf der Weide gehalten werden, haben die gleiche Menge an phenolischen Verbindungen wie Grüntee, einem der wichtigsten Superfoods unserer Erde! Quercetin, das in Zwiebeln vorkommt und gegen Viren hilft, sowie Kaffeesäure, die in Kaffee vorkommt und entzündungshemmend wirkt, finden sich beide in hoher Menge in Ziegen, wenn diese sich von verschiedenen

Sträuchern und Gräsern ernähren. Das ist eine wegweisende Information.

Wie sieht es mit gesättigten Fetten und Cholesterin im Blut aus? Es hat sich herausgestellt, dass die wichtigste gesättigte Fettsäure in Fleisch, die Stearinsäure, in Bezug auf den Cholesterinspiegel im Blut neutral ist. Das „Gesättigte-Fettsäuren-sind-schlecht“-Dogma ist nicht so einfach. Das habe ich bereits in meinem Buch *Iss fett, werde schlank* erklärt. Es gibt viele Arten von gesättigten Fettsäuren, die alle unterschiedliche Eigenschaften haben. Das Fett von Fleisch regenerativ gezüchteter Tiere aus Weidehaltung ist anders als das Fett von maisgefütterten Tieren. Gemäß der *American Heart Association* sollten wir den Verzehr von gesättigten Fettsäuren auf weniger als fünf Prozent unserer Kalorien begrenzen. Also keine Muttermilch mehr für die Babys? Muttermilch besteht zu 25 Prozent aus gesättigten Fettsäuren. Auch Ihre Gene können die Reaktion Ihres Körpers auf gesättigte Fettsäuren beeinflussen (mehr dazu in Prinzip 7). Bei einigen Patienten verbessern sich die Blutfettwerte unter einer Ernährung mit hohem Fettanteil dramatisch, bei anderen verschlechtern sie sich. Es gibt Gentests, mit denen sich feststellen lässt, wie man darauf reagieren könnte. Wie kann man das am besten herausfinden? Probieren Sie es an sich selbst aus. Überprüfen Sie Ihre Werte. Es zeigt sich, dass Cholesterin weitaus komplizierter ist als nur Gesamt-, LDL- oder HDL-Cholesterin. Auch die Größe und die Anzahl der Cholesterinpartikel spielen eine Rolle. Die einzige Möglichkeit, sich ein genaues Bild zu machen, ist die Messung Ihres Cholesterinprofils mittels NMR-Spektroskopie (Kernspinresonanz) Fragen Sie Ihren Arzt nach diesen Untersuchungen, weil sie von den Ärzten üblicherweise nicht explizit angeordnet werden. Man weiß mittlerweile, dass der Zucker und die Stärke in Ihrer Ernährung das schädliche Lipidprofil mit kleinen HDL-Partikeln, kleinen LDL-Partikeln und hohen Triglyceriden verursachen. Sie sollten sich also mehr

Gedanken über die Auswirkungen von Zucker und Stärke auf Ihren Cholesterinspiegel machen als über die Auswirkungen von Rindfleisch aus Weidehaltung.

WIE KANN ICH MIR REALISTISCHERWEISE FLEISCH AUS BIO- UND WEIDEHALTUNG LEISTEN?

Ich weiß, dass es schwer sein kann, hochwertiges Fleisch zu finden. Aber es gibt ein paar gute Möglichkeiten. Eine davon ist, sich an der Aufzucht einer Kuh auf einem regenerativen Bauernhof zu beteiligen. Auf entsprechenden Internetseiten kann man zum Beispiel ein halbes Bio-Weiderind vorab kaufen und von der Aufzucht bis zur Schlachtung verfolgen (auch „Rinderleasing" genannt). Die Kosten für ein Pfund Fleisch und Knochen betragen im Schnitt etwa zehn Euro. Auch im deutschsprachigen Raum gibt es inzwischen einige Anbieter dieses Konzepts.

PRINZIP 5 – DAS NEHMEN SIE MIT

1. **Fleisch kann gesund sein.** Nach jahrzehntelangen wissenschaftlichen Untersuchungen steht fest, dass Fleisch von Tieren aus regenerativer Weidehaltung, das auf die richtige Art und Weise zubereitet und mit Heilgewürzen im Rahmen einer pflanzenreichen, vollwertigen und unverarbeiteten Ernährung kombiniert wird, nicht nur nicht schlecht für die Gesundheit ist, sondern genau das Gegenteil, nämlich gesundheitsfördernd. Obendrein liefert es das nährstoffdichteste Eiweiß, das es gibt: reich an Omega-3-Fettsäuren, sekundären Pflanzenstoffen, Antioxidantien und an bioverfügbaren Formen von Vitaminen und Mineralien. Qualität ist in allen Bereichen des Essens wichtig, besonders aber bei Fleisch.
2. **Fleisch sollte nicht der Star auf Ihrem Teller sein.** Während wir die richtige Menge an Eiweiß für unser Alter und unser Aktivitätsniveau benötigen (von mindestens 0,8 Gramm/kg bis zu 1,6 Gramm/kg und mehr für

bestimmte Sportler), ist die pegane Ernährung keine eiweißreiche. Ihr Hauptbestandteil ist pflanzlich. Fleisch ist die Beilage.

3. **Bringen Sie pflanzliche und tierische Proteine in Ihre Ernährung ein.** Essen Sie zweimal am Tag ein handtellergroßes Stück Eiweiß (entweder Fleisch aus Weidehaltung, Geflügel, Eier oder Fisch). Diese Regel funktioniert für jedermann – egal ob Zwei-Meter-Basketballer oder fünfjähriges Kind.
4. **Vermeiden Sie hohe Temperaturen beim Kochen, Grillen, Braten, Räuchern oder der Zubereitung auf dem Kohlegrill.** Legen Sie Ihr Augenmerk lieber auf Niedrigtemperatur-Garmethoden wie Backen, Braten im Ofen oder Pochieren. Verwenden Sie viele Gewürze und essen Sie, wenn möglich, Wild oder regenerativ erzeugtes Fleisch.

PRINZIP 6

Seien Sie wählerisch bei Huhn, Eiern und Fisch

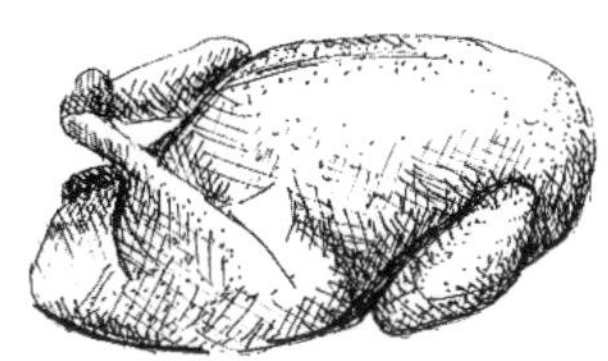

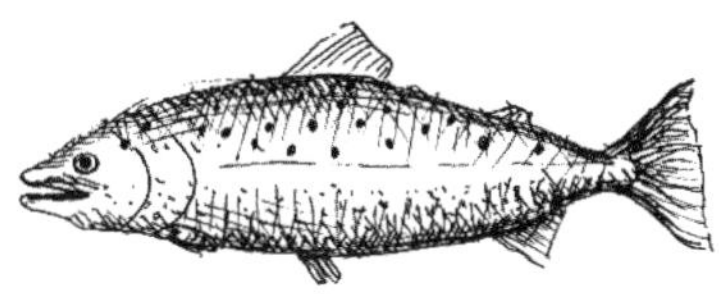

Die industrielle Geflügel- und Fischzucht ist zerstörerisch für Tiere, Menschen und unsere Erde. Diese Lebensmittel machen weltweit einen Großteils der menschlichen Ernährung aus. Wenn es aber um Fisch, Geflügel und Eier geht, sollten wir wählerisch sein – unsere eigene Gesundheit und die Gesundheit der Erde erfordern dies.

DIE RICHTIGE WAHL BEI GEFLÜGEL UND EIERN

Konventionelle Hühner werden mit Mais und Antibiotika vollgepumpt: Das macht sie fetter und ihr Fleisch gleichzeitig weniger nahrhaft. Vogeltiere in Mastbetrieben leben unter entsetzlichen Bedingungen: in kleinen Käfigen und ohne Freilauf nach draußen. Aufgrund der unhygienischen Bedingungen ist es wahrscheinlicher, dass sie gefährliche Krankheitserreger wie Salmonellen und *E.coli* in sich tragen. Die Arbeiter in Hühnerfabriken haben außerdem mit schrecklichen Arbeitsbedingungen zu kämpfen. Es gibt Berichte von Mitarbeitenden aus Geflügelverarbeitungsbetrieben, dass sie Windeln tragen müssen, weil Toilettenpausen so selten sind. Die giftigen Abfälle, die die US-Firma Tyson in ihren Geflügelfabriken produziert, stehen in puncto Umweltverschmutzung an zweiter Stelle hinter den Abfällen, die in Stahlfabriken anfallen. Die wichtigste Erkenntnis daraus ist, dass man konventionell gezüchtete Hühner meiden muss – für sein eigenes Wohl, für das der Arbeiter, der Hühner und der Umwelt.

Während die Kennzeichnung von Rindfleisch meist eindeutig ist – Mastbetrieb, hormonfrei, antibiotikafrei, grasgefüttert oder regenerativ –, ist die Kennzeichnung von Geflügel für die Verbraucher einfach nur verwirrend. Da gibt es nicht einfach die Wahl zwischen bio oder konventionell; es gibt Freilandhaltung, Weidehaltung, käfigfrei, vegetarisch gefüttert, getreidegefüttert, antibiotikafrei, hormonfrei, naturbelassen und so weiter. Wahrscheinlich haben Sie schon alle möglichen Etikettierungen gesehen, die uns alle glauben machen wollen, dass wir die beste Wahl treffen – für die Hühner und uns selbst. In Wirklichkeit haben all diese Labels überhaupt keine Bedeutung. „Naturbelassen“, egal auf welchem Lebensmittel, heißt normalerweise alles, aber nicht das. Wenn Sie vegetarisch oder mit Getreide gefüttertes Geflügel beziehungsweise Eier davon sehen, wenden Sie sich getrost ab. Hühner sind keine Vegetarier; sie laufen umher und fressen Würmer und Käfer. Freilandhaltung impliziert, dass die Tiere sich frei in der Natur bewegen können, aber diese Kennzeichnung schreibt keine bestimmte Zeitspanne vor, in der sie sich frei bewegen können, und sie sagt nichts über ihre Ernährung aus. In einer idealen Welt sind Geflügel und deren Eier aus Weidehaltung das Beste überhaupt – die Vögel laufen frei herum und holen sich ihre natürliche Nahrung. Momentan sind sie noch schwer im Handel zu bekommen (es ist etwas leichter, entsprechende Eier zu finden), aber wenn Weidehaltung nicht geht, entscheiden Sie sich für Bioware. Damit ist zumindest garantiert, dass das Tier nicht mit Antibiotika vollgepumpt oder mit pestizidverseuchtem Getreide gefüttert wurde. Geflügel aus Biohaltung hat häufig mehr Zugang ins Freie.

Und wie steht es mit der Auswirkung von Geflügel auf unsere Gesundheit? Geflügel ist magerer als das meiste rote Fleisch, enthält aber immer noch gesättigte Fettsäuren (wenn auch etwas weniger). Es enthält außerdem einfach ungesättigte Fettsäuren wie Palmitoleinsäure, ein starkes antimikrobielles Fett, das bei Infektionen hilft. Man denke nur an die schöne Hühnersuppe bei Erkältungen oder Grippe! Wie wir im vorangehenden Prinzip gelernt haben, brauchen wir diese Fette nicht zu fürchten, schon gar nicht, wenn wir uns stärke- und zuckerarm und damit mit niedriger glykämischer Last ernähren.

Wie steht es mit Eiern? Hier gilt die größte Sorge dem Cholesterin, aber mittlerweile kommen endlich die Fehlinformationen über die Auswirkungen von Cholesterin im Essen ans Tageslicht. Wir wissen jetzt, dass einige der Lebensmittel, die wir jahrelang meiden sollten, zu den vorteilhaftesten gehören. Eier sind tatsächlich Superfood. Das Eigelb ist der nahrhafteste Teil – kalorienarm, proteinreich und voller Vitamine, Mineralien, Antioxidantien, Cholin und Phytonährstoffen (ja, das Eigelb enthält Carotinoide wie Lutein). Und schließlich enthält Eigelb alle Nährstoffe, die für die Entstehung neuen Lebens notwendig sind. Werfen Sie diese weißen Eiweißomelettes in die Tonne. Omelettes aus ganzen Eiern schmecken so viel besser! Es gibt nur einen Vorbehalt: Manche Menschen reagieren empfindlich auf Eier. Wenn Sie eine Autoimmunerkrankung haben oder eine Überempfindlichkeit gegen Eier bei sich vermuten, sollten Sie drei Wochen lang auf Eier verzichten. Am 22. Tag nehmen Sie sie wieder in Ihren Speiseplan auf und beobachten, wie Ihr Körper reagiert. Vielleicht müssen Sie einige Monate oder länger auf Eier verzichten.

DIE RICHTIGEN FISCHE UND MEERESFRÜCHTE

Bei Fisch gibt es zwei Hauptprobleme. Erstens haben wir die Meere verschmutzt und jetzt sind viele Fische voll mit Quecksilber, Mikroplastik, PCB- und anderen Schadstoffen. Und zweitens hat Überfischung zur Dezimierung ganzer Fischpopulationen wie dem atlantischen Kabeljau geführt. Nach Angaben meines Freundes Paul Greenberg, Fischer und Fischforscher, sind 30 Prozent der kommerziellen Fischbestände überfischt. Agrarindustrielle Mais- und Weizenkulturen sind auf Stickstoffdünger angewiesen (weltweit 180 Millionen Tonnen pro Jahr), der in Flüsse und Meere abfließt und Algenblüten verursacht, die wiederum dem Wasser den gesamten Sauerstoff entziehen, so dass das Leben in Seen, Flüssen und Meeren schwindet. Auf der ganzen Welt gibt es 400 tote Küstengebiete von der Größe Europas, auf die 500 Millionen Menschen für ihre Ernährung angewiesen sind. Der Mississippi entwässert die großen landwirtschaftlichen Flächen des Mittleren Westens in den Golf von Mexiko und verursacht so ein totes Gebiet von der Größe New Jerseys, in dem jährlich 212.000 Tonnen Fisch sterben. Anders ausgedrückt: Fisch und Meeresfrüchte, nahrhafte Superfoods, müssen sterben, damit wir Mais und Soja für Fleisch aus Massentierhaltung anbauen können.

Auch Zuchtfisch bringt eine ganze Reihe von Problemen mit sich: mehr Omega-6- und weniger Omega-3-Fettsäuren aus Soja- und Getreidefutter, Antibiotika aufgrund von überfüllten Zuchtbecken, höhere PCB-Werte und geringere Proteingehalte. Darüber hinaus werden drei bis fünf Kilo Fischfutter aus dem freien Meer benötigt, um ein Pfund Fisch zu erzeugen, den Menschen essen wollen. Zum Glück gibt es die Möglichkeit, sich für Fisch zu entscheiden, der reich an Nährstoffen und arm an Giftstoffen ist – nämlich wild gefangener oder nachhaltig gezüchteter Fisch.

Mein wichtigster Ratschlag ist: Essen Sie Fisch, der wenig Quecksilber enthält. Ich weiß, die Amerikaner lieben ihren Thunfisch; aber je größer der Fisch ist, desto eher nehmen Sie Schadstoffe wie Quecksilber und Mikroplastik zu sich. Kleinere Fische wie Sardellen und Sardinen hingegen sind reich an Nährstoffen und enthalten seltener Giftstoffe. Ihnen ist beides zuwider? Warten Sie ab – ich habe für dieses Buch ein paar Rezepte zusammengestellt, die die gesamte Familie überzeugen werden. Zum Beispiel die einfache Arrabiata-Sauce auf Seite 258.

Neben Sardellen und Sardinen empfehle ich Lachs, Makrele und Hering. Sie sind alle reich an Omega-3-Fettsäuren und enthalten eher weniger Quecksilber. Wenn Sie wegen möglichen Quecksilbers beunruhigt sind, lassen Sie Ihre Werte durch einen funktionellen Mediziner untersuchen. Sie sollten auch Ihren Omega-3-Spiegel überprüfen lassen, um zu sehen, ob Sie mehr Fisch oder vielleicht Fischöl in Ihr Essen integrieren oder ein Omega-3-Ergänzungspräparat zu sich nehmen sollten.

Die regenerative Fischzucht im Meer ist im Wachsen begriffen. Gemischte Aquakulturen aus Algen, Jakobsmuscheln, Austern, Miesmuscheln und Venusmuscheln erfordern keinerlei Input (weder Düngemittel noch Reinigungsmittel, Zusatzstoffe oder Futtermittel) und binden gleichzeitig Kohlenstoff (man denke an Algen als Unterwasserregenwald). Die Meeresalgen können gegessen oder in Bioplastik, Tierfutter, Dünger und so weiter verarbeitet werden. Durch die Verwendung von Algen als Kompost und Dünger entsteht ein positiver Nährstoffkreislauf, in dem Kohlenstoff, Stickstoff und Phosphor upgecycelt oder wiederverwendet werden, wodurch der Boden angereichert und Ernteerträge gesteigert werden. Die Heranzüchtung von Meeresalgen auf nur 3,8 Prozent des Meeresbodens vor der kalifornischen Küste könnte die gesamten landwirtschaftlichen Emissionen Kaliforniens vollständig ausgleichen. Die Fütterung von Rindern mit Meeresalgen kann deren Methanemissionen um 60 Prozent reduzieren. Die Non-Profit-Organisation GreenWave unterstützt Meeresfarmer dabei, sich die Methoden anzueignen und mit sehr geringen Investitionen zu beginnen. Das ist die Zukunft!

PRINZIP 6 – DAS NEHMEN SIE MIT

1. **Essen Sie, wenn möglich, Hühner, Puten, Enten und Eier aus Weidehaltung.** Bio ist die nächstbeste Wahl. Wechseln Sie Ihre Proteinquellen ab. Ich empfehle zwei Portionen à ca. 120 Gramm tierisches Eiweiß pro Tag. Oder Sie essen pro Mahlzeit ein handtellergroßes Stück Fleisch oder anderes Protein. In der Regel empfehle ich, zwei- bis dreimal in der Woche Eier zu essen. Manchen geht es auch gut damit, Eier noch öfter zu essen. Ich wechsle beim Frühstück gerne ab, um eine Vielfalt an pflanzlichen Lebensmitteln zu mir zu nehmen. An manchen Tagen trinke ich einen Smoothie, an anderen Tagen einen „Bulletproof Coffee", also Kaffee gemixt mit MCT-Öl und Weidebutter, an wieder anderen Tagen ein Omelett mit einer grünen Beilage.
2. **Essen Sie dreimal in der Woche Fisch mit geringer Quecksilberbelastung.** Essen Sie Wildfisch und wilde Meeresfrüchte. Meine Favoriten sind Wildlachs, entweder in Dosen oder frisch, und kleine, toxinarme Fische wie Sardinen, Sardellen, Hering und Makrele. An Meeresfrüchten empfehle ich Venus- und Miesmuscheln, Austern, Garnelen und Jakobsmuscheln. Wenn Sie keinen Wildfisch bekommen können, essen Sie Fisch aus nachhaltiger, regenerativer Fischzucht. [Anm. d. Verlags: Unter anderem informieren das Bundeszentrum für Ernährung, die Verbraucherzentralen oder Greenpeace auf ihren Internetseiten über Fischkauf.] Lassen Sie die Finger von giftigen oder vom Aussterben bedrohten Fischarten. Achten Sie auf Nachhaltigkeitssymbole wie Naturland, Bioland und ASC (Aquaculture Stewardship Council).

PRINZIP 7

Genießen Sie zu jeder Mahlzeit Fett

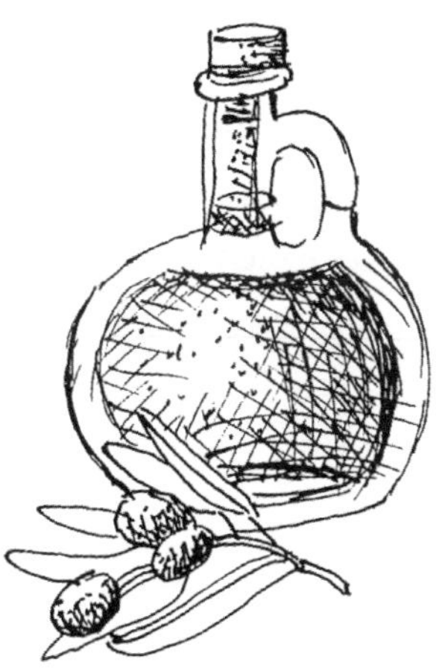

Fett wurde über Jahrzehnte zu unrecht verteufelt. Es verstopfe die Arterien und mache dick, hieß es. Es habe mehr als doppelt so viele Kalorien pro Gramm im Vergleich zu Kohlenhydraten und Eiweiß, lautete die Warnung. Also folgten wir brav 40 Jahre lang den Ratschlägen von Experten und unserer Regierung, fettarm zu essen. Und was passierte? Wir wurden dick und bekamen Diabetes – und zwar in beachtlichem Ausmaß. Die Fettleibigkeitsrate ist seit meiner Geburt von fünf auf 42 Prozent gestiegen – das ist ein Anstieg von 800 Prozent. Als ich anfing, zu jeder Mahlzeit Fett zu essen, wurde ich glücklicher, stärker und hatte mehr Energie. Denn die richtigen Fette können Sie gesund und schlank machen und Ihr Gehirn mit Energie versorgen. Die falschen Fette können tödlich sein. Im Gegensatz zu Zucker, an dem so gut wie alles schlecht ist, sind Fette kompliziert.

Die pegane Ernährung respektiert und erkennt an, dass wir alle unterschiedlich sind – in unserer Genetik, unserem Stoffwechsel und in unserer Kultur. Was dem einen seine Medizin ist,

ist für den anderen Gift. Manchen Menschen geht es mit einer fettreichen Ernährung bestens (der Cholesterinspiegel sinkt, die Taille schrumpft, Diabetes verschwindet und sogar das Risiko, Herzversagen zu erleiden, sinkt). Andere nehmen an Gewicht zu und haben mit abnormen Cholesterinwerten zu kämpfen. Der beste Weg, um herauszufinden, wie sich verschiedene Lebensmittel auf Ihren Körper auswirken, ist, es auszuprobieren. Denn Ihr Körper weiß es. Hören Sie auf ihn! Kein Dogma und keine Studie wird Ihnen sagen, was für Sie gut ist. Roger Williams, der Vater der biochemischen Individualität (die Idee, dass wir alle genetisch und biologisch einzigartig sind), sagte einmal: „Statistische Menschen sind von geringem Interesse. Ich interessiere mich für echte Menschen." Das tue ich auch.

OMEGA6- KONTRA OMEGA3-FETTSÄUREN: WAS WIR WISSEN

Zwar warnen einige Fettarm-Sendungsbewusste immer noch vor den Gefahren von Avocados, Nüssen und Olivenöl, aber ihre Mission steht im Widerspruch zu einer überwältigenden Zahl an Beweisen zugunsten dieser schützenden Nahrungsmittel. Gewisse Fette sind lebenswichtig. Vollwertige Lebensmittel, die überwiegend einfach ungesättigte Fettsäuren enthalten – Olivenöl, Nüsse und Samen sowie Avocados – helfen, Herzkrankheiten vorzubeugen, den Blutdruck zu senken und die Insulinempfindlichkeit zu verbessern. Zu den mehrfach ungesättigten Fettsäuren gehören Omega-3- und Omega-6-Fettsäuren, die lebenswichtige Bausteine darstellen. Unser Körper kann diese Fette nicht selbst herstellen, also müssen wir sie von außen zu uns nehmen, und dabei ist es wichtig, ein gesundes Verhältnis zwischen diesen Fettsäuren zu wahren. Während die Debatte über das Für und Wider von raffinierten Pflanzenölen (Soja-, Raps-, Distel-, Traubenkernöl und so weiter) tobt, gibt es keinerlei Diskussionen, was die Aufnahme von Omega-6-Fettsäuren über Vollwertkost wie Bohnen,

Getreide, Nüssen und Samen angeht. Diese kann man problemlos zu sich nehmen, solange man ausreichend Omega-3-Fettsäuren bekommt. Das Problem ist, dass die westliche Ernährung viel zu viele Omega-6-Fettsäuren aus den falschen Quellen enthält, etwa aus gentechnisch verändertem Sojaöl (10 Prozent unserer Kalorien, meist aus verarbeiteten Lebensmitteln) und gentechnisch verändertem Rapsöl, und gleichzeitig viel zu wenige Omega-3-Fettsäuren aus Fisch, Eiern von Tieren aus Weidehaltung, aus Leinsamen, Chia- und Hanfsamen sowie aus Fleisch von grasgefütterten Tieren. Mehrfach ungesättigte Omega-6-Fettsäuren sind gesund. Sie sollten sie aber in Form von Vollwertkost – Bohnen, Getreide, Nüssen und Samen – zu sich nehmen. Kaltgepresste, nicht raffinierte, nicht gentechnisch veränderte Öle, einschließlich Sesamöl und Sonnenblumenöl mit hohem Ölsäuregehalt, können gelegentlich verwendet werden. Halten Sie sich von jeder Art von industriell verarbeiteten, durch Hitze und Lösungsmittel gewonnenen, oxidierten Ölen fern. Zum Kochen bei hohen Temperaturen bevorzuge ich Avocadoöl, Kokosnussöl und Ghee. Sie haben alle einen hohen Rauchpunkt. Zum Kochen bei niedriger Hitze (zum Beispiel Tomatensoße) verwende ich gern Olivenöl, für Salate und zum Beträufeln Mandelöl, Macadamiaöl, Sesamöl, Tahini, Leinöl, Hanföl und natürlich natives Olivenöl extra.

GESÄTTIGTE FETTSÄUREN: GESUND ODER SCHÄDLICH?

Gesättigte Fettsäuren finden sich in Milchprodukten, Fleisch, Kokosnussöl und sogar in vielen pflanzlichen Lebensmitteln, darunter in gesunden Nüssen, Oliven und Avocados. Selbst das fürs Herz so gute Olivenöl enthält 20 Prozent gesättigte Fettsäuren. Medizinische und staatliche Institutionen haben die gesättigten Fettsäuren lange verteufelt. Sie seien Ursache Nummer eins für Herzkrankheiten, hieß es. Aber vielleicht sind gesättigte Fettsäuren gar nicht so böse, wie wir glaubten.

Es gibt kein einziges, notorisch schlechtes gesättigtes Fett – mit Ausnahme der kürzlich verbotenen Transfette, bei denen es sich um Öle auf Pflanzenbasis handelt, die chemisch verändert werden, um ihnen eine feste Konsistenz zu verleihen; man denke an Backfett! Es gibt viele gesättigte Fettsäuren, die unterschiedliche Auswirkungen auf den Körper haben. Und dabei ist entscheidend, was Sie mit diesen Fetten essen. Butter in Ihren Lieblingskeksen mag tödlich sein, mit Ihrem Gemüse kann sie gesund sein. Es gilt festzuhalten: Essen Sie keine gesättigten Fettsäuren in Kombination mit Stärke und Zucker (wie sie leider von den meisten Menschen konsumiert werden); dies führt zu Entzündungen, Gewichtszunahme, Diabetes, Demenz und Herzerkrankungen.

Auch individuelle genetische und biologische Unterschiede wirken sich erheblich auf die Reaktion auf gesättigte Fettsäuren in der Nahrung aus. Die Datenlage zu gesättigten Fettsäuren ist – wie fast immer in den Ernährungswissenschaften – gemischt und verwirrend. Für die meisten von uns ist der Genuss von ein wenig Butter aus Weidemilch oder von anderen Milchprodukten, Fleisch oder gar unraffiniertem Kokosnussöl kein Problem. Es kommt darauf an herauszufinden, was für Sie funktioniert. Ich hatte eine Patientin, die sich ketogen (fettreich, aber kohlenhydratarm) mit viel Butter und Kokosnussöl ernährte. Dabei sank ihr Gesamtcholesterinspiegel um 100 Punkte, ihre Triglyceride um 200 Punkte, während ihr HDL-Cholesterinspiegel um 30 Punkte stieg. Obendrein nahm sie zehn hartnäckige Kilos ab. Bei einem anderen Patienten, einem schlanken Radrennfahrer, wiederum sind die Lipide bei einer Ernährung mit vielen gesättigten Fettsäuren beängstigend. Seien Sie Ihr eigenes Versuchskaninchen. Probieren Sie es einfach aus.

In der funktionellen Medizin betrachten wir nicht das Gesamt- sowie das LDL- und HDL-Cholesterin allein. Warum? Ein hoher Cholesterinspiegel an sich ist gar nicht so problematisch wie früher angenommen. Entscheidend sind das Gesamtmuster und die Qualität Ihres Cholesterinprofils sowie Ihre anderen Risikofaktoren. Dabei wird ein spezieller Test gemacht, der die Qualität der Lipide misst, also die Partikelgröße und -anzahl. Haben Sie große, lockere, schützende LDL-Partikel? Oder kleine, dichte und damit gefährliche, herzkrankheitsauslösende? Dieser Test nennt sich NMR-Partikelgrößentest (Spektroskopie). Ohne die richtigen Tests stochern Sie im Nebel, wenn es darum geht, Ihr Risiko für Herzkrankheiten einzuschätzen. Wenn Sie sich fettreich, aber kohlenhydratarm ernähren und Ihr Cholesterinspiegel weiter ansteigt, sollten Sie die Partikelgröße überprüfen lassen. Wenn Sie viele kleine, dichte Partikel haben, ist eine fettreiche Ernährung nicht das Richtige für Sie.

Auch genetische Ernährungstests können Ihnen bei der Suche nach der richtigen Ernährungsform helfen. So kann etwa die Unfähigkeit, gesättigte Fettsäuren zu vertragen, durchaus genetisch bedingt sein; daher ist es entscheidend, diese Information zu bekommen. Zum Beispiel neigen Patienten mit dem *APOE4*-Gen, das das Risiko für Herzkrankheiten und Alzheimer erhöhen kann, zu Entzündungen, und sie vertragen nicht viele gesättigte Fettsäuren. In so einem Fall sollten Sie den Verzehr von gesättigten Fettsäuren einschränken und lieber Fette aus Fisch, Olivenöl, Avocados, Nüssen und Samen genießen. In meiner Praxis nutze ich genetische Ernährungstests, um schwierige klinische Probleme anzugehen und die Ernährung meiner Patienten individuell auf sie zuzuschneiden. Darüber werde ich ausführlich in Prinzip 12 sprechen.

WELCHES FETT SOLL MAN ESSEN?

Kurz zusammengefasst: Selbst wenn Fette kompliziert sind, ist eine fettfreie Ernährung auf gar keinen Fall gut für Ihre Gesundheit. Denn wir brauchen Fett zum Überleben. Jede Zelle besteht aus Fett;

unsere Nervenstränge sind aus Fett; unser Gehirn besteht größtenteils aus Fett; unsere Hormone bestehen aus Fett; unsere Zellen und unser Stoffwechsel funktionieren besser mit Fett. Fette helfen, alle nützlichen fettlöslichen Vitamine in pflanzlichen Lebensmitteln aufzunehmen, und einige Fette verringern nachweislich das Risiko von Herzerkrankungen, Typ-II-Diabetes und Fettleibigkeit. Der Schlüssel liegt darin, die richtigen Fettsäuren zu sich zu nehmen und von den schlechten Fetten großen Abstand zu halten. Hier eine Merkliste, die es ganz einfach hält:

Essen Sie	*Vermeiden oder begrenzen Sie den Genuss von*
Extra natives Olivenöl, bio	Sojaöl
Avocadoöl, bio	Canolaöl
Walnussöl	Maiskeimöl
Mandelöl	Distelöl
Macadamia-Öl	Sonnenblumenöl
Unraffiniertes Sesamöl	Erdnussöl
Tahini (Sesampaste)	Pflanzliches Öl, Traubenkernöl
Leinsamenöl	Pflanzenfett
Hanföl	Margarine und Butterersatzstoffe
Avocado, Oliven und andere pflanzliche Fettquelle	Alles, was als „hydriert" bezeichnet wird
Nüsse und Samen	
Butter von Kühen oder Ziegen aus Weidehaltung	
Ghee aus Weidemilch	
Talg, Schmalz, Entenfett oder Hühnerfett, bio und artgerecht	
Kokosnussöl oder MCT-Öl (mittelkettige Triglyceride)	
Nachhaltiges Palmöl (achten Sie auf zertifizierte nachhaltige Produkte)	

PRINZIP 7 – DAS NEHMEN SIE MIT

Keine Angst vor Fett, sondern essen Sie zu jeder Mahlzeit die richtigen Fette. Fett wird Sie nicht dick machen, solange Sie es nicht in Verbindung mit Stärke und Zucker essen. Essen Sie drei bis fünf Portionen am Tag und essen Sie Fett hauptsächlich mit Gemüse. Solange es sich nicht um Transfette handelt, verursacht der Genuss von Fett keine Herzkrankheiten. Meine Lieblingsfettquellen sind Avocados, Oliven, Nüsse und Samen und traditionelle Öle wie natives Olivenöl extra und Avocadoöl. Kleine Mengen an Butter, Ghee aus Weidemilch und Kokosnuss- oder MCT-Öl sind für die meisten von uns kein Problem. Wenn Sie sich fettreich ernähren und wissen möchten, wie sich das auf Ihren Körper auswirkt, empfehle ich Ihnen, einen NMR-Cholesterintest durchführen zu lassen, um die Partikelgröße festzustellen.

PRINZIP 8

Vermeiden Sie (die meiste Zeit) Milchprodukte

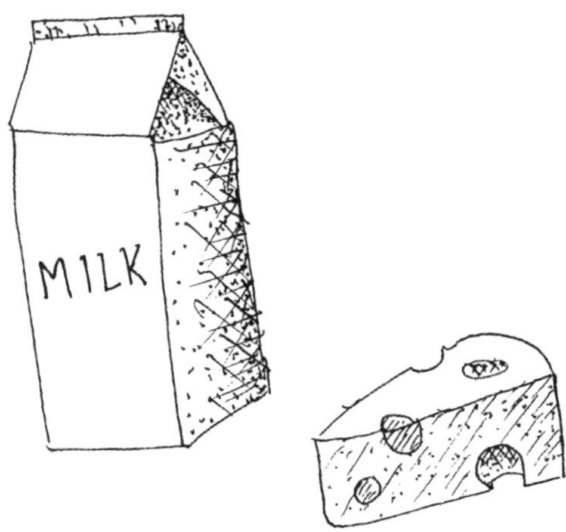

Milch. Gut für den Körper, denn mit Milch gibt es starke, gesunde Knochen. Oder etwa nicht? Unsere Liebe zu Milch hat eher etwas mit guter PR und Marketing zu tun („Milch macht müde Männer munter") statt mit redlicher Wissenschaft. Eine Unverträglichkeit von Milch und Milchprodukten gehört zu den häufigsten Symptomen, die mir in meiner Praxis begegnen. Wenn Milch nicht so gesund ist, wie man uns weismachen will, warum wird dann in den US-Ernährungsrichtlinien empfohlen, drei Gläser Milch pro Tag zu trinken? Sicherlich nicht aus wissenschaftlichen Gründen, so zwei der weltweit führenden Ernährungswissenschaftler, David Ludwig und Walter Willett aus Harvard, die für einen Beitrag im *New England Journal of Medicine* 100 der wichtigsten Studien über Milch ausgewertet haben.[19] Der Titel hätte „Got Proof? – Gibt es Beweise?" lauten sollen. Offensichtlich gibt es keine. Denn während sich die vorgeblichen Vorteile als unwahr herausstellen, gibt es sehr reale Risiken für Krebs,

Allergien, Autoimmunerkrankungen, Hormonstörungen, Ekzeme und Verdauungsprobleme, ganz zu schweigen von den umwelt- und klimaschädlichen Auswirkungen von Milchprodukten aus Massentierhaltung.

DER KALZIUM-MYTHOS

Man hat uns beigebracht, dass der wichtigste Grund, warum wir Milchprodukte brauchen, der sei, dass sie die beste Kalziumquelle überhaupt seien – das gibt kräftige Knochen und reduziert Brüche. Nun ... das haben wir falsch verstanden – völlig falsch. Abgesehen von der Tatsache, dass die Länder mit dem höchsten Konsum an Milchprodukten, wie Schweden, die höchsten Knochenbruchzahlen aufweisen, und Länder mit der niedrigsten Konsumrate die wenigsten Knochenbrüche, zum Beispiel China und Indonesien, zeigt eine Studie mit 100.000 Männern, dass ein Glas Milch am Tag, von einem Heranwachsenen getrunken, das Knochenbruchrisiko um neun Prozent erhöht.[20] Und jedes weitere Glas Milch erhöht das Bruchrisiko um weitere neun Prozent.

Wie sonst, mögen Sie sich fragen, bekommen Sie dann Ihr Kalzium und Vitamin D? Zunächst wird Milch mit Vitamin D angereichert – es kommt von Natur aus gar nicht in Milchprodukten vor. Die besten natürlichen Vitamin-D-Quellen sind andere, nämlich Hering, Steinpilze und Sonnenlicht. Woher bekommen Kühe ihr Kalzium? Von Pflanzen. Warum sollte man Kalzium aus zweiter Hand essen, wenn man es doch aus erster Hand über Grünzeug (Grünkohl, Mangold, Rucola), Tofu, Sesam (vor allem Tahini), Chiasamen, Sardinen und Dosenlachs mit Gräten bekommen kann?

DER FETTARM-MYTHOS

Sicherlich haben Sie schon gehört, dass fettarme Milchprodukte beim Abnehmen helfen. Auch das stimmt nicht. Kinder, Jugendliche und Erwachsene, die fettarme Milch zu sich nehmen, legen an Gewicht zu. Warum? Fett macht satt, so dass man insgesamt weniger isst. Tatsächlich hat sich herausgestellt, dass Milchprodukte mit vollem, nicht mit niedrigem Fettgehalt das Diabetesrisiko verringern können.[21] Diese Ergebnisse beruhen auf der Messung des tatsächlichen Fettgehalts von Milchprodukten im Blut und nicht nur auf der Verwendung von Fragebögen zu Lebensmitteln. In einer über 22 Jahre laufenden Studie mit 3000 Senioren wurde der Zusammenhang zwischen dem Genuss von Milchprodukten, Herzerkrankungen und Tod untersucht.[22] Personen, die höhere Blutspiegel an gesättigten Fettsäuren aus Milchprodukten aufwiesen, hatten ein um 42 Prozent geringeres Risiko, an einem Schlaganfall zu sterben, und kein erhöhtes Risiko für Herzkrankheiten. Die Forschenden schlugen daraufhin vor, die aktuellen Ernährungsrichtlinien neu zu bewerten und keine fettreduzierten Milchprodukte mehr zu empfehlen.

Aber auch wenn Vollmilchprodukte die bessere Wahl gegenüber entrahmten oder fettarmen Erzeugnissen sind, empfehle ich normalerweise überhaupt keine traditionellen Kuhmilchprodukte. Bis zu 70 Prozent der Weltbevölkerung sind laktoseintolerant. Die meisten meiner Patienten fühlen sich ohne Milch und Käse besser. Sie berichten von Verbesserungen der Haut und bei der Verdauung. Sie fühlen sich weniger verstopft. Tatsächlich ist Milch ein perfektes Nahrungsmittel aus der Natur – allerdings nur, wenn man ein Kalb ist.

Milch erhöht außerdem den insulinähnlichen Wachstumsfaktor 1 (insulin-like growth factor 1, IGF-1) beim Menschen, der Krebszellen nur so zum Wachsen anregt. Milch fällt nicht nur bei wissenschaftlichen Untersuchungen in Hinblick auf den gesundheitlichen Nutzen durch, sondern die moderne industrielle Kuhmilch macht viele Menschen auch krank.

SIE MÖCHTEN MILCHPRODUKTE KONSUMIEREN – HIER MEIN RAT

Es gibt ein paar Milchprodukte, die ich gelegentlich in meinen

Speiseplan einbringe und meinen Patienten empfehle. Wenn Sie Milchprodukte lieben, probieren Sie Schaf- oder Ziegenmilcherzeugnisse (oder bei Rindern Produkte von alten Zuchtrassen), die weniger entzündliches und besser verträgliches A2-Kasein enthalten. Die heutigen Kühe haben fast alle einen hohen Anteil des Proteins A1-Kasein, das unter anderem Entzündungen, Allergien, Akne und Ekzeme auslöst. A2-Milch enthält Glutathion, das ist ein starkes natürliches Antioxidans mit entzündungshemmender und entgiftender Wirkung. Wenn Sie nur Kuhmilch mögen, dann lautet meine Empfehlung, nur Vollfett-Milchprodukte von A2-Kühen aus Weidehaltung, idealerweise aus regenerativer Zucht, zu konsumieren. Suchen Sie im Internet, um sich über Möglichkeiten in Ihrer Nähe zu informieren. Guernsey- und Jersey-Kühe produzieren mehr A2-Milch, ebenso die meisten indischen und afrikanischen Kühe.

Ich selbst esse Ghee und Butter aus Weidemilch, Ziegenjoghurt oder Ziegen- und Schafskäse – aber alles von artgerecht auf der Weide gehaltenen und traditionell gefütterten Tieren. Butter ist eine reichhaltige Quelle für Butyrat, eine Fettsäure, die Krebs vorbeugen, den Stoffwechsel beschleunigen und Entzündungen verringern kann. Ghee (eine traditionelle indische Form von Butter, bei der Kasein und Molke entfernt wurden) ist viel leichter zu verdauen und eignet sich hervorragend zum Kochen bei höheren Temperaturen. Kefir und Joghurt, die reich an Probiotika sind, haben einige Vorteile und sind neben Ziegen- und Schafsmilchprodukten in der Regel die einzigen Milchprodukte, die ich Patienten mit einem gestörten Darmgleichgewicht empfehle. Halten Sie sich an alles, was keinen Zucker hat. Viele Joghurts, die „mit Früchten gesüßt" sind, enthalten mehr Zucker pro 30 Gramm als eine Dose Limo! Sie können zu Hause einfach Ihre eigenen Beeren in Ihren Joghurt rühren.

Hier eine Spickliste für die Wahl von Milchprodukten:

Essen Sie	*Vermeiden oder begrenzen Sie*
Ungesüßten Vollfett-Jogurt aus Weidemilch	Alle Milchprodukte, wenn Sie Allergien, Akne, Verdauungsprobleme oder eine Autoimmunerkrankung haben
Kefir (fermentierte Kuhmilch)	Milchprodukte von konventionell gehaltenen Kühen
Butter oder Ghee aus Weidehaltung	Magermilch, fettarme oder fettfreie Milchprodukte
Ziegen- und Schafsmilchprodukte bei Milchunempfindlichkeit	Käse aus Magermilch oder fettarmer Milch

PRINZIP 8 – DAS NEHMEN SIE MIT

Milchprodukte gehören nicht zu den essenziellen Lebensmitteln. Für viele Menschen sind sie eher schädlich. Konsumieren Sie keine fettarmen oder fettreduzierten Milchprodukte. Sie enthalten in der Regel Zucker und Zusatzstoffe und können zu einer Gewichtszunahme führen. Ist ein Glas Milch besser als ein Glas Limo? Ja. Aber das sagt nicht viel aus. Wenn Sie Milchprodukte lieben, dann entscheiden Sie sich für solche von alten A2-Zuchtrassen aus Weidehaltung oder für Ziegen- oder Schafmilchprodukte. Hin und wieder Ghee und Butter aus Weidemilch sowie ungesüßter Ziegen- oder Schafjoghurt, Kefir und Käse sind in Ordnung, wenn Sie Milchprodukte vertragen können. Wenn Sie laktoseintolerant sind, empfindlich auf Milchprodukte reagieren oder Verdauungsprobleme haben, sollten Sie Milchprodukte gänzlich meiden.

PRINZIP 9

Essen Sie regenetarisch

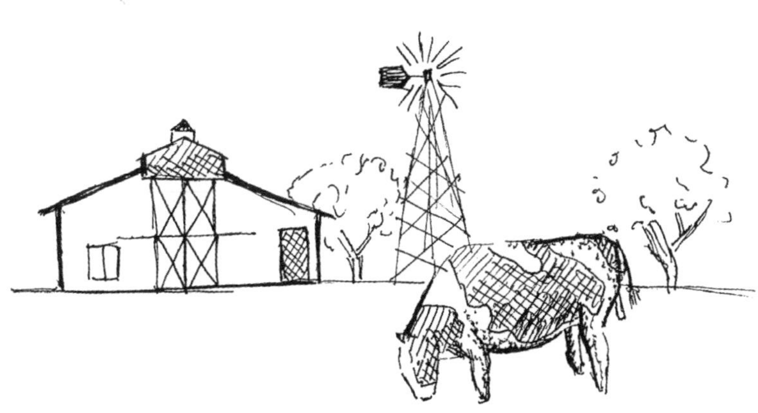

Unsere moderne Landwirtschaft ist ein zerstörerisches System – für die Erde und für die menschliche Gesundheit. Unsere Art der Nahrungsmittelproduktion zerstört Böden, walzt Regenwälder nieder, erschöpft unsere Süßwasserressourcen und treibt den massiven Verlust an Artenvielfalt voran. (Wir haben 75 Prozent unserer Bestäuberarten, 90 Prozent unserer essbaren Pflanzenarten und die Hälfte aller Nutztierarten verloren, ganz zu schweigen von den Millionen weiterer Spezies aus Flora und Fauna.) Die Nahrungsmittel, die von der industriellen Landwirtschaft produziert werden, führen zu mindestens elf Millionen Todesfällen pro Jahr und befeuern unsere Fettleibigkeitsepidemie. Was wir brauchen, ist ein regeneratives System – eines, dass die Erde und die menschliche Gesundheit wiederherstellt. Die gute Nachricht: Es ist jetzt eher möglich als je zuvor.

UNSER AUSGEBEUTETER PLANET

In meinem letzten Buch, *Food Fix*, habe ich all dies ausgeführt, einschließlich des Umstandes, wieso unser Ernährungssystem Verursacher Nummer eins des Klimawandels ist und wie dieses Problem zu lösen unser vorderstes Ziel sein muss. Wenn Sie meinen, dass der Klimawandel nichts angeht, dann sollten Sie hierüber dennoch besorgt sein: Die Vereinten Nationen schätzen, dass wir nur noch sechzig Ernten haben werden, bis uns kein Boden mehr zur Verfügung steht. Warum ist das wichtig? Falls Sie Kinder oder Enkel haben (oder planen, welche zu bekommen), brauchen diese etwas zu essen. Aber kein Boden heißt kein Essen heißt kein menschliches Leben. Abgesehen von der Förderung des Klimawandels und der Bodenvernichtung zerstören unsere modernen Anbaumethoden natürliche Ressourcen und Artenvielfalt, lässt Korallenriffe sterben, verdreckt die Weltmeere und vernichtet Regenwälder. Das wird letztendlich zu einer massiven Unsicherheit in der Lebensmittelversorgung führen. Genau die Art und Weise, wie wir in der Gegenwart Lebensmittel produzieren, bedroht unsere Fähigkeit, in Zukunft welche anzubauen.

Unser Ernährungssystem ist verantwortlich für fast die Hälfte aller Treibhausgasemissionen – von der Abholzung der Wälder und zerstörerischen landwirtschaftlichen Methoden über Lebensmittelverschwendung bis zu Bodenvernichtung und -schädigung. Der Verlust an Boden macht ein Drittel aller sich jetzt in der Atmosphäre befindlichen Kohlenstoffe aus, das bedeutet 300 Milliarden Tonnen CO_2. Ein Fünftel der fossilen Brennstoffe wird für unsere Ernährung verbraucht – das ist mehr als für die Beförderung per Flugzeug, Schiff, Auto und Lkw zusammen.

Was wir unserer Erde antun, tun wir unserem Körper an; und was wir unserem Körper antun, schadet unserer Erde. Es mag unbequem sein, aber wir Menschen sind Teil des biologischen Ökosystems. Die Wissenschaft hat für unser Zeitalter (wie für die Eiszeit zum Beispiel) einen neuen Begriff geformt – das *Anthropozän.* Er

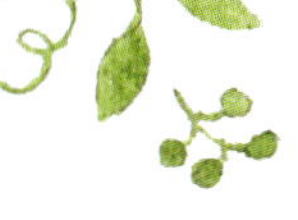

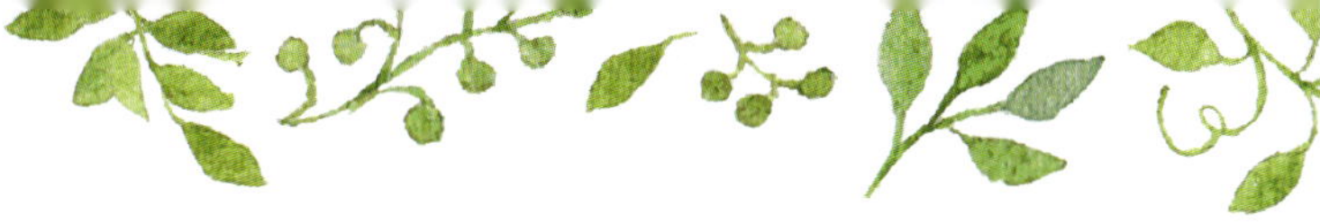

Natürliche Produkte
AUS UNSEREM ONLINESHOP

SPAREN SIE 5%
AUF IHRE NÄCHSTE BESTELLUNG MIT DEM RABATTCODE
UNIBU20
EINMAL PRO KUNDE/ BESTELLUNG EINLÖSBAR, NICHT AUF PREIS-GEBUNDENE ARTIKEL.

BIO SCHWARZ-KÜMMELÖL

* IN BIO-QUALITÄT

nativ, ungefiltert und naturrein. Da es nicht gefiltert wird, enthält es alle wertvollen Trüb- und Schwebstoffe der Schwarzkümmelsamen mit ihren Inhaltsstoffen.

500 ml, Best.-Nr. 25837

€ 16,90

OPC TRAUBENKERNEXTRAKT

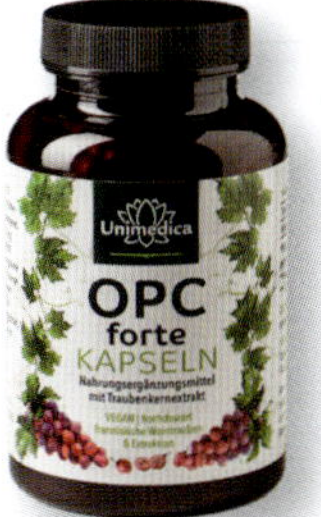

Nahrungsergänzungsmittel mit Traubenkernextrakt aus französischen Weintrauben und Extraktion in Frankreich. Eine Kapsel enthält 400 mg Traubenkern-extrakt, davon 190 mg OPC.

180 Kapseln, Best.-Nr. 25218 • **€ 19,50**

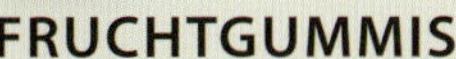

FRUCHTGUMMIS

Fruchtgummis mit Mission:
VITAL Multivitamin Fruchtgummis von Unimedica läuten eine neue Ära ein!
Die neue, innovative Form der Nahrungsergänzung: Vitamine und Mineralstoffe zum Naschen ohne Zucker.
So nimmt man Vitalstoffe gerne ein!

Immun Holunder Zink*
40 Stück Best.-Nr. 27966
Beauty Vitamine*
60 Stück Best.-Nr. 27993
Vital - Multivitamin*
60 Stück Best.-Nr. 27994
• **€ 9,90**
Set- Fruchtgummi*
480g Best.-Nr. 28243
• **€ 29,70**

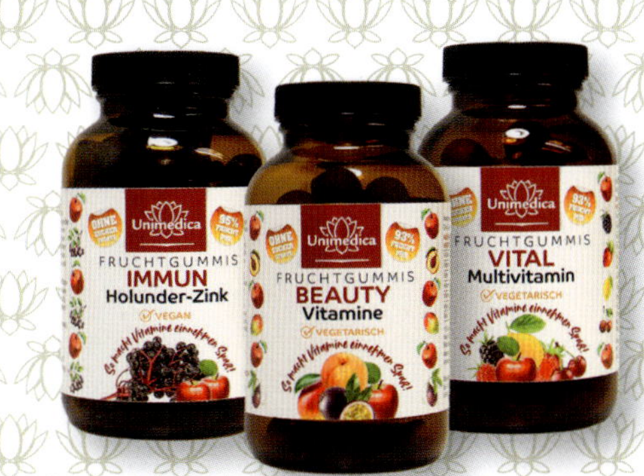

OREGANO ÖL FORTE

Oregano Öl, 100 % natürlich rein, ohne Zusätze. Jede Flasche Oregano Öl von Unimedica enthält 10 ml ätherisches Oregano Öl. Dieser Oregano Extrakt ist sehr hoch konzentriert und mit 86% Carvocrol intensiver als viele anderen Produkte.

10 ml Best.-Nr. 25778 • **€ 16,90**

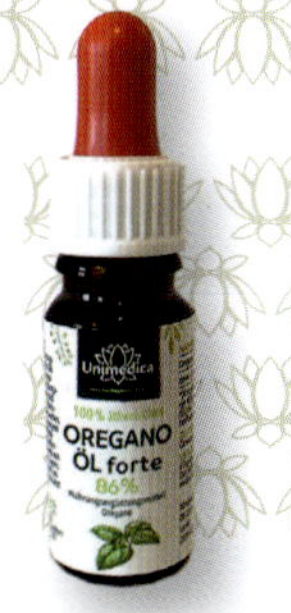

Unsere

BESTSELLER

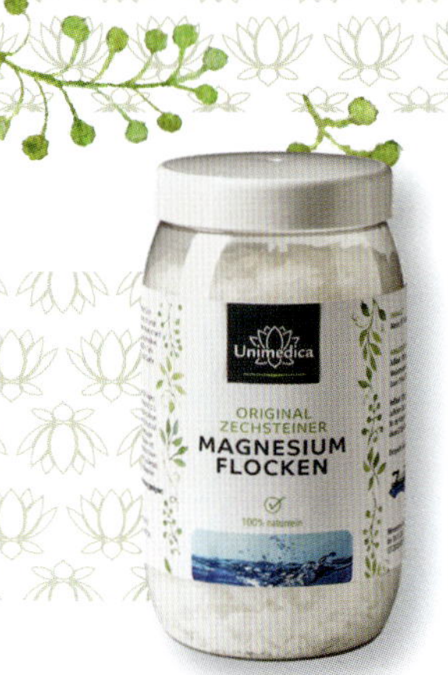

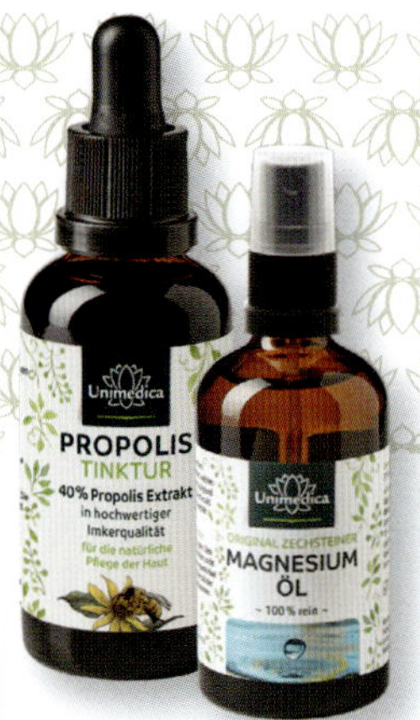

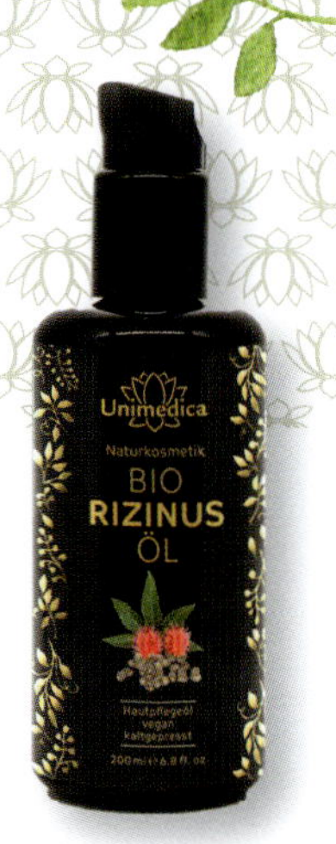

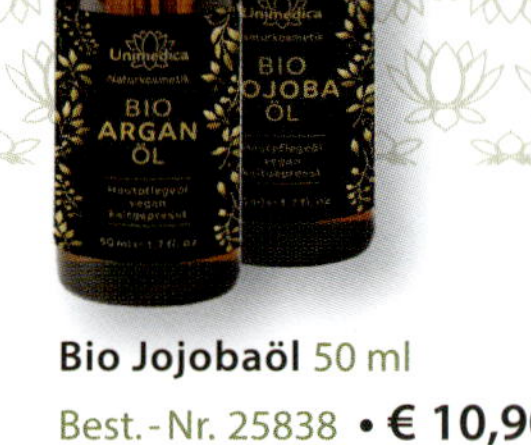

Bio Jojobaöl 50 ml
Best.-Nr. 25838 • **€ 10,90**

Bio Arganöl 50 ml
Best.-Nr. 25839 • **€ 10,90**

Propolis 30% Tinktur 50 ml
Best.-Nr. 25589 • **€ 19,90**

Magnesium Öl 100 ml
Original Zechsteiner
Best.-Nr. 25552 • **€ 12,50**

Bio Rizinusöl 200 ml
Best.-Nr. 26220 • **€ 19,50**

Magnesiumflocken 750 g
Original Zechsteiner
Best.-Nr. 26094 • **€ 12,90**

BIO SUPERFOODS

Matcha Pulver Bio
100 g, Best.-Nr. 25766 • **€ 16,–**

Rote Beete Pulver Bio
500 g, Best.-Nr. 25759 • **€ 17,–**

Hagebuttenpulver Bio
500 g, Best.-Nr. 25845 • **€ 11,90**

Curcuma Pulver Bio
500 g, Best.-Nr. 25851 • **€ 9,90**

Chiasamen Bio
500 g, Best.-Nr. 25756 • **€ 6,90**

Hanfsamen Bio
500 g, Best.-Nr. 25841 • **€ 8,90**

Kakao Nibs Bio
300 g, Best.-Nr. 25761 • **€ 9,50**

*** IN BIO-QUALITÄT**

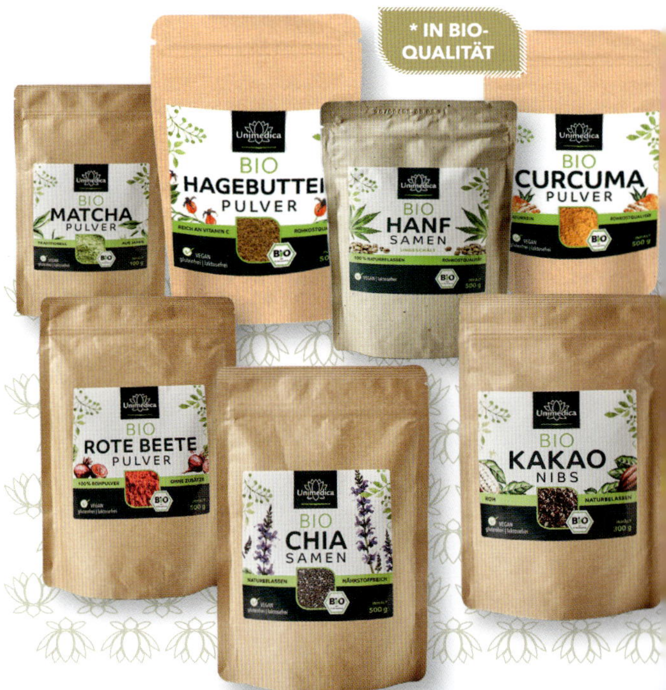

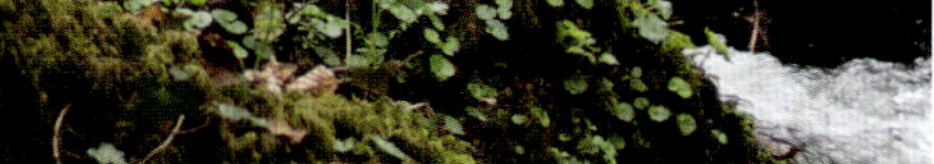

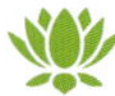

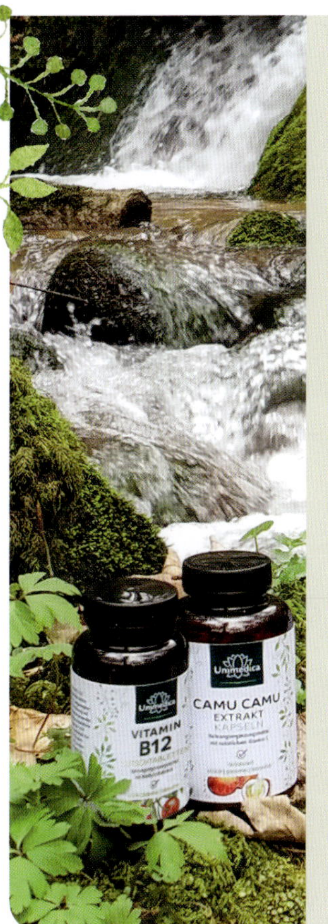

UNIMEDICA

BIO Ashwagandha 600 mg
Wird seit jeher in der ayurvedischen Naturheilkunde aufgrund seiner vielfältigen Eigenschaften sehr geschätzt.
180 Kapseln, Best.-Nr. 25637 • **€ 16,50**

Camu-Camu-Extrakt 500 mg
Hochdosiertes natürliches Vitamin C.
120 Kapseln, Best.-Nr. 24911 • **€ 13,50**

Acerola-Extrakt 494 mg
Hochdosiertes natürliches Vitamin C.
180 Kapseln, Best.-Nr. 24912 • **€ 19,50**

Vitamin B12-Lutschtabletten
Für ein funktionierendes Nerven- und Immunsystem.
100 Tabletten, Best.-Nr. 24913 • **€ 14,90**

L-Arginin 620 mg
Hochdosiertes rein pflanzliches L-Arginin.
365 Kapseln, Best.-Nr. 24944 • **€ 18,50**

Bio-Grapefruit-Extrakt
Hochkonzentriertes Bio-Grapefruit-Extrakt.
100 ml, Best.-Nr. 24945 • **€ 17,90**

Magnesium forte 667 mg
Nahrungsergänzungsmittel mit 400 mg elementares Magnesium
365 Kapseln, Best.-Nr. 25219 • **€ 17,50**

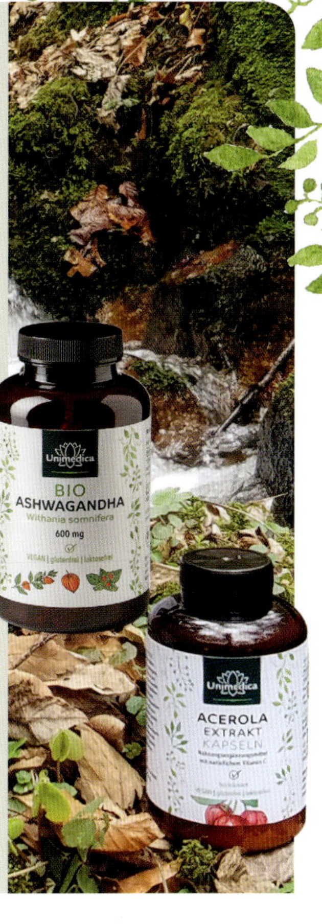

Veganes Vitamin D3
30 ml
Best.-Nr. 26320
€ 22,50

Vitamin-D3-Tropfen
50 ml,
Best.-Nr. 24904
€ 12,99

Vitamin-D3/K2 -Tropfen
50 ml, Best.-Nr. 24905
€ 18,90

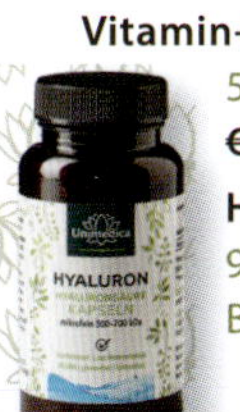

Hyaluronsäure Kapseln
90 Kapseln,
Best.-Nr. 24906 • **€ 14,50**

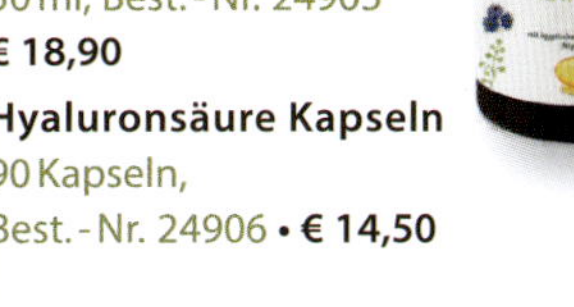

Schwarzkümmelöl-Kapseln 500 mg
400 Kapseln, Best.-Nr. 24951
€ 19,80

MCT-Öl C8+C10 gefiltert
500 ml, Best.-Nr. 25179 • **€ 15,99**

Bio Hanföl *
250 ml,
Best.-Nr. 24952
€ 8,50

Bio Kokosöl nativ *
1000 ml,
Best.-Nr. 24954
€ 12,90

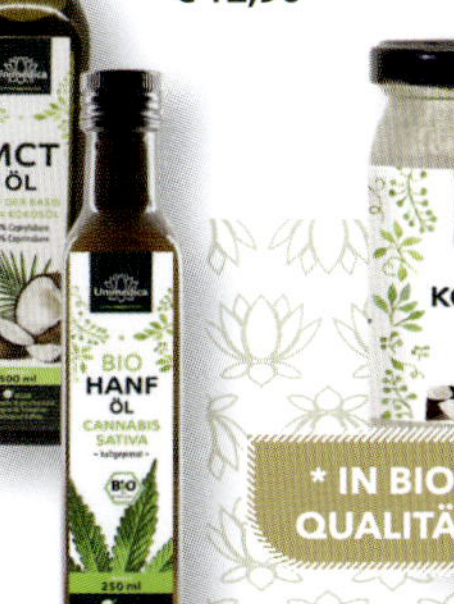

*** IN BIO-QUALITÄT**

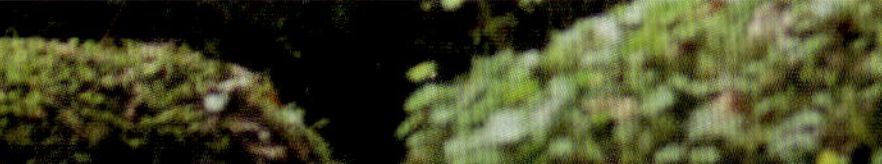

Weitere Bücher für ein natürlich gesundes Leben

VON UNIMEDICA

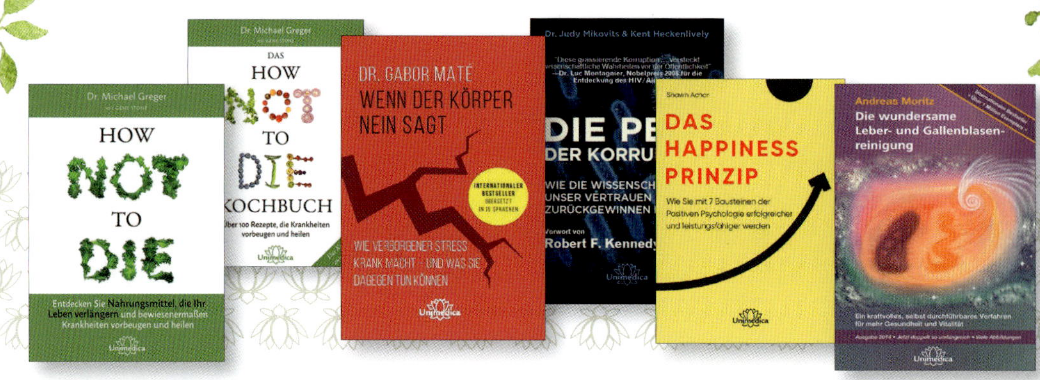

Michael Greger / Gene Stone

HOW NOT TO DIE

Entdecken Sie Nahrungsmittel, die Ihr Leben verlängern - und bewiesenermaßen Krankheiten vorbeugen und heilen.

512 Seiten, geb., Best.-Nr. 20587 • **€ 24,80**

Michael Greger / Gene Stone

DAS HOW NOT TO DIE KOCHBUCH

Über 100 Rezepte, die Krankheiten vorbeugen und heilen.

272 Seiten, geb., Best.-Nr. 22997 • **€ 29,–**

Dr. Gabor Maté

WENN DER KÖRPER NEIN SAGT

Wie chronischer Stress krank macht und was Sie dagegen tun können.

328 Seiten, kart., Best.-Nr. 25537 • **€ 24,80**

Shawn Achor

DAS HAPPINESS-PRINZIP

Wie Sie mit 7 Bausteinen der Positiven Psychologie erfolgreicher und leistungsfähiger werden

318 Seiten, kart., Best.-Nr. 25290 • **€ 19,80**

Dr. Judy Mikovits / Kent Heckenlively

DIE PEST DER KORRUPTION

Wie die Wissenschaft unser Vertrauen zurückgewinnen kann.

Mit einem Vorwort von Robert F. Kennedy, Jr.

282 Seiten, geb., Best.-Nr. 25855 • **€ 19,80**

Andreas Moritz

DIE WUNDERSAME LEBER- UND GALLENBLASENREINIGUNG

Ein kraftvolles, selbst durchführbares ' Verfahren für mehr Gesundheit und Vitalität

496 Seiten, kart., Best.-Nr. 17048 • **€ 22,90**

Direkt bestellen bei: www.narayana-verlag.de

In unserem Onlineshop führen wir ein großes Sortiment an Büchern über gesunde Lebensführung, Naturkost-Produkte, Superfoods und vieles mehr.

Online finden Sie ausführliche Informationen zu den einzelnen Titeln sowie aussagekräftige Leseproben.

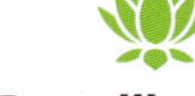

Bestellhotline:

0049 (0) 76 26 97 49 70-0
Täglich 7.30 bis 21.00 Uhr, auch am Wochenende

Narayana Verlag GmbH,
Blumenplatz 2, D-79400 Kandern
info@narayana-verlag.de

Versandkosten: Innerhalb Deutschlands ist Versand von Büchern portofrei, für andere Produkte: € 2,80. Ab Auftragswert von € 29,– ist Versand für alle Produkte portofrei. Österreich, Schweiz: Ab Auftragswert von € 60,– ist Versand portofrei.

Geschäftsführer: Dr. Herbert und Katrin Sigwart, HR: Amtsgericht Freiburg, HRB 413609, Redaktioneller Inhalt: Dr. Katrin Sigwart. Preisänderungen oder Irrtümer sind vorbehalten.

bezieht sich darauf, dass zum ersten Mal in der Geschichte Menschen der größte Faktor bei globalen Klima- und Ökosystemveränderungen sind.

Als Arzt habe ich erkannt, dass ich chronische Krankheiten wie Fettleibigkeit, Diabetes und Herzerkrankungen nicht in meiner Praxis therapieren kann. Die Lösung liegt vielmehr in unseren landwirtschaftlichen Betrieben und Lebensmittelläden, in der Küche und den Restaurants – mit anderen Worten: in unserem Ernährungssystem. Die Ernährung ist Medizin für den Menschen. Und Nahrungsmittel, die auf regenerative Weise angebaut werden, sind Medizin für unsere Erde.

Viele glauben, dass eine regenerative, klimafreundliche Ernährung pflanzenbasiert und vegan ist. Ja, wir alle sollten uns für unsere Gesundheit pflanzenreich ernähren. Massentierhaltung ist eine absolute Katastrophe für Umwelt und Klima und sollte verboten werden. Es bedeutet aber nicht, dass Tiere aus der Landwirtschaft verbannt werden sollten.

Die Wissenschaft ist da eindeutig: Tiere *müssen* in den natürlichen Kreislauf einer regenerativen Landwirtschaft eingeschlossen sein, um Boden zu schaffen, Dünger zu produzieren, Wasser zu konservieren und den Bedarf an giftigen Agrarchemikalien zu beseitigen. Tiere zu essen, bleibt freigestellt. Sie in vielfältige, natürliche landwirtschaftliche Ökosysteme zu integrieren nicht. Eine vegane kontra omnivore Ernährung ist für die Umwelt und das Klima eine falsche Entscheidung. Wir können alle pflanzenbasierten Sojaburger dieser Welt essen – das hält den Klimawandel nicht auf.

WIE FUNKTIONIERT REGENERATIVE LANDWIRTSCHAFT?

Regenerativ gehaltene Tiere bilden einen Nettonutzen für den Einhalt des Klimawandels, da sie die größte Kohlenstoffsenke der Erde wiederherstellen. Diese Senke ist weitaus größer als alle Regenwälder zusammen und kann dreimal mehr Kohlenstoff speichern, als heute in der Atmosphäre vorhanden ist: Es ist der Boden. Auf der Erde gibt es keine bessere Technologie zur Kohlenstoffbindung als die Photosynthese. Sie kostet nichts und es gibt sie quasi überall. Die bei Weitem beste Methode zur Bodenbildung ist die Nachahmung des Verhaltens natürlicher Graslandtiere durch kontrollierte Beweidung.

Überweidung ist zerstörerisch und führt zu zunehmender Desertifikation. (Jedes Jahr geht durch Versteppung Ackerland von der Größe Nicaraguas verloren.) 40 Prozent der landwirtschaftlichen Flächen sind für den Anbau von Feldfrüchten nicht geeignet, aber sie sind ideal für die kontrollierte Beweidung und regenerative Landwirtschaft. Manche Schätzung geht davon aus, dass wir 50 bis 100 Prozent des gesamten Kohlenstoffes, der seit der Industriellen Revolution in die Atmosphäre gelangt ist, abbauen könnten, wenn wir die regenerative Landwirtschaft ausbauen würden.

Bei regenerativer Landwirtschaft gibt es nur positive Nebeneffekte: Sie produziert Nahrungsmittel mit weitaus höherer Nährstoffdichte, stellt nährstoffreiche Böden und die natürlichen Lebensräume von Insekten, Vögeln und Säugetieren wieder her. Die Tiere (Kühe, Hühner, Schweine, Schafe, Ziegen) suchen auf ihre ganz natürliche Weise nach den Pflanzen mit den meisten Phytonährstoffen, Mineralien, Vitaminen und medizinischen Wirkstoffen und werden auf möglichst humane Weise aufgezogen. Aktuell machen regenerative Agrarbetriebe aber nur ein Prozent der Landwirtschaft aus. Die großen Landwirtschaftskonzernen warnen vehement davor, dass biologische, lokale und regenerative Landwirtschaft zwar schön und gut sei, die Welt aber nicht ernähren werde. Diese Behauptung wurde widerlegt. Überall auf der Welt haben Wissenschaftler, Regierungen und die Vereinten Nationen verstanden, dass es dringend eines neuen Ansatzes für den Anbau von Nahrungsmitteln bedarf – für unsere eigene Gesundheit und die unserer Erde.

Regenerative Landwirtschaft ist für Bauern (bis zu 20 Mal) profitabler, und das in einer Welt, in der der Durchschnittsfarmer in den USA etwa 1600 US-Dollar jährlich verliert dadurch, dass er gezwungen ist, Bankkredite und Ernteversicherungen abzuschließen und sein Saatgut und seine Spritzmittel von großen Agrarunternehmen zu kaufen. Die regenerative Agrarform erzeugt auch höhere Erträge und qualitativ hochwertigere Nahrungsmittel. Wenn wir uns mit unserem Geld und dem, was wir uns auf den Teller legen, für regenerativ erzeugte Nahrungsmittel entscheiden, dann senden wir den großen Lebensmittelkonzernen die Botschaft, dass wir als Konsumierende uns mehr nachhaltige Betriebe wünschen. Unternehmen wie General Mills, Nestlé, Danone und andere investieren mittlerweile in regenerative Landwirtschaft. Manche Lebensmittelunternehmen bezahlen die Landwirte sogar dafür, dass sie auf regenerative Landwirtschaft umstellen, und greifen dort ein, wo es die Regierung nicht tut, denn die Firmen wissen, dass ihre Lieferketten von Rohstoffen aus der Landwirtschaft bedroht sind, wenn unsere derzeitigen Anbaumethoden weiter so unkontrolliert fortgesetzt werden.

IHRE ENTSCHEIDUNG ZÄHLT

Nachhaltig für eine gesunde Umwelt zu essen hat nicht nur mit großen Konzernen oder politischen Richtlinien zu tun. Ihre tägliche Entscheidung ist genauso wirkungsvoll. Lebensmittelverschwendung, mangelndes Recycling sowie der übermäßige Gebrauch von Plastik tragen alle zum Klimawandel bei. Es ist sogar so, dass Lebensmittelverschwendung daran mit den größten Anteil hat. 40 Prozent der Lebensmittel in unseren Küchen landen im Müll. Wäre Lebensmittelverschwendung ein Land, wäre es der drittgrößte Produzent von Treibhausgasen nach den USA und China. In den Müll geworfenes Essen erzeugt mehr als dreimal so viel Methan wie Nutztiere aus Massentierhaltung. Mikroplastik, das aus ins Meer geworfenen Abfällen stammt, gelangt in unsere Fische, Meeresfrüchte und sogar in solche Dinge wie Tee, Salz, Bier, Flaschen- und Leitungswasser und vieles mehr. Sollten wir deshalb in Panik ausbrechen? Nein. Aber es bedeutet, dass wir so nachhaltig wie möglich leben müssen. Dazu gehört auch die Art und Weise, wie wir Lebensmittel und lebensmittelbezogene Produkte anbauen, verbrauchen und entsorgen. Denken Sie daran: Egal, für welche Ernährungsform wir uns entscheiden (vegan, vegetarisch, paleo oder irgendetwas dazwischen), wir haben es in der Hand, zu einer regenerativen, schützenden Ernährungsweise zu kommen – für uns. Und unsere Erde.

IST PFLANZENBASIERTES FLEISCH DIE ANTWORT AUF DEN KLIMAWANDEL?

Der aktuelle Hype um pflanzliches Fleisch ist nur eine Ablenkung. Der Nutzen ist bestenfalls dubios und die Risiken sind unklar. Ja, wir alle sollten mehr pflanzliche Lebensmittel essen – Vollwertkost, keine Industrieprodukte mit gentechnisch veränderten Zutaten, neuartigen Proteinen oder einer Dosis des Unkrautvernichters Glyphosat (eines krebserregenden Mikrobiom-Zerstörers), die man noch oben drauf gibt. Es stimmt, ein Sojaburger ist viel besser als ein Burger mit Fleisch aus Mastbetrieben, aber es stimmt auch, dass der Verzehr eines Burgers aus regenerativem Rindfleisch der Atmosphäre 3,5 Kilogramm CO2 entzieht, während der pflanzliche Impossible Burger (aus genverändertem Soja) 3,5 kg CO2 hinzufügt.[23] Eine von den Nachhaltigkeitsexperten der unabhängigen Organisation Quantis erstellten Lebenszyklusanalyse ergab, dass man einen Burger aus regenerativem Rindfleisch essen muss, um die Kohlenstoffemissionen eines Impossible Burgers aus GVO-Soja auszugleichen. Statt also Fleisch aus Frankensteins Küche zu essen, machen Sie sich lieber Ihren eigenen Bohnen- oder Linsenburger. Oder genießen Sie ein Tempeh-Sandwich!

Essen Sie nur echte, vollwertige Nahrungsmittel und kein verändertes „Frankenfood".
Eine optimale vegane Ernährung stelle ich in Prinzip 14 vor. Wenn Sie Fleisch essen, dann entscheiden Sie sich, wann immer es Ihnen möglich ist, für Fleisch von regenerativ aufgezogenen Tieren aus Weidehaltung. Die zweite Wahl ist Fleisch von Tieren, die bis zur Schlachtung ausschließlich grasgefüttert wurden. Mit zunehmender Nachfrage steigt auch das Angebot und die Preise werden fallen. Wenn Sie Fisch essen, entscheiden Sie sich für Wildfisch oder nachhaltig gezüchteten Fisch und für Arten, deren Bestände nicht bedroht sind. Die Entscheidung pro rotem Fleisch, Geflügel und Fisch aus nachhaltiger, regenerativer Aufzucht trägt nicht nur zum Einhalt der Erderwärmung bei, sondern liefert Ihnen auch bessere, nährstoffreichere Lebensmittel.

PRINZIP 9 – DAS NEHMEN SIE MIT

1. **Lokal und bio einkaufen.** Unterstützen Sie die landwirtschaftliche Wirtschaftsgemeinschaften in Ihrer Region, um die Produktion lokaler Biolebensmittel zu fördern. Gehen Sie auf die Wochenmärkte! Das ist direkte Unterstützung von lokalen Lebensmittelsystemen.
2. **Achten Sie auf anerkannte Bio-Siegel.** [Anm. d. Verlags: Das sechseckige Zeichen mit dem Schriftzug „Bio" steht für die Kriterien der EG-Öko-Verordnung. Das Siegel definiert Mindestkriterien und ist im Wesentlichen vertrauenswürdig. Die deutschen Bioanbauverbände haben Siegel nach eigenen Kriterien entwickelt, die deutlich über die Standards des EU-Siegels hinausgehen.]
3. **Schluss mit der Lebensmittelverschwendung.** Legen Sie einen Komposthaufen an. Kaufen Sie nur, was Sie brauchen. Essen Sie auch die Reste und lernen Sie, aus dem, was der Kühlschrank hergibt, eine Mahlzeit zu zaubern. Ich bin immer überrascht, wenn Leute sagen, sie hätten gar nichts zum Kochen zu Hause, und wenn ich dann in ihren Speisekam-

mern und Kühlschränken nachsehe, entdecke ich eine Welt voller Möglichkeiten. Kaufen Sie frische, aber nicht ganz perfekt aussehende Nahrungsmittel zu einem günstigen Preis – diese „Misfits“ landen normalerweise im Abfall.

4. **Schränken Sie Ihren Plastikverbrauch ein.** Jedes Stück Plastik, das wir wegwerfen, trägt zur Umweltbelastung bei. 91 Prozent des Plastiks werden nicht recycelt[24], selbst ein Großteil dessen nicht, was in den Recyclingtonnen landet. Nutzen Sie stattdessen Glasbehälter. Nehmen Sie wiederverwendbare Kaffeebecher mit in Ihr Lieblingscafé. Nehmen Sie Besteck mit. Das klingt vielleicht übertrieben, ist aber wichtig.
5. **Essen Sie echte, vollwertige Lebensmittel.** Allein die Vermeidung von verpackten, ultraverarbeiteten Lebensmitteln ist schon ein großer Beitrag zum Klimaschutz!

PRINZIP 10

Die Droge Zucker gibt es nur hin und wieder

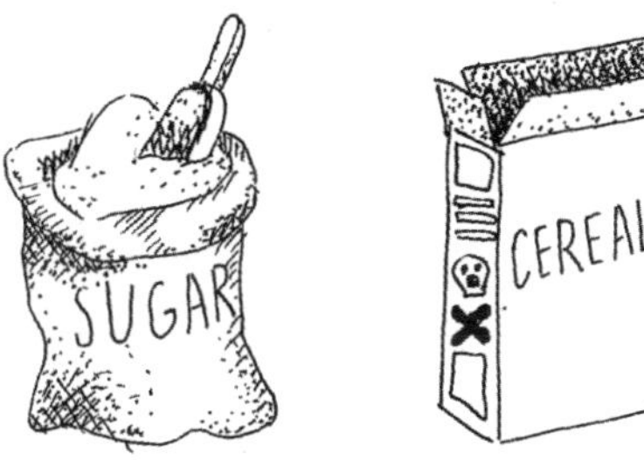

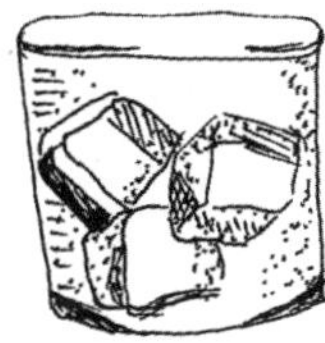

Wir sind uns sicher alle einig, dass Zucker lecker ist. Aber zu viel Zucker ist tödlich. Die Dosis macht das Gift. Hin und wieder eine süße Leckerei ist für die meisten von uns harmlos. Doch die USA und andere westliche Länder sind Nationen der Zuckersüchtigen: Pro Person werden im Jahr 69 Kilogramm verzehrt (Deutschland: 32,5 Kilogramm Zucker pro Kopf). Das bedeutet im Schnitt fast ein halbes Pfund dieses üblen Zeugs pro Tag – und in dieser Rechnung ist Mehl (weitere 60 Kilo pro Person pro Jahr), welches sogar noch schlechter für den Körper ist als Zucker, noch gar nicht inbegriffen.

DIE WISSENSCHAFT DER ZUCKERABHÄNGIGKEIT

Warum ist Zucker so schädlich? Zunächst einmal haben wir Hunderte von Genen, die uns vor dem Verhungern schützen, aber nur wenige, die uns von Überfluss oder Überkonsum abhalten. Wenn unsere Vorfahren Glück hatten, konnten sie den Honig aus einem Bienenstock plündern oder sie fanden ein Beerenfeld, das ihnen am Ende des Sommers für ein paar Wochen reichte. Jetzt schwimmen wir in einem Meer aus Zucker, was dazu führt, dass unsere Biologie, vor allem unsere Hormone, die Chemie unseres Gehirns und unser Immunsystem, verrückt spielt. Heißhunger und Fettspeicherung (im Bauch und um die Organe herum) werden verstärkt, der Stoffwechsel verlangsamt. Das Ergebnis sind Fettleibigkeit epidemischen Ausmaßes, Herzkrankheiten, Diabetes, Krebs und Demenz. All das hängt mit der Insulinresistenz zusammen. Jeder zweite US-Amerikaner hat Prädiabetes oder Typ-II-Diabetes, darunter jeder vierte Teenager. Früher nannte man diese Krankheit Altersdiabetes. Das gilt nicht mehr. Warum sind 75 Prozent der US-Amerikaner (und zunehmend die Weltbevölkerung) übergewichtig? Nicht Fett, sondern Zucker und Stärke bringen uns alle um.

Obwohl wir wissen, dass Zucker unsere Gesundheit ruiniert, essen wir ihn weiterhin. Warum? Zucker macht biologisch abhängig. Unsere Körper sind darauf programmiert, nach Zucker zu gieren und ihn als Fett für den bevorstehenden harten Winter abzuspeichern. Aber im Gegensatz zu dramatischen Spielfilmen wie *Game of Thrones* kommt der Winter nie. Der Sommer, der Zucker liefert, vergeht nie. Das ist so, als gäbe es an jeder Straßenecke die Droge Crack für ein paar Cents zu kaufen. Zuckerabhängigkeit ist eine biologische Störung, die durch Hormone und Neurotransmitter angetrieben wird. Sie verstärken das Verlangen und beeinflussen dieselben Genusszentren im Gehirn wie Heroin oder Kokain. Ich gehe davon aus, dass Sie noch nie eine ganze Tüte voller Avocados auf einmal verputzt haben. Kekse dagegen haben die Angewohnheit, immer gänzlich zu verschwinden.

Wenn Sie noch nie einen Zuckerentzug gemacht haben, werden Sie wahrscheinlich nicht in der Lage sein, sich selbst zu regulieren und Zucker nur noch hin und wieder zu genießen. Hier eine Pause einzulegen, Ihre Hormone, Ihr Gehirn und Immunsystem zurückzusetzen, kann auch Ihre Beziehung zu Zucker normalisieren. Natürlich esse ich Zucker. Der Schlüssel liegt darin, den eigenen Stoffwechsel widerstandsfähig zu machen. Wie geht das? Fangen Sie mit einer peganen Ernährungsweise an, bewegen Sie sich und sorgen Sie aktiv dafür, Ihren Stress in den Griff zu bekommen. Ja, Stress kann den Blutzucker auch nach oben schießen lassen!

Ein- oder zweimal im Jahr mache ich einen Zuckerentzug, um meinen Körper wieder einzustellen. Ich nenne es den *10-Tage-Reset*. Es ist nicht schnell gemacht. Und es ist keine Diät, bei der man verzichten muss, sondern es ist eine Strategie, die funktioniert, wenn man echte Vollwertkost, die richtigen Nährstoffe und die richtigen Gewohnheiten nutzt, um sein System zurückzusetzen und einen gesunden Blutzuckerspiegel zu fördern. Darüber spreche ich ausführlicher in Prinzip 13. Wenn Sie übergewichtig sind, an Prädiabetes oder Typ-II-Diabetes leiden, dann ist eine längerfristige Umstellung erforderlich, um Ihren Stoffwechsel zu reparieren. Bei manchen reicht eine kleine Menge Zucker, um eine negative Spirale in Gang zu setzen. Genetische Variationen bei süßem Geschmack, Genuss durch Dopaminausschüttung und andere Schlüsselfaktoren sind der Grund, warum manche Menschen eine Anfälligkeit für Heißhunger, Sucht und übermäßiges Essen haben.

Ein gesundes Verhältnis zu Zucker ist es, wenn man danach nicht giert und ihn nicht täglich braucht. Betrachten Sie Zucker als Freizeitdroge oder Belohnung. Ich liebe es, hin und wieder ein Glas Wein oder einen kleinen Tequila zu trinken, aber das tue ich nicht täglich und nicht zum Frühstück, Mittag- oder Abendessen. Und genauso ist auch Zucker nur ein Lebensmittel für hin und wieder – nicht für täglich und schon gar nicht für jede Mahlzeit. Es gibt allerdings ein paar Zuckersorten, bei denen ich Ihnen empfehle, dass Sie sie komplett aus Ihrem Speiseplan streichen.

VERZICHTEN SIE AUF MAISSIRUP MIT HOHEM FRUKTOSEGEHALT

Maissirup mit hohem Fruktosegehalt (High-fructose corn syrup – HFCS) ist ein industrielles Lebensmittelprodukt, dass alles andere als natürlich ist. Er wird durch ein chemisch-enzymatisches Verfahren aus Maisstängeln extrahiert. Normaler Zucker besteht zu gleichen Teilen aus Glukose und Fruktose. Maissirup mit hohem Fruktosegehalt enthält 55 Prozent Fruktose und 45 Prozent Glukose (manche HFCS enthalten sogar 75 Prozent Fruktose), was ihn süßer macht und zu noch höherer Abhängigkeit führt. Der Grund, warum dieses Zeug in verarbeiteten Lebensmitteln so allgegenwärtig ist: Es ist billig herzustellen (auch dank Subventionen). Billiger und süßer bedeutet mehr Profit und mehr Kunden. Seit diese Art von Maissirup auf dem Markt ist, lässt sich eine Zunahme an Fettleibigkeit, Fettlebererkrankungen, Diabetes und chronischen Krankheiten beobachten, und zwar vor allem bei Kindern, die Limonade trinken. Tatsächlich ist die Ursache Nummer eins für Fettlebererkrankungen bei Kindern das Trinken von Limonade, denn sie enthält Maissirup mit hohem Fruktosegehalt. Die ständige Einnahme dieses Gifts reißt Löcher in die Eingeweide, was zu einem undichten Darm führt und Entzündungen fördert. HFCS sollte um jeden Preis vermieden werden, nicht nur wegen seines Fruktosegehalts, sondern auch, weil er fast immer in minderwertigen, stark verarbeiteten lebensmittelähnlichen Substanzen enthalten ist.

LANGSAM MIT KÜNSTLICHEM ZUCKER BEZIEHUNGSWEISE ZUCKERERSATZ

Künstliche Süßstoffe sind genauso schlecht wie normaler Zucker oder sogar schlechter.[25] Wie kann das sein? Sie enthalten keine Kalorien, doch man muss bedenken, dass Essen nicht nur Kalorien, sondern auch Informationen enthält. Supersüße Designermoleküle

(1000 Mal süßer als normaler Zucker) haben negative Auswirkungen auf das Gehirn, die Hormone und sogar auf das Mikrobiom. Wir haben der Lebensmittelindustrie den schönen Schein der kalorienfreien Lebensmittel und Zuckeralkohole gerne abgekauft. Aber künstliche Süßstoffe vernetzen das Hirn neu, fördern Adipositas und Bauchfett und machen in hohem Maße süchtig. Geben Sie lieber ein wenig Zucker oder Honig in Ihren Kaffee oder Tee, als täglich päckchenweise künstliche Süßstoffe zu verwenden.

Vermeiden Sie Zuckeralkohole wie Erythrit, Sorbit, Maltit und Mannit. Diese werden nicht verdaut und können im Darm gären, was zu Durchfall, Völlegefühl und Blähungen führt. Wenn Sie unter einer Darmdysbiose oder Verdauungsproblemen wie dem Reizdarmsyndrom leiden, ist es besonders wichtig, sich von Zuckeralkoholen fernzuhalten.

Zuckerersatzstoffe wie Stevia und Mönchsfrucht sind die bessere Wahl. Sie eignen sich hervorragend zum Backen, aber verwenden Sie sie sparsam. Ein wenig Honig, hochwertiger Ahornsirup oder Kokoszucker sind in kleinen Mengen, etwa ein Teelöffel hier und da, in Ordnung. Typischerweise ist nicht die Menge an Zucker, die wir in unseren Kaffee oder an unsere Lebensmittel geben, das Problem (es sei denn, wir verwenden bergeweise Zucker beim Backen), sondern der versteckte Zucker in jedem einzelnen verarbeiteten Lebensmittel – vom Salatdressing bis zum Brot. Dass Kekse Zucker enthalten, verstehe ich. Aber Tomatensoße? In einer fertigen Portion Tomatensoße steckt mehr Zucker als in zwei Oreo-Keksen.

Diese Tabelle zeigt, welche Zuckerarten gelegentlich konsumiert werden können und welche gänzlich vermieden werden sollten.

Genuss in begrenzter Menge	*Entfernen oder reduzieren*
Mönchsfrucht	Künstliche Süßstoffe

Bio-Vollblatt-Stevia (nicht Pure Via oder Truvia – die werden von Pepsi und Coca-Cola hergestellt)	Zuckeralkohole
Dattelzucker	Maissirup mit hohem Fruktosegehalt (HFCS)
Honig	Raffinierter weißer Zucker
Ahornsirup	Brauner Zucker
Kokoszucker	
Melasse	
Frischer Fruchtsaft (maximal 120 ml, nicht täglich und nicht auf leerem Magen)	

PRINZIP 10 – DAS NEHMEN SIE MIT

1. **Denken Sie dran: Zucker ist eine Freizeitdroge.** Es handelt sich nicht um eine notwendige Lebensmittelgruppe. Wenn Sie sichere Formen von Zucker genießen wollen, ist das in Ordnung. Ein bisschen Honig im Kaffee oder Tee schadet nicht. Auch ein- oder zweimal die Woche ein Dessert ist überhaupt kein Schaden. Ich persönlich genieße täglich ein wenig dunkle Schokolade, aber ich übertreibe es nicht, und ich esse Zucker weder zum Frühstück noch zum Mittag- oder Abendessen. Essen Sie Zucker am Ende von vollwertigen (peganen) Mahlzeiten mit hoher Nährstoffdichte, um seine schädlichen Auswirkungen gering zu halten. Wenn Sie jedoch wissen, dass nur ein wenig Zucker Sie schon zu übermäßigem Essen verleitet oder gar ein Suchtverhalten auslöst, dann lassen Sie die Finger davon. Es kann eine Weile dauern, bis Ihr Stoffwechsel widerstandsfähig (resilient) wird. Versuchen Sie, Ihre Mahlzeiten mit ganzen Früchten zu süßen.
2. **Setzen Sie Ihr Verhältnis zu Zucker zurück auf null.** Versuchen Sie, zehn Tage lang komplett auf Zucker zu verzichten, und beobachten Sie dann, wie Sie sich fühlen. Falls Sie Unterstützung brauchen, probieren Sie es mit dem 10-Tage-Reset. Mehr Informationen dazu gibt es in Prinzip 13.

3. **Werfen Sie Ihre künstlichen Süßstoffe weg.** Wenn Sie fragen, ob dieser oder jener Süßstoff sicher ist (abgesehen von den oben genannten Punkten), lautet die Antwort Nein.
4. **Konsumieren Sie niemals Maissirup mit hohem Fruktosegehalt.** Kinder brauchen weder Limo noch Diätlimo. Wenn ihr Nachwuchs Limonade liebt, sollten Sie ihn an Sprudelwasser, sehr leicht mit Fruchtsaft gesüßte Sprudelgetränke oder an gesündere Limonadenalternativen, die Stevia als Süßstoff verwenden, gewöhnen.

PRINZIP 11

Verlassen Sie sich nicht auf Kaffee und Alkohol

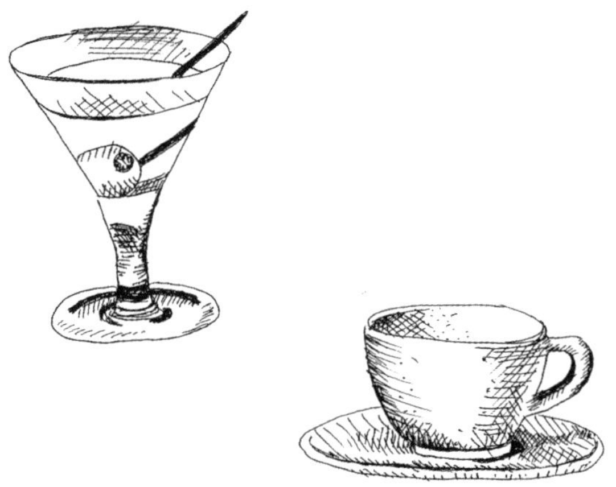

Wenn Sie morgens einen Kaffee brauchen, um wach zu werden, und abends ein Glas Wein, um herunterzuschalten, dass ist es Zeit für einen Neustart. Das heißt nicht, dass Sie diese Getränke nicht genießen sollten. Ich gönne mir hin und wieder eine Tasse Kaffee oder ein Glas Wein oder einen Cocktail, aber ich bin davon nicht abhängig. Eine Abhängigkeit von Kaffee und Alkohol kann sich auf Ihre Hormone, Ihren Schlaf, Ihre Stimmung und vieles mehr störend auswirken. Es gibt nur ein Getränk, das man braucht, um gesund zu sein, und das heißt Wasser.

Unser Körper besteht zum größten Teil aus Wasser, und wenn wir nicht oft nachfüllen, leidet unsere Gesundheit. Wenn Sie kein großer Fan von schlichtem Wasser sind, versuchen Sie, etwas Zitrone, Limette oder Gurke in einen großen Krug Wasser hinzuzugeben, um über den Tag ausreichend zu trinken. Oder machen Sie Kräutereistee. Wasser mit Kohlensäure ist in der peganen Ernährung erlaubt, aber nichts ersetzt das gute alte stille Wasser. Wenn ich Sport treibe oder sehr aktiv bin, dann mische ich gerne Elektrolyte in mein Wasser. Elektrolyte sind Mineralien, die die Nerven- und Muskelfunktionen sowie die Flüssigkeitszufuhr unterstützen, den pH-Wert ausgleichen, Gewebe wieder aufbauen und Abfallstoffe ausscheiden. Wenn man Elektrolyte dem Wasser beimischt, können sie für eine ausreichende Flüssigkeitszufuhr sorgen und die nach dem Schwitzen oder Sport verlorenen Mineralien wieder auffüllen. Elektrolyte gibt es in Tropfen- oder Pulverform im Biomarkt, Reformhaus oder online. Vielleicht werden Sie aber auch feststellen, dass allein die Flüssigkeitszufuhr schon ausreicht, um sich etwas energiegeladener zu fühlen. Anstatt also morgens nach dem Aufstehen direkt zum Kaffee zu greifen, trinken Sie lieber ein Glas gefiltertes Wasser und geben Sie mal ein paar Elektrolyte hinzu.

KAFFEE

Kaffee ist tatsächlich die größte Quelle an Antioxidantien in der US-amerikanischen Ernährung – das zeigt, wie wenig Antioxidantien wir zu uns nehmen! Das heißt nicht, dass Kaffee nicht auch ein paar Vorteile hat. So zeigen Studien, dass er das Risiko von Herzkrankheiten, Demenz und Parkinson verringern kann.[26] Hier liegt die Herausforderung: Kaffee ist nicht für jeden geeignet. Er kann die Insulinproduktion bei Personen mit Typ-II-Diabetes erhöhen. Er kann aber durch den Anstieg von Cortisol und anderen Stresshormonen auch eine Kette von hormonellen Schädigungen in Gang setzen.

Wenn Sie Kaffee trinken und sich müde und gleichzeitig aufgekratzt fühlen oder kraftlos sind, an Schlaflosigkeit leiden oder Herzklopfen haben, dann sollten Sie Ihre morgendliche Tasse Kaffee vielleicht überdenken. Für jeden ist es ratsam, ein paar Mal im Jahr eine Kaffeepause einzulegen. Denn viele von uns sind definitiv zu sehr auf Koffein angewiesen, um gut in den

Tag zu starten. Es sollte Ihnen möglich sein, einen produktiven Tag ohne Kaffee hinzubekommen. Wenn Sie sich Kaffee abgewöhnen wollen, versuchen Sie, die Menge zu ändern: erst eine Tasse, dann eine halbe, dann Grüntee. Tee ist ein Supergetränk, das wirksame phenolische Verbindungen enthält, die Krebs bekämpfen und unser Herz-Kreislauf-System schützen. Grüner Tee ist eine Klasse für sich, denn er ist reich an Catechinen, die zu den stärksten krankheitsbekämpfenden Phytonährstoffen im Pflanzenreich gehören. Versuchen Sie es mit einer oder zwei Tassen pro Tag. Wenn Sie nicht auf Kaffee verzichten können, dann vermeiden Sie sämtliche Milchpulver-Kaffeeweißer, künstlichen Kaffeeweißer und überzuckerten Frappuccinos und Mocca-was-auch-immer-Frappé-Lattes.

ALKOHOL

Die Wahrheit ist ganz einfach: Alkohol ist wahrscheinlich für niemanden „gut". Alle Vorteile des Rotweins, zum Beispiel Resveratrol, sind auch in anderen Lebensmitteln und Nahrungsergänzungsmitteln enthalten. Der Genuss von mehr als zwei alkoholischen Getränken am Tag kann das Risiko eines vorzeitigen Todes erhöhen. Frauen sind von den schädlichen Auswirkungen von Alkohol sogar noch stärker betroffen als Männer. Studien stellen einen Zusammenhang zwischen Alkoholkonsum und Brustkrebs her. Alkohol baut Nährstoffe ab und schädigt Darm, Leber und Gehirn. Ich trage einen Oura-Ring, der jede Nacht meinen Schlaf trackt. Trinke ich Alkohol, so stelle ich fest, dass ich doppelt so lange brauche, um einzuschlafen. Meine Herzfrequenz bleibt bis in die Nacht hinein erhöht, und am nächsten Tag fühle ich mich unwohl. Auch wenn Sie sich bei einem Glas Wein am Abend entspannter fühlen – Sie werden überrascht sein, was Alkohol mit Ihrem Körper macht, während Sie schlafen. Im Schlaf entgiften und regenerieren wir; und das sollten wir nicht dadurch erschweren, dass wir Alkohol, ein Toxin, in den Prozess mischen.

Bei Alkohol halte ich es wie mit Zucker: Ein gelegentliches Glas ist in Ordnung, aber ein tägliches kann problematisch sein. Trinken Sie nicht mehr als eine Portion drei- oder höchstens viermal die Woche. Eine Portion entspricht 30 ml Schnaps, 150 ml Wein oder 300 ml Bier. Wenn Ihnen der Genuss von Alkohol nicht gut tut, lassen Sie es ganz bleiben. Es ist keine Schande, anderen zu sagen, dass man nicht trinkt. Wenn jemand Gruppendruck auf Sie ausübt, sagen Sie entschlossen Nein und dass es Ihnen wirklich gar nichts ausmacht, wenn Sie nichts trinken. Dagegen kann niemand etwas einwenden.

EINE ANMERKUNG ZU SÄFTEN, SMOOTHIES UND NUSSMILCH

In den letzten Jahren hat das Angebot an abgepackten Säften und Smoothies massiv zugenommen, was ein gutes Zeichen ist. Denn es bedeutet, dass mehr Menschen sich für gesündere Optionen interessieren. Aber lassen Sie sich von diesem Verpackungsschwindel nicht täuschen. Die meisten Säfte auf dem Markt enthalten tonnenweise Zucker. Als ein Freund von mir mal einen grünen Smoothie von einer beliebten Marke getrunken hatte, fragte ich, ob ich mir das Etikett ansehen dürfte.

Der Smoothie enthielt 14 Gramm Zucker pro Portion, und die Flasche enthielt davon zwei! Das ist nur ein bisschen weniger als in einer Dose Limonade. Das Gleiche gilt für grüne Säfte, die haufenweise Apfel und tropische Früchte enthalten. Wenn Sie grünen Saft trinken wollen, dann bleiben sie bei denen, die wirklich nur grün sind und ein bisschen Zitrone und Ingwer enthalten. Wenn Sie einen Smoothie trinken möchten, dann machen Sie sich den am besten selbst oder kaufen ihn von einem Hersteller, der ausschließlich echte Vollwertzutaten verwendet. Achten Sie darauf, dass der Smoothie kein isoliertes Sojaprotein enthält, das im Gegensatz zu anderen traditionellen Vollwert-Sojaprodukten wie Tempeh, Tofu oder Miso schädlich sein kann. Ich kaufe gerne frische Smoothies in Naturkostläden und bitte dann um eine Zubereitung mit Avocado, Grünzeug, Beeren, Proteinpulver und Mandelmilch. Bananen, Datteln und Agave im Smoothie sind unnötig und nur zusätzlicher Zucker. Bei Nussmilchgetränken achten Sie auf die Marken mit den wenigsten Zutaten – oder stellen Sie Ihr eigenes Getränk her.

PRINZIP 11 – DAS NEHMEN SIE MIT

1. **Einfaches gefiltertes Wasser ist die Nummer eins vor allen anderen Getränken.** Geben Sie Elektrolyte hinzu, wenn Sie intensiv trainieren oder nach Aktivitäten wie Hot Yoga. Es gibt Elektrolyte zur Beigabe in Wasser in Tropfen- oder Pulverform.
2. **Koffeinhaltiger Tee und Kaffee sind in Ordnung, wenn Sie davon nicht zittrig werden oder andere unerwünschte Reaktionen bekommen.** Grüner Tee hat den größten Nutzen.
3. **Vermeiden Sie alle gezuckerten oder künstlich gesüßten Getränke.** Punkt.
4. **Beschränken Sie Ihren Alkoholkonsum auf ein Glas Wein oder einen Cocktail drei- bis viermal die Woche.** Ich empfehle, auf Bier zu verzichten, da es in der Regel Gluten und viele Kohlenhydrate enthält (daher kommt der bekannte Bierbauch).

PRINZIP 12

Mit individualisierter Ernährung zu optimaler Gesundheit

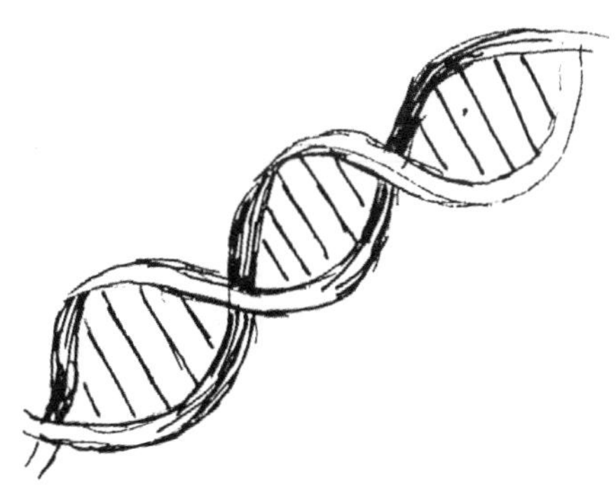

Stellen Sie sich eine (nicht allzu ferne) Zukunft vor, in der mit einem Wangenabstrich, ein paar Tropfen Blut und ein wenig Stuhl eine Analyse über Ihren Körper erstellt wird. Sie erhalten eine Übersicht Ihrer einzigartigen genetischen, biochemischen, Stoffwechsel- und sogar mikrobiellen Struktur, die Sie ausmacht. Vorangetrieben durch riesige Datenbanken, interpretiert durch künstliche Intelligenz, ergänzt durch Echtzeit-Wearables, die Ihre Vitalwerte, Ihren Blutzucker und mehr messen, werden diese Informationen ein neues Zeitalter der personalisierten und präzisen Ernährung einläuten. Welche Lebensmittel werden Ihren Stoffwechsel optimieren? Welche Ihre heilenden Gene aktivieren und die krankheitsverursachenden ausschalten? Wie wird Ihr individueller Nährstoffbedarf sein? Wie nähren Sie Ihr spezielles Mikrobiom? Welche der Zehntausenden von sekundären Pflanzenstoffen in Lebensmitteln werden Ihnen am meisten nützen? Dieser Tag wird noch früh genug kommen, aber schon heute können Sie eine Menge tun, um die richtige Ernährung und Nährstoffzufuhr für sich zu finden. Das ist genau das, was ich seit 30 Jahren mit meinen Patienten tue. Die heutigen Hilfsmittel sind gut, und es kommen in schneller Geschwindigkeit immer bessere hinzu, aber mit Bluttests, Hormonspiegeln, Nährstoffwerten, genetischen Tests, Mikrobiom-Analysen und Tests auf Nahrungsmittelunverträglichkeiten kommt man heutzutage einer präzisen Ernährung schon recht nahe.

Wenn es beim Essen allein um Kalorien ginge, dann wäre das Leben ziemlich einfach. Doch Lebensmittel sind eben nicht nur Kalorien oder Energie; sondern sie enthalten Informationen, Anweisungen, die unsere Biologie mit jedem Bissen besser oder schlechter machen. Man kann es sich wie einen Code vorstellen, der Ihre Software programmiert. Ihre Hardware sind Ihre Gene. Ihre Software regelt, wie diese Gene ein- oder ausgeschaltet werden. Und Essen reguliert nicht nur Ihre Gene, sondern auch Ihre Hormone wie Insulin, Testosteron, Östrogen und die Schilddrüse. Sie verändert die Chemie des Gehirns, produziert Glücksstoffe und kann sogar Suchtverhalten auslösen. Mit jedem Bissen füttern Sie die 100 Billionen Bakterien, die in Ihnen leben, und züchten gute oder schlechte. Essen kann Entzündungen auslösen oder stoppen, das Immunsystem stärken oder schädigen. Es liefert das Rohmaterial für die Muskeln, die Knochen, das Gehirn und jeden anderen Teil Ihres Körpers.

Wie also lassen sich Ihre Ernährung und Ihr Nährstoffbedarf individualisieren? Es gibt sechs Möglichkeiten, wie ich meinen Patienten dabei helfe, ihre Ernährung für sich selbst zu personalisieren.

1. **Eigener und familiärer Hintergrund.** Wenn Sie mit Bauchfett zu kämpfen haben und damit, dass Sie einfach kein Gewicht verlieren, oder wenn in Ihrer Familie zum Beispiel Fettleibigkeit, Diabetes, Demenz, Herzkrankheiten, Autoimmunkrankheiten

oder Allergien vorkommen, dann kann ich Ihnen sagen, wo die Stolperfallen liegen. Vielleicht haben Sie eine Unverträglichkeit von Kohlenhydraten, müssen gesättigte Fettsäuren meiden oder haben ein Risiko für eine Glutenunverträglichkeit.

2. **Hormon- und Stoffwechseltests.** Eine Messung von Lipiden, Insulin und Blutzucker kann meine Empfehlungen unterstützen. Ist es wahrscheinlicher, dass Sie bei einer kohlenhydratreichen Ernährung überflüssige Pfunde ansetzen, oder sollten Sie gesättigte Fettsäuren gänzlich meiden?
3. **Nährstofftests.** Die meisten Ärzte messen keine Nährstoffspiegel. Da aber 90 Prozent der US-Amerikaner einen Mangel an einem oder mehreren Nährstoffen haben, dessen Werte noch unter dem Minimum liegen, um Mangelerkrankungen vorzubeugen, ist ein Test sinnvoll. Die häufigsten Mangelerscheinungen sind Omega-3-Fettsäuren, Vitamin D, Magnesium, Folsäure, B12, Zink und Eisen. Leicht zu beheben, oft übersehen. Nährstoffe regulieren jede einzelne chemische Reaktion in unserem Körper. Das sind wie viele? 37 Milliarden Reaktionen – in jeder Sekunde! Wenn die Versorgung mit diesen Nährstoffen nicht optimal ist, verlangsamt sich der Stoffwechsel. Das Ergebnis: Man fühlt sich elend oder, noch schlimmer, bekommt chronische Krankheiten.
4. **Lebensmittelallergien und Unverträglichkeitstests.** Auch wenn es viele Kontroversen über Allergie- und Lebensmittelunverträglichkeitstests gibt, können sie sehr nützlich sein, wenn sie richtig interpretiert werden. Die häufigsten Nahrungsmittel, die Probleme bereiten, sind Gluten und Milchprodukte. Weitere sind Eier, Mais, Soja, Getreide, Bohnen und manchmal Nachtschattengewächse (Tomaten, Paprika, Kartoffeln, Auberginen) sowie Nüsse. Viele Unverträglichkeiten deuten oft auf einen undichten Darm hin, bei dem all diese Proteine in den Blutkreislauf gelangen und eine Reaktion auslösen. Den Darm in Ordnung zu bringen, behebt die Unverträglichkeiten.

5. **Stuhlproben.** Klingt komisch, ich weiß, aber Stuhlproben können viel über den Zustand Ihrer Darmgesundheit aussagen. Das Mikrobiom spielt bei Gesundheit und Stoffwechsel eine wesentliche Rolle. Einige Untersuchungsergebnisse sind leicht zu bestätigen, wie zum Beispiel ein niedriger Spiegel an kurzkettigen Fettsäuren, die nützlicher Brennstoff für den Darm sind. Durch den Verzehr von prä- und probiotischen Lebensmitteln kann dieser Spiegel erhöht werden. Vielleicht ergeben sich aber auch zu niedrige Spiegel an immunregulierenden Bakterien, die sich mit Cranberry, Granatapfel und grünem Tee gut nähren lassen.
6. **Gentests.** Auch wenn wir noch viel lernen müssen, wissen wir doch bereits, dass es viele Gene gibt, die den Stoffwechsel und den Umgang mit Fetten und Kohlenhydraten regulieren und die mit Appetit, Geschmacksvorlieben, der Neigung zu Esssucht und der Optimierung der Genexpression durch Lebensmittel und Nährstoffe zusammenhängen. Vielleicht geht es Ihnen wie mir, und Sie entgiften sehr schlecht und benötigen daher regelmäßige Entgiftungsdosen von Kreuzblütlern wie Grünkohl oder Brokkoli. Oder Sie haben Gene, die Sie für Entzündungen prädisponieren. Dann könnten Sie von Kurkuma und Fischöl profitieren. Oder Sie haben Gene, die die Einnahme höherer Dosen von Vitamin D, Folsäure oder Vitamin B12 erfordern. Gene sind kein Schicksal, aber sie sind wichtig. Die Genetik lädt die Waffe, aber Ihre Umgebung (Ernährung, Lebensstil, Exposition und so weiter) drückt den Abzug.

Einige dieser Gentests sind in der schulmedizinischen Praxis nicht üblich. Ich weiß, dass nicht jeder Zugang zu einem Arzt für funktionelle Medizin hat, aber es gibt Möglichkeiten, die Ernährung zu Hause zu individualisieren und mit Ihrem Arzt zusammenzuarbeiten, um die Tests zu erhalten, die Sie brauchen, um Ihren Ernährungsstil zu verändern. Die Prinzipien der peganen Ernährung sind für jeden die Grundlage. Wenn Sie immer noch unter

Symptomen leiden und Ihre persönlichen Bedürfnisse einstellen wollen, beginnen Sie mit diesen Schritten.

FANGEN SIE MIT EINER ELIMINATIONSDIÄT AN

Bestimmte Lebensmittel verursachen eine Reihe von Symptomen, die ich als FLC-Syndrom (Feel Like Crap – mir geht's beschissen) bezeichne: Blähungen, Ekzeme, Allergien, Müdigkeit, Nebel im Kopf („Brain Fog"), Kopfschmerzen, Autoimmunkrankheiten und systemische Entzündungen. Dazu können Gluten, Weizen, Milchprodukte, Soja, Getreide, Bohnen, Nachtschattengewächse, Eier, Zucker und koffeinhaltige Getränke gehören. Nicht für jeden sind sie problematisch, aber es gilt herauszufinden, ob diese Lebensmittel für Sie ein Auslöser sind. Verzichten Sie deshalb 21 Tage lang auf diese Lebensmittel. An Tag 22 beginnen Sie mit der Einführung eines dieser Lebensmittel nach dem anderen. Wenn Sie beispielsweise den Verdacht haben, dass Gluten ein Problem ist, versuchen Sie, an Tag 22 und 23 ein Stück Brot oder ein paar Nudeln zu essen, während Sie ansonsten Ihre Eliminationsdiät einhalten. Warten Sie 24 Stunden ab und beobachten Sie, wie Sie sich fühlen. Insgesamt ist das ein langwieriger Prozess. Aber es ist auch die beste Methode, wenn es darum geht, Ernährung zu personalisieren. Wenn Sie wissen, dass Sie auch andere Lebensmittel nicht vertragen, dann lassen Sie diese ebenfalls weg. Wenn Sie unsicher sind, womit genau Sie anfangen sollen, schließen Sie als Erstes Gluten, Weizen, Milchprodukte und Zucker aus.

ARBEITEN SIE MIT IHREM ARZT ZUSAMMEN, UM ZU BEKOMMEN, WAS SIE BENÖTIGEN

Eine der besten Methoden herauszufinden, ob eine bestimmte Ernährung für Sie funktioniert oder nicht, ist die Beurteilung Ihrer Stoffwechselgesundheit. Ich empfehle, Ihren Arzt auf einen NMR-Lipidtest anzusprechen, außerdem auf eine Überprüfung Ihres

Insulins und des Glukosegehalts in nüchternem Zustand sowie auf einen sechswöchigen Durchschnittsblutzucker beziehungsweise auf Hämoglobin A1c. Wenn Ihre Blutzucker- beziehungsweise Ihre Insulinwerte wieder nach oben gehen, ist es an der Zeit, Ihre Ernährung zu überdenken. Hohe Insulin- beziehungsweise Blutzuckerwerte sind oft eine Folge von zu viel Stärke und Zucker, zu viel Stress und zu wenig Bewegung. Wenn Ihre Lipide nicht normal erscheinen und Sie sich fettreich ernähren, ist dies ein Hinweis darauf, dass gesättigte Fettsäuren beziehungsweise viel Fett für Ihren Körper nicht gut sind. Essen Sie lieber weniger Fette und mehr Vollwertkohlenhydrate aus pflanzlichen Lebensmitteln wie Gemüse, Obst, Bohnen, Vollkorngetreide, Nüsse und Samen. Testergebnisse lügen nicht, sondern sind eine einfache Möglichkeit, eine Rückmeldung über Ihr Ernährungsverhalten zu bekommen.

Nährstoffspiegel sind ein weiterer Schlüssel, der allerdings von den meisten Ärzten nicht genutzt wird. Da aber 90 Prozent der US-Amerikaner einen Mangel an einem oder mehreren Nährstoffen aufweisen, dessen Höhe gerade ausreicht, um Mangelkrankheiten wie Skorbut zu verhindern, ist ein Test eine gute Idee. Bitten Sie Ihren Arzt, Ihre Werte von Omega-3, Vitamin D, Plasmazink und Magnesium in den roten Blutkörperchen sowie Eisen (Ferritin), Homocystein und Methylmalonsäure zu messen – alles funktionelle Tests zur Beurteilung von Folsäure- und B12-Mangel.

Ob Ihre Ernährungsweise für Sie gut ist, können Sie außerdem durch eine Untersuchung auf verzögerte Nahrungsmittelunverträglichkeiten und Allergien herausfinden. Die Eliminationsdiät ist dafür ein hervorragender erster Schritt. Falls Sie nicht herausfinden können, woher Ihre Symptome kommen, versuchen Sie es mit einem Lebensmittelunverträglichkeitstest. Im Falle einer chronischen oder entzündlichen Krankheit sollten Sie Ihre Gluten-Antikörper überprüfen lassen. IgG- und manchmal auch IgA-Bluttests messen die Anzahl der Antikörper gegen gängige Lebensmittelantigene. Diese Antikörper können aus einem undichten Darm resultieren, durch den Nahrungsproteine in den Blutkreislauf gelangen und dann eine Immunreaktion auslösen. Ein Behandlungsplan für den Darm, der in Prinzip 15 erläutert wird, kann Unverträglichkeiten verringern und Ihre Ernährung erweitern.

INFORMIEREN SIE SICH SELBST ÜBER IHRE GENE

Wenn Sie einen Test wie *23andMe* gemacht haben, empfehle ich Ihnen, Ihre Ergebnisse durch ein Programm laufen zu lassen, das sehr spezifische Informationen darüber geben kann, wie sich eine Ernährungsumstellung auf Sie auswirkt. Sie können Ihre Daten auf *Genetic Genie* (geneticgenie.org) hochladen. [Anm. d. Verlags: Diese Tests sind in Europa und Deutschland zwar ebenfalls verfügbar, doch nicht so verbreitet wie in den USA. Die Rücksprache mit einer medizinischen Fachperson ist hier empfehlenswert.]

Wenn Sie Ihre individuellen Bedürfnisse kennen, können Sie mit dieser Information eine bestimmte Ernährungsform, ein individuelles Nahrungsergänzungsprogramm und einen Trainingsplan für sich so gestalten, dass Sie gesundheitlich aufblühen. Sollten Ihre Gene das Risiko für eine Insulinresistenz oder Entzündung erhöhen, ist das kein Grund zur Panik. Wenn Sie Ihre Risiken kennen, können Sie die Expression dieser Gene beeinflussen, indem Sie das *Exposom* steuern – die Summe aller Faktoren, die auf Ihre Gene einwirken: Ihre Ernährung, Ihr Lebensstil, Stress, Schlaf, Bewegung, Mikroben, Allergene, Toxine und so weiter. Denn tatsächlich werden 90 Prozent aller chronischen Krankheiten durch das Exposom und nicht durch die Gene bestimmt.

PRINZIP 12 – DAS NEHMEN SIE MIT

1. **Die Prinzipien der peganen Ernährung sind die Grundlage für jedermann.** Essen Sie vollwertige, nährstoffreiche Lebensmittel und solche mit niedriger glykämischer Last, pflanzliche Lebensmittel, gute Fette und hochwertige Eiweiße. Das allein hilft oft schon, Ihre Gesundheit drastisch zu verbessern. Wenn Sie sich dann immer noch unwohl fühlen und weitergehen möchten, dann folgen Sie den nächsten Schritten.
2. **Halten Sie 21 Tage lang eine Eliminationsdiät ein.** Wenn Sie gerade erst mit Ihrer Ernährungsumstellung beginnen, dann verzichten Sie als Erstes auf Weizen, Gluten, Milchprodukte und Zucker. Wenn Sie diese Lebensmittel bereits aus Ihrer Ernährung gestrichen haben, versuchen Sie, Soja, Getreide, Bohnen, Nachtschattengewächse, Eier und koffeinhaltige Getränke wegzulassen. Führen Sie jedes Lebensmittel nach und nach wieder ein, um festzustellen, ob sich irgendwelche Symptome zeigen. Ist dies der Fall, müssen Sie dieses Lebensmittel möglicherweise vorübergehend aus Ihrem Speiseplan streichen. Wenn Sie nach der Eliminationsdiät immer noch keine Verbesserung erzielen konnten, sollten Sie einen Test auf Lebensmittelunverträglichkeit durchführen lassen.
3. **Machen Sie die richtigen Tests.** Bitten Sie Ihren Arzt um folgende Tests: NMR-Lipidtest, Insulin und Glukose im nüchternen Zustand sowie Hämoglobin A1c. Bitten Sie ihn außerdem um ein Nährstoffblutbild, um festzustellen, ob Sie einen Mangel an wichtigen Vitaminen, Mineralien und Nährstoffen haben.
4. **Probieren Sie Gentests aus.** Es gibt viele großartige Testmöglichkeiten wie 23andMe und Genetic Genie, mit denen man herausfinden kann, welche Form der Ernährung für einen selbst am besten geeignet ist. Denn um in seine Hosen zu passen, müssen auch die Gene passen. [Anm. d. Verlags: Diese Tests sind in Europa und Deutschland zwar ebenfalls verfügbar, doch nicht so verbreitet wie in den USA. Die Rücksprache mit einer medizinischen Fachperson ist hier empfehlenswert.]
5. **Suchen Sie sich einen Arzt für funktionelle Medizin.** Wenn Sie das Gefühl haben, schon alles versucht zu haben, aber ohne Erfolg, dann ist es jetzt vielleicht an der Zeit, einen Arzt für funktionelle Medizin aufzusuchen.

PRINZIP 13

Alles auf neu: mit Bedacht reinigen und entgiften

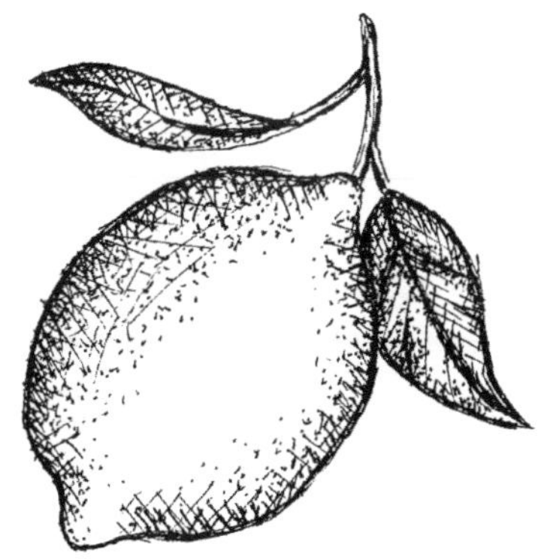

Die meisten Menschen haben die heilende Kraft von Nahrungsmitteln noch nicht selbst erfahren, aber es gibt keine wirksamere Medizin auf der Welt. Es ist die wichtigste Medizin, mit der ich meine Patienten behandle, und bei den meisten unserer häufig vorkommenden chronischen Erkrankungen wie Diabetes, Demenz, Depressionen, Autoimmunkrankheiten und Verdauungsstörungen wirkt Ernährung besser als fast jedes andere Medikament. Ein in funktioneller Medizin ausgebildeter Arzt kann Sie auf Ihrem Weg unterstützen, doch Sie können auch selbst viel tun. Nahrung kann Sie heilen.

Für die meisten von uns ist es am besten, mit einem einfachen Reset – alles auf neu – zu beginnen. Ich selbst mache das einmal zu jeder neuen Jahreszeit oder wenn ich auf Reisen war und mich träge und erschöpft fühle. Über die Jahre habe ich wirklich viele Entgiftungsansätze und Saftkuren ausprobiert, und auch wenn sie durchaus ihren Nutzen haben, sind sie nicht nachhaltig. Der beste Reset ist nicht schnell gemacht, sondern ist etwas, das Ihnen langfristig zum Erfolg verhilft. Ein Reset hilft Ihnen, den Zusammenhang zwischen dem, was Sie essen, und dem, wie Sie sich fühlen, zu verdeutlichen.

Deshalb habe ich einen 10-Tage-Reset entwickelt – ein Programm, das auf meinen Behandlungserfahrungen aus über 30 Jahren als funktioneller Mediziner gründet. Das Programm ist ein Neustart für Ihre Biologie, es reduziert Heißhunger, verringert Entzündungen, optimiert Ihre Darmgesundheit und unterstützt einen gesunden Blutzucker. Es handelt sich dabei um eine auf Vollwertkost basierende, niedrig-glykämische, entzündungshemmende, darmheilende, entgiftende Ernährungsform, die reich an sekundären Pflanzenstoffen ist. Ganz gleich, ob Sie mit Gewichtsverlust, Zuckersucht, Prädiabetes, dem metabolischen Syndrom oder dem FLC-Syndrom (Feel Like Crap) zu kämpfen haben – der 10-Tage-Reset funktioniert. Wenn wir unserem Körper die richtigen Informationen geben, dann gedeihen wir. Aber jeder von uns kommt auch mal vom Weg ab. Deshalb hören Sie nicht auf mich. Hören Sie auf Ihren Körper. Die Ergebnisse eines schlichten Resets sieht man nicht erst nach Wochen oder Monaten. Die ersten Veränderungen beginnen schon innerhalb weniger Tage. Sie werden es selbst in der Hand haben, wie Sie sich fühlen, anstatt sich in einem Nebel aus Symptomen und Verwirrung darüber zu verlieren, wie Ihre Ernährung Ihr Wohlbefinden beeinflusst.

Der Reset beruht auf einer Kombination aus Ernährung und Gewohnheiten, die für die Entgiftung und den Neustart Ihres Körpers entscheidend sind – was Sie essen, wann Sie essen, wann Sie schlafen. Schauen wir uns jeden Punkt etwas genauer an.

WAS SOLL MAN ESSEN?

Für den Heilungsprozess unseres Körpers ist Essen ein grundlegender Faktor. Der erste Schritt des Resets ist, potenziell schädliche Lebensmittel vom Speiseplan zu *streichen* und stattdessen eine

Fülle von echten, vollwertigen Lebensmitteln *aufzunehmen*. Das hat Ähnlichkeiten mit der Eliminationsdiät, die ich in Prinzip 12 besprochen habe. Der Schlüssel liegt darin, sich auf nährstoffreiche Lebensmittel zu konzentrieren und die Lebensmittel zu streichen, die Entzündungen und Zuckersucht fördern.

	Essen	*Nicht essen*
Rotes Fleisch, Geflügel und Eier	Huhn, Pute, Ente, Fasan, Cornish-Wildhuhn aus Weidehaltung; Eier aus Weidehaltung und Bio-Eier; Lamm, Rind, Bison, Hirsch, Strauß, Reh, Elch aus Weidehaltung	Huhn, Ente, Eier, Pute aus herkömmlicher Haltung; alle verarbeiteten Fleischsorten und Wurstwaren; herkömmlicher Speck, Rindfleisch, Hotdogs, Lammfleisch, Schweinefleisch, Wurst, Salami
Fisch und Meeresfrüchte	Sardellen, Venusmuscheln, Kabeljau, Krabben, Flunder/Seezunge, Hering, kleiner Heilbutt, Muscheln, Wildlachs (in Dosen oder frisch), Sardinen, Kohlenfisch, Garnelen, Jakobsmuscheln, Forelle	Größere Fische wie Heilbutt, chilenischer Wolfsbarsch, Thunfisch, Schwertfisch; Fisch aus Zuchtbetrieben
Nüsse und Samen	Nüsse: Mandeln, Paranüsse, Cashewnüsse, Haselnüsse, Macadamianüsse, Pekannüsse, Pinienkerne, Pistazien, Walnüsse, Rohkakao	Nüsse mit Zucker oder Schokolade, Nussaufstriche, die gehärtete Öle oder Zucker enthalten, Erdnüsse/Erdnussbutter
	Samen: Chiasamen, Leinsamen, Hanfsamen, Kürbiskerne, Sesam, Sonnenblumenkerne	
	Nuss-/Samenaufstriche und -mehl: ungesüßte Mandeln, Cashew, Pekannuss, Macadamia, Walnuss, Kokosnuss	
Öle	Ghee aus Weidemilch; Talg, Schmalz, Entenfett, Hühnerfett aus artgerechter Haltung; Avocadoöl aus biologischem Anbau; natives Kokosöl aus biologischem Anbau; Mandelöl; Leinöl; Hanföl; Macadamiaöl; natives Olivenöl aus biologischem Anbau (bei niedriger oder mittlerer Hitze); Sesamöl; Tahini; Walnussöl	Rapsöl, teilweise oder vollständig hydrierte Öle, Margarine, Erdnussöl, Sojaöl, Sonnenblumenöl, Distelöl, Transfette, Pflanzenöl, pflanzliches Backfett

Gemüse	Nicht stärkehaltig: Bio-Artischocken, Spargel, Avocado, Bohnensprossen, Brokkoli, Rosenkohl, Kohl, Blumenkohl, Sellerie, Gurke, Aubergine, Knoblauch, Ingwerwurzel, Palmherzen, Kohlrabi, Blattgemüse, Pilze, Zwiebeln, Paprika, Radicchio, Rettich, Steckrübe, Algen, Schalotten, Sommerkürbis, Tomaten, Rüben, Zucchini (unbegrenzt)	
	Stärkehaltig: Süßkartoffel, Winterkürbis, Kürbis (nicht mehr als eine halbe Handvoll pro Tag)	Mais, weiße Kartoffeln
Milchprodukte	Ghee aus Weidemilch	Alle Milchprodukte außer Ghee aus Weidemilch
Bohnen	Grüne Bohnen, grüne Erbsen, glutenfreie Sojasoße, Linsen, Miso, Natto, genfreies Soja, Tempeh, Kichererbsen, schwarze Bohnen, Zuckererbsen	Nicht genfreie Soja, Sojamilch, Sojabohnenöl, Erdnüsse/Erdnussbutter, Limabohnen, Baked Beans. Vermeiden Sie alle Arten von Bohnen bei Autoimmunerkrankungen, Prädiabetes oder Diabetes oder undichtem Darm.
Getreide	Quinoa (begrenzt auf eine halbe Tasse pro Tag)	Weizen, Gerste, Roggen, Reis, Amaranth, Hirse, Teff, Dinkel, Kamut, Hafer, Couscous und alle weiteren Glutenquellen
Früchte	Brombeeren, Heidelbeeren, Cranberrys, Kiwi, Zitronen, Limetten, Himbeeren (begrenzt auf eine halbe Tasse pro Tag) aus Bioanbau	Früchte mit hohem glykämischen Index: Bananen, Trockenfrüchte, Fruchtsaft, Weintrauben, Mangos, Ananas, Äpfel, Kirschen, Trauben, Nektarinen, Pfirsiche, Birnen, Erdbeeren
Zucker und Süßstoffe		Alle Zucker, Süßstoffe und künstlichen Süßstoffe
Getränke	Gereinigtes Wasser, Kräutertee, kohlensäurehaltiges und stilles Mineralwasser	Alkohol, Kaffee, Limonade, zuckerhaltige Getränke

WANN SOLL MAN ESSEN?

Das Intervallfasten, also die Nahrungsaufnahme während begrenzter Zeiträume, ist in den letzten Jahren sehr beliebt geworden, und das aus gutem Grund. Es hat sich gezeigt, dass Intervallfasten im Körper leistungsstarke Reparatur- und Heilungsmechanismen auslöst: Verlust von Organ- und Bauchfett, Zunahme der mageren Muskelmasse, Verringerung von Entzündungen und oxidativem Stress, Reparatur und Regeneration der Mitochondrien (der Energiefabriken unserer Zellen), Verbesserung der kognitiven Funktionen, Verbesserung der Autophagie (der Art und Weise, wie die Zellen Abfallstoffe beseitigen) sowie Vorbeugung von Krankheiten.

Intervallfasten bedeutet, innerhalb eines bestimmten Zeitfensters – zwölf, zehn oder acht Stunden – zu essen und die restlichen zwölf, 14 oder 16 Stunden des Tages gar nicht. Darum heißt die erste Mahlzeit des Tages auf Englisch „Break-fast" – das Fasten brechen. Wenn Sie um 18 Uhr zu Abend essen und um 8 Uhr frühstücken, fasten Sie 14 Stunden lang. Naschen und nächtliches Essen beeinträchtigen die Fähigkeit des Körpers, sich auszuruhen, zu reparieren und zu regenerieren. Beim Intervallfasten kommt es nicht darauf an, Kalorien zu reduzieren, sondern das Zeitfenster für die Nahrungsaufnahme zu begrenzen, um die körpereigene Reparatur zu optimieren. Sie können zum Beispiel alle Mahlzeiten zwischen sieben und 15 Uhr oder sieben und 17 Uhr einnehmen. Beim Intervallfasten ist es eigentlich egal, was Sie essen, aber der Erfolg ist noch viel besser, wenn sie es mit dem 10-Tage-Reset kombinieren.

Sehr enge Zeitfenster, zum Beispiel eine Nahrungsaufnahme nur innerhalb von acht Stunden, sind nicht unbedingt die beste Wahl, wenn Sie bereits dünn, chronisch erschöpft oder schwanger sind oder an einer Essstörung leiden. Es gibt jedoch eine Form des Fastens, die die meisten von uns jeden Tag praktizieren können und sollten – nämlich das Zwölf-Stunden-

Fenster: Zwölf Stunden sollten zwischen der letzten Mahlzeit des Tages und der ersten Mahlzeit des nächsten Tages liegen. Dieses Zwölf-Stunden-Fenster ermöglicht Ihrem Körper eine natürliche Ruhe- und Entgiftungsphase. Wenden Sie während Ihres 10-Tage-Resets das Zwölf-Stunden-Fenster an und erwägen Sie eine Ausweitung auf 14 oder sogar 16 Stunden, je nachdem, wie Sie sich fühlen.

WANN SOLL MAN SCHLAFEN?

Der circadiane Rhythmus regelt den Schlaf-Wach-Rhythmus und wird weitgehend durch Lichteinwirkung, Bewegung, Ernährung und Stress gesteuert – alles Dinge, die wir durch Änderungen unseres Lebensstils beeinflussen können. Ich glaube, dass Schlaf die am meisten unterschätzte Säule des Wohlbefindens ist. Für ein längeres Leben, mehr Energie, Konzentration und bessere Gesundheit des Gehirns, für die Verringerung des Risikos, an Alzheimer oder Demenz zu erkranken, für die Beseitigung von Giftstoffen, das Erinnerungsvermögen, die Heilung lebenswichtiger Organe und die Verbesserung der Lernfähigkeit ist Schlaf unerlässlich. Man denke nur daran, wie es einem am nächsten Tag geht, wenn man eine unruhige Nacht und schlecht geschlafen hat. Keine Ahnung, wie das für Sie ist, aber ich fühle mich dann am nächsten Tag absolut unbrauchbar. Eine Schlafroutine ist für die Wiederherstellung und Entgiftung des Körpers so wichtig, dass ich sie zu einem wesentlichen Bestandteil meines 10-Tage-Resets gemacht habe. Nur wenige einfache Gewohnheiten können Ihren Schlaf verändern. Folgen Sie während des 10-Tage-Resets diesen einfachen Regeln.

1. Setzen Sie sich einen Zeitpunkt, an dem Sie ins Bett gehen möchten, und versuchen Sie, sich daran zu halten. Ich weiß, dass ich jeden Tag gegen 21 Uhr langsam abschalten und um 22 Uhr im Bett sein möchte.

2. Stellen Sie Ihr Mobiltelefon auf Flugmodus, schalten Sie den Fernseher aus und legen Sie alle Geräte eine Dreiviertelstunde, bevor Sie ins Bett gehen, weg.
3. Nutzen Sie die verbleibende Zeit, um sich auf aktive Entspannung zu konzentrieren. Das kann Lesen sein, Tagebuch schreiben, Meditation oder ein sinnvolles Gespräch mit einem geliebten Menschen. Ich nehme gerne gegen 20.30 Uhr ein heißes Bad. Danach lese ich ein bisschen und schreibe etwas in mein Dankbarkeitstagebuch.
4. Sorgen Sie dafür, am Vormittag Sonnenlicht zu bekommen. Denn es stimmt, dass eine der besten Möglichkeiten, den circadianischen Rhythmus wiederherzustellen, darin besteht, sich morgens aktiv etwa 15 Minuten lang dem Sonnenlicht auszusetzen. Anstatt am Morgen als Erstes auf das Handy zu schauen, sollten Sie meditieren oder draußen spazieren gehen. Versuchen Sie, mehrmals täglich das Haus zu verlassen. Abends, kurz vor dem Schlafengehen, sollte die Beleuchtung gedimmt sein. Denn eine schwache Beleuchtung schickt unserem Körper das Signal, dass es Zeit zum Schlafen ist. Versuchen Sie es mal mit einer Blaulichtfilterbrille nach Sonnenuntergang.

Es gibt wirklich keinen Mangel an Reinigungs- und Entgiftungskuren, die dabei helfen sollen, das Gewicht zu reduzieren und sich schnell besser zu fühlen. Aber der wirkungsvollste, einfachste und angenehmste Reset steht jedem zur Verfügung, überall und zu jeder Zeit: indem man echtes, vollwertiges, frisches Essen zu sich nimmt und ein paar simple Gewohnheiten verinnerlicht. Die Grundursache der meisten modernen Krankheiten ist das Ergebnis von übermäßig verarbeiteten, süchtig machenden Lebensmitteln, die unsere Geschmacksnerven, die Chemie unseres Gehirns und den Stoffwechsel angreifen. Der 10-Tage-Reset aber funktioniert, und zwar, weil er all diese nahrungsähnlichen Substanzen und süchtig machenden Lebensmittel für nur zehn Tage entfernt, damit der Körper sich neu einstellen kann. Sie können es sich so vorstellen, dass Sie Ihren Körper wieder auf seine ursprünglichen Werkseinstellungen zurücksetzen.

WIE SIEHT ES MIT NAHRUNGS-ERGÄNZUNGSMITTELN AUS?

Jahrelang haben Mediziner empfohlen, alle Vitamine und Mineralien über die Nahrung aufzunehmen. Da die Rolle von Nährstoffen bei der Vorbeugung und Behandlung chronischer Krankheiten immer besser verstanden wird, empfehlen 72 Prozent der Ärzte ihren Patienten nun Nahrungsergänzungsmittel und 79 Prozent nehmen selbst Nahrungsergänzungsmittel ein.[27] Kardiologen empfehlen Fischöl und das Coenzym Q10. Gastroenterologen verschreiben darmheilende Probiotika. Unsere moderne, nährstoffarme Ernährung, ausgelaugte Böden, toxische Belastungen und erhöhte Anforderungen durch einen stressigen Lebensstil erschweren die Aufnahme von Nährstoffen aus unserer Nahrung. Ich rate nicht, was meine Patienten brauchen, sondern ich mache Tests. Die meisten meiner Patienten haben einen Mangel an einem oder mehreren wichtigen Nährstoffen. Fast 80 Prozent der US-Amerikaner haben einen Vitamin-D-Mangel oder zumindest unzureichenden Vitamin-D-Spiegel, der für das Immunsystem, den Knochenaufbau, die Stimmung und die Energie (sowie für die Vorbeugung und Behandlung von Covid-19) entscheidend ist. Ernährungsstudien im Auftrag der US-Bundesregierung haben ergeben, dass 92 Prozent der US-Amerikaner mindestens einen Vitamin- oder Mineralstoffmangel haben. Die häufigsten Mangelerscheinungen sind Omega-3-Fettsäuren, Vitamin D, Zink, Eisen, Folsäure und Magnesium. Jeder Nährstoff reguliert Hunderte von biochemischen Prozessen. Sowohl adipöse als auch diabetische Patienten sind diesbezüglich häufig unterernährt, und überraschenderweise haben gerade die fettleibigsten Patienten den größten Nährstoffmangel. Der Konsum nährstoffarmen Essens löst bei uns die Suche nach immer mehr Essen aus, um diese Nährstoffe zu finden. Studien zeigen, dass Menschen deutlich weniger essen, wenn sie nährstoffreiches, vollwertiges Essen statt verarbeiteter Lebensmittel zu sich nehmen. In einer Studie nahm eine Gruppe, die sich nur von verarbeiteten Lebensmitteln ernährte, pro Tag 500 Kalorien mehr zu sich als die Vergleichsgruppe, die sich von Vollwertkost ernährte, obwohl beide Gruppen die gleiche Menge an Proteinen, Fett, Kohlenhydraten, Zucker, Natrium und Ballaststoffen bekamen. Die Studienteilnehmenden der ersten Gruppe hatten nach mehr Nährstoffen in Lebensmitteln, die keine enthielten, gesucht, also aßen sie einfach weiter. Das ist wie die Suche nach Liebe an den falschen Stellen!

Um den Körper wieder ins Gleichgewicht zu bringen, sind Nährstoffe essenziell. Wir brauchen Nahrungsergänzungsmittel, um aufzublühen und wieder auf die Beine zu kommen, wenn wir mit chronischen Krankheiten zu kämpfen haben. Auf dem Markt gibt es jedoch jede Menge fragwürdiger Nahrungsergänzungsmittel. Sie sollten daher Ihre Ergänzungsmittel so behandeln wie Ihre Nahrungsmittel selbst – nur das Beste kommt in die Tüte! Ich empfehle ein hochwertiges Multivitamin- und Mineralstoffpräparat, Fischöl, Vitamin D, Magnesium und Probiotika zur täglichen Einnahme.

PRINZIP 13 – DAS NEHMEN SIE MIT

1. **Halten Sie sich zehn Tage lang an die Lebensmittel, die in der Tabelle mit „Essen“ gekennzeichnet sind.** Lassen Sie die Lebensmittel unter „Nicht essen“ weg.
2. **Halten Sie sich an das 12- oder 14-Stunden-Zeitfenster.** Essen Sie die letzte Mahlzeit des Tages spätestens zwei Stunden vor dem Zubettgehen und lassen Sie zwischen Abendessen und Frühstück mindestens zwölf oder 14 Stunden Abstand.
3. **Stellen Sie sich einen Schlafplan auf.** Halten Sie sich täglich an Ihre festgelegte Schlafenszeit. Schalten Sie mindestens 45 Minuten, bevor Sie zu

Bett gehen, Ihre elektronischen Geräte aus und verbringen Sie die Zeit vor dem Schlafengehen mit aktiver Entspannung, zum Beispiel mit einem heißen Bittersalz-Bad oder mit Yoga, tiefer Atmung oder Meditation.

PRINZIP 14

Schätzen Sie Risiken und Vorteile einer veganen Ernährung für sich ein

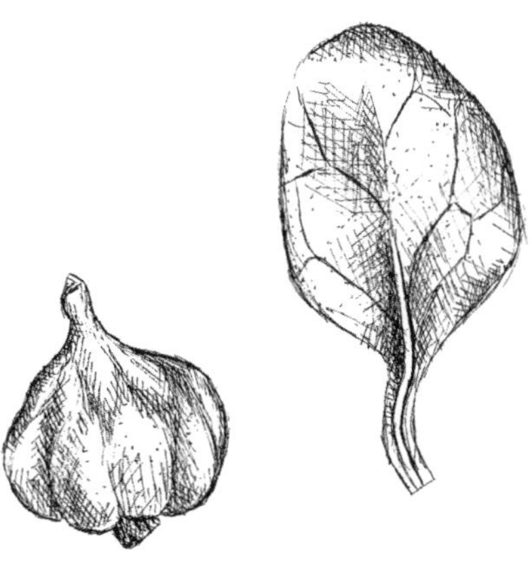

Die Auswirkungen einer veganen Ernährung im Vergleich zu einer omnivoren sind vielschichtiger, als dass Fleisch schrecklich für unsere Gesundheit und die Erde ist und eine vegane Ernährung uns vor Krankheiten und dem Klimawandel bewahren wird. Die Wissenschaft ist da eindeutig: Die Einbeziehung von Tieren in die Lebensmittelproduktion ist für die Wiederherstellung der Umwelt und des Klimas von entscheidender Bedeutung. In Prinzip 5 habe ich einen Überblick über die Wissenschaft von Fleisch und Gesundheit gegeben. Fleisch aus Mastbetrieben ist schlecht. Fleisch aus regenerativer Weidehaltung oder Wildfleisch im Rahmen einer pflanzen- und gewürzreichen Vollwerternährung fördert die Gesundheit und ist für Klima und Umwelt besser als eine rein pflanzliche Ernährung. Doch egal, ob aus ethischen, religiösen oder moralischen Gründen oder einfach nur aus Vorliebe – es gibt viele Menschen, die sich mit einer veganen Ernährung besser fühlen. Ist es möglich, vegan auf der Grundlage der peganen Ernährung zu essen? Ja. Ist es einfach? Nicht wirklich. Ich respektiere die Entscheidung, sich vegan oder vegetarisch zu ernähren. Ich war selbst über zehn Jahre lang Veganer. Und ich unterstütze meine veganen Patienten, die ihre Gesundheit optimieren möchten. In diesem Prinzip werde ich meine größten Bedenken gegenüber einer veganen Ernährung zusammenfassen und vorschlagen, wie Sie Ihre tierfreie Ernährung mit den richtigen Schritten optimieren können.

ERNÄHRUNGSDEFIZITE BEHEBEN

Eine vegane Ernährung kann zwar für viele Menschen gesund sein, ist aber oft mit Herausforderungen verbunden und erfüllt nicht die biologischen Bedürfnisse des Menschen. Per definitionem ist eine vegane Ernährung arm an bestimmten, lebenswichtigen Nährstoffen: Omega-3-Fettsäuren (DHA und EPA), Vitamin B12, Vitamin D, Jod, Eisen und Zink. Die Eiweißkonzentration und -qualität ist in pflanzlichen Lebensmitteln geringer als in tierischen Produkten und reicht möglicherweise nicht aus, um die Muskeln im Alter adäquat zu erhalten und aufzubauen.

Als praktizierender Arzt lese ich nicht nur die wissenschaftlichen Erkenntnisse, ich sehe auch meine Patienten und das ist ernüchternd. Vielen Vegetariern oder Veganern, die von der amerikanischen Ernährung mit verarbeiteten Lebensmitteln auf eine vollwertige, pflanzenbasierte Ernährung umstellen, geht es am Anfang blendend. Aber mit der Zeit entwickeln sie einen Vitamin- und Mineralstoffmangel und haben einen niedrigen Spiegel an essenziellen Omega-3-Fettsäuren (selbst wenn sie Lein, Hanf, Chiasamen und Walnüsse essen, die eine pflanzliche Omega-3-Quelle namens ALA enthalten, die nicht leicht in EPA und DHA umgewandelt wird). Sie beklagen häufig Energielosigkeit und eine schwache Libido. Selbst wenn sie abnehmen, können sie eine Insulinresistenz entwickeln, Muskelmasse verlieren und aufgrund der erhöhten Kohlenhydrat- und reduzierten Proteinzufuhr Prädiabetes bekommen. Und Veganern, die Junkfood wie Chips und Limo zu sich nehmen, geht es noch viel schlechter.

Ich setze mich für die Gesundheit aller Menschen ein, unabhängig von ihren ernährungsphilosophischen, moralischen oder ethischen Überzeugungen. Laboruntersuchungen sind unabdingbar. Wie sind Ihre Nährstoffwerte? Ziehen Sie in Erwägung, sich von einem Anbieter für funktionelle Medizin eine vollständige Ernährungsanalyse erstellen zu lassen. Meine bevorzugten Tests stammen von Genova Labs [Anm. d. Verlags: Mark Hyman nennt hier einen amerikanischen Anbieter, doch auch im deutschsprachigen Raum gibt es eine Vielzahl von Anbietern für diese Tests.] So erhalten Sie eine detaillierte Analyse der Vitamine, Mineralien, Fettsäuren, Antioxidantien, organischen Säuren und Aminosäuren und können Sie bei der Nahrungsergänzung unterstützen. Treffen Sie bei Ihrer Ernährung eine Entscheidung auf der Grundlage Ihrer Biologie, Ihrer Werte und Ihres Gefühls.

ESSEN SIE ECHTE LEBENSMITTEL, KEINE KÜNSTLICHEN

Jetzt Hand aufs Herz: Sind Sie der Typ Chips-und-Limo-Veganer oder ernähren Sie sich pflanzenreich? Schauen Sie ganz offen und ehrlich auf Ihre Ernährungsgewohnheiten. Ich stelle fest, dass die meisten jungen Erwachsenen, die sich gegen Tierquälerei einsetzen, in die Kategorie der Chips-und-Limo-Veganer fallen. In meiner Praxis klagen sie über Akne, starkes prämenstruelles Syndrom, Erschöpfung, Verdauungsprobleme oder Schlimmeres. Wenn wir uns dann ihre Ernährung ansehen, stelle ich fest, dass es mit raffinierten Cerealien, mit Stärke, Zucker und raffinierten Pflanzenölen nur so gespickt ist. Viele meiner Paleo-Patienten essen mehr frisches Obst und Gemüse als meine veganen Patienten!

Führen Sie ein Ernährungstagebuch. Schlechte Ernährungsgewohnheiten können heimtückisch sein – vielleicht ein paar

Haferflocken zum Frühstück, ein Sandwich zum Mittag und dann eine große Portion Pasta zum Abendessen. Das klingt nach Ihren Essensgewohnheiten? Dann ist der erste Schritt, diese neu einzustellen. Denken Sie daran, dass sich pegan zu ernähren heißt, echte, vollwertige Lebensmittel zu essen; es bedeutet, sich pflanzenreich zu ernähren. Verpflichten Sie sich selbst gegenüber, sämtliches „Frankenfood“ und alle lebensmittelähnlichen Substanzen aus Ihrer Ernährung zu streichen. Also: keine Fake-Fleischprodukte, keine hydrierten Produkte, keine verarbeiteten Lebensmittel mit pflanzlichen Ölen und kein veganes Süßgebäck oder Brot mit zahllosen Zutaten. Wenn Sie all das eliminiert haben, fügen Sie die guten Sachen hinzu. Ersetzen Sie Stärke (wie Brot, Nudeln und Reis) und Zucker durch veganes Eiweiß wie Tempeh, Tofu, Linsen und stärkearme Bohnen (wie Lupinibohnen) sowie durch nährstoffreiche Vollwertprodukte wie Quinoa, schwarzen Reis, Buchweizen, Amaranth und Teff. Befolgen Sie alle Prinzipien der peganen Ernährung, aber ohne tierische Produkte.

ESSEN SIE PROTEINE

Mein Freund, der Harvard-Forscher Dr. David Ludwig, hielt kürzlich in Indien (wo es einen hohen Anteil an Vegetariern gibt) einen Vortrag, in dem er darüber sprach, warum Typ-II-Diabetes, das metabolische Syndrom und Herzerkrankungen in Südasien auf dem Vormarsch sind. Althergebrachte, traditionelle Ernährungsweisen, die hauptsächlich vegetarisch waren, enthielten nicht die Mengen an Stärke und schlechten Fetten, die viele Vegetarier heutzutage zu sich nehmen. Stärke durch Gemüse, gute Fette und Proteine zu ersetzen, ist für Veganer unerlässlich.

Apropos Protein: Sie müssen eine Menge Bohnen essen (hallo, liebe Blähungen!), um dieselbe Menge Eiweiß einer Hähnchenbrust zu erreichen (zwei Tassen Bohnen entsprechen 120 Gramm

Hähnchenfleisch). Außerdem sind pflanzliche Proteine unvollständig beziehungsweise haben einen geringen Gehalt an bestimmten essenziellen Aminosäuren. Die Kombination aus Nüssen und Samen, Vollkornprodukten und Bohnen sorgt für ein ausgewogenes Verhältnis von Aminosäuren.

Ein vollständiges Protein enthält alle neun essenziellen Aminosäuren. Doch selbst gute pflanzliche Proteine haben einen geringen Anteil an verzweigtkettigen Aminosäuren, die für die Muskelsynthese nötig sind. Um eine konstante Proteinzufuhr bei meinen veganen Patienten (insbesondere Sportlern) zu gewährleisten, empfehle ich einen Proteinshake. Ich selbst mag Proteine aus Erbsen, Kürbis und Hanf. Achten Sie darauf, dass Ihr Proteinpulver ein vollständiges Aminosäureprofil aufweist, das insgesamt 2,5 Gramm Leucin sowie die anderen verzweigten Aminosäuren Isoleucin und Valin enthält. Leucin ist die wichtigste verzweigtkettige Aminosäure für den Muskelaufbau. Sie aktiviert die für die Muskeleiweißsynthese notwendigen Bahnen, was im Alter unerlässlich ist.

Neben guten veganen Proteinpulvern brauchen Sie für eine optimale Gesundheit auch Vitamin-, Mineralstoff- und Omega-3-Präparate. (Sie können vorgefertigte DHA (Docosahexaensäure) über Nahrungsergänzungsmittel auf Algenbasis erhalten).

Um gesund vegan zu leben, bedarf es einiger Grundlagen. Dabei sollte man immer damit beginnen, Stärke aus raffinierten Kohlenhydraten zu reduzieren und die Menge an Eiweiß und hochwertigen Fetten zu erhöhen.

PRINZIP 14 – DAS NEHMEN SIE MIT

1. **Essen Sie Vollwertkost auf pflanzlicher Basis und folgen Sie den Prinzipien der peganen Ernährung.** Unabhängig davon, ob Sie Veganer sind oder nicht, sollte der größte Teil Ihres Tellers – 75 Prozent sind das Ziel –

aus nicht stärkehaltigem Gemüse bestehen. Essen Sie grünes Blattgemüse, Paprika, Gurken, Brokkoli, Blumenkohl, Pak Choy und weitere nicht stärkehaltige Gemüsesorten.

2. **Bevorzugen Sie Vollkorngetreide anstelle von verarbeitetem Korn.** Ergänzen Sie Ihre Mahlzeiten durch eine halbe bis ganzen Tasse Vollkorngetreide wie braunen Reis, Wildreis, Quinoa oder Buchweizen.
3. **Halten Sie Ihren Insulinspiegel und Ihren Hunger durch den Verzehr von guten Fetten unter Kontrolle.** Essen Sie Avocados, Nüsse, Samen und extra natives Olivenöl.
4. **Essen Sie proteinreiche vegane Lebensmittel.** Meine Favoriten sind hier: Tempeh, Tofu, Linsen, Lupinibohnen und schwarze Bohnen.
5. **Trinken Sie zusätzlich einen Protein-Shake. Probieren Sie mal Proteinpulver auf Erbsen-, Kürbis- oder Hanfbasis.** Nehmen Sie zusätzlich ein BCAA-Ergänzungsmittel (verzweigtkettige Aminosäuren), um Muskeln aufzubauen. Einige Proteinpulver enthalten bereits ein volles Aminosäurenprofil.
6. **Nehmen Sie Nahrungsergänzungsmittel ein.** Idealerweise nehmen Sie ein Multivitaminpräparat, Vitamin D, Omega-3-Fettsäuren, Zink, Jod, Vitamin B12 und, insbesondere bei Menstruationsbeschwerden, Eisenpräparate ein.

PRINZIP 15

Essen für einen gesunden Darm

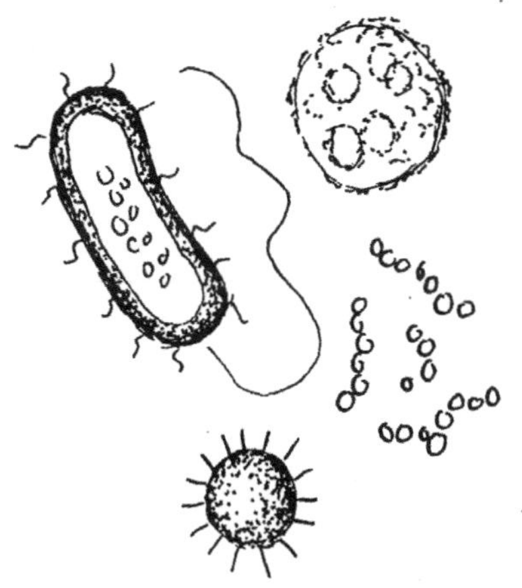

Das ist das Jahrzehnt – oder gar das Jahrhundert – des Mikrobioms. Wer hätte gedacht, dass das große Geschäft mal der Schlüssel zu Gesundheit, Gewichtsabnahme und Langlebigkeit sein würde? Hippokrates wusste es, als er sagte: „Alle Krankheit beginnt im Darm.“ Während die Wissenschaft des Mikrobioms noch in den Kinderschuhen steckt, behandeln Praktiker der funktionellen Medizin schon seit Jahrzehnten komplexe chronische Krankheiten dadurch, dass sie den Darm in Ordnung bringen – Autoimmunkrankheiten, Allergien, affektive Störungen, Diabetes, Herzkrankheiten, Krebs, Hautprobleme, Kopfschmerzen, Gewichtsprobleme, hormonelle Ungleichgewichte und sogar Autismus. In einer Studie reduzierte beispielsweise eine Stuhltransplantation die autistischen Symptome um 50 Prozent, eine Verbesserung, die langfristig anhielt.[28]

Das Mikrobiom, so wird es immer klarer, ist wahrscheinlich der wichtigste Regulator für unsere allgemeine Gesundheit. Es gibt 100 Billionen Mikroben im menschlichen Körper, zehnmal mehr als körpereigene Zellen und das Hundertfache der DNA. Wir haben 20.000 Gene. Das Mikrobiom enthält zwei bis fünf Millionen mikrobielle Gene, und alle stellen Proteine, Zellsignalmoleküle, Botenstoffe für Gesundheit oder Krankheit her. Manche Wissenschaftler schätzen, dass ein Drittel bis zur Hälfte aller Moleküle in unserem Blut aus mikrobiellen Stoffwechselprodukten stammen. Sie interagieren mit unseren Genen, Hormonen, dem Immunsystem, der Gehirnchemie und jedem einzelnen Prozess in unserer Biologie. Unsere Darmmikroben versorgen uns außerdem mit wichtigen Vitaminen: Vitamin K und Biotin.

Bedauerlicherweise ist unser Darmmikrobiom aber nicht mehr das, was es einmal war. Denn wir essen darmzerstörende Lebensmittel, führen einen darmzerstörenden Lebensstil und nehmen darmzerstörende Medikamente ein. Sie haben Lust darauf, giftiges Unkraut in Ihrem Darm anzubauen? Dann bieten Sie ihm eine Ernährung mit verarbeiteten Lebensmitteln, die viel Zucker und Stärke, Lebensmittelzusatzstoffe und das mikrobiomzerstörende Unkrautvernichtungsmittel Glyphosat enthalten, das bei 70 Prozent aller Nutzpflanzen eingesetzt wird. Unsere Ernährung ist dazu noch arm an Nahrung für die guten Keime: an präbiotischen Ballaststoffen und Polyphenolen (das sind all die bunten medizinischen Verbindungen in pflanzlichen Lebensmitteln). Darüber hinaus nehmen wir viel zu viele darmschädigende Antibiotika, Säureblocker, entzündungshemmende Mittel wie Ibuprofen, Hormone und Steroide ein. Hinzu kommen Umweltgifte aus unserer Nahrung, der Luft und dem Wasser. Unser innerer Garten ist nur noch ein trauriger Ort, an dem sich zu viele krankmachende und zu wenig heilende Keime tummeln.

Die schlechten Keime fördern Entzündungen, die die Wurzel des Übels bei fast allen chronischen Krankheiten und Fettleibigkeit darstellen. Sechzig Prozent des Immunsystems befinden sich im Darm, direkt unter einer hauchdünnen Schicht der Darmschleimhaut. Wenn wir diese Schicht unfreundlich behandeln, entwickeln wir einen „lecken“, undichten Darm, der es Nahrungsproteinen, Mikroben und mikrobiellen Toxinen ermöglicht, in unseren Blutkreislauf „zu lecken“, was unser Immunsystem veranlasst, diese fremden Eindringlinge zu bekämpfen. Die Biologie erleidet dann einen Kollateralschaden. Man nennt dies *Dysbiose* (im Gegensatz zur Symbiose), gemeint ist ein unausgewogenes Darmmikrobiom.

Täglich verstehen wir die Verbindung zwischen chronischer Erkrankung und Darmdysbiose besser. Mein eigener Weg in Richtung Verständnis ist aber nicht nur theoretisch. Mein eigener Darm hat mich viel darüber gelehrt, was schief läuft und wie man das beheben kann. Vor 25 Jahren schädigte eine Quecksilbervergiftung mein Darmmikrobiom, was zu einem schweren Reizdarmsyndrom, Blähungen und Durchfall führte. Das Quecksilber auszuleiten und meinen Darm wieder zu heilen half, aber ich musste noch mehr lernen.

Vor ein paar Jahren hatte ich wirklich sehr, sehr schwere Darmbeschwerden. Es war der perfekte Sturm, ein Dominoeffekt an Insulten. Los ging es mit einer üblen Wurzelbehandlung, die mit dem Antibiotikum Clindamycin unterstützt wurde. Clindamycin verursacht eine tödliche Darminfektion, bekannt als *Clostridium difficile*, an der jedes Jahr 30.000 Menschen sterben. Ich hatte rund um die Uhr Schmerzen, blutigen Stuhl, Durchfall, Fieber und Übelkeit, was schließlich zu einer ausgeprägten Colitis ulcerosa führte. Ach, und erwähnte ich, dass ich mir zur gleichen Zeit auch noch den Arm brach und wegen der Schmerzen entzündungshemmende Mittel einnahm, was wiederum eine schwere Gastritis auslöste? Mein Verdauungsapparat war eine einzige glühende entzündete Hölle von Darmeingang bis -ausgang. Fünf ganze Monate war ich platt und konnte nicht arbeiten, mich nicht konzentrieren oder auch nur eine E-Mail beantworten. Ich nahm 15 Kilo ab. Ich war so verzweifelt, dass ich hohe Dosen von Prednison, einem Steroid, einnahm, damit es mir besser ging. Es hat nicht funktioniert.

Mit Hilfe der Grundlagen der funktionellen Medizin habe ich mich intensiv mit innovativen Strategien zur Heilung und Wiederherstellung meiner Darmgesundheit beschäftigt.

Die Wissenschaft des Mikrobioms ist mittlerweile so weit und schnell vorangeschritten, dass ich eine sehr wirkungsvolle neue Methode entwickelt habe, um hartnäckige Darmprobleme zu lösen. Nach drei Wochen war meine Colitis verschwunden. Zusammen mit der Ernährung und allen anderen Instrumenten der funktionellen Medizin hat diese innovative Methode bei meinen Patienten mit Darmproblemen – vom leichten Reizdarm bis hin zu chronisch entzündlichen Darmerkrankungen – entscheidend gewirkt.

Seinen inneren Garten zu pflegen, hilft, einen undichten Darm zu heilen – die Wurzel der meisten entzündlichen und chronischen Krankheiten. Das hilft selbst bei Fettleibigkeit. Ohne eine Veränderung der Ernährung ist es so: Die Transplantation von Keimen einer dünnen Maus in eine dicke Maus sorgt dafür, dass die dicke Maus an Gewicht verliert. Stuhltransplantationen von gesunden Menschen auf Diabetiker verbessern den Zustand bei Diabetes![29] Mir ist klar, dass nicht jeder von uns eine Stuhltransplantation durchführen wird, aber hier sind drei Schritte, um selbst einen gesunden inneren Garten zu kultivieren.

Jäten: Weg mit darmzerstörenden Lebensmitteln und Medikamenten

Schlechte Keime lieben Zucker, Stärke und verarbeitete Lebensmittel. Verbannen Sie daher die folgenden Darmbomben.

- Hochverarbeitete beziehungsweise abgepackte Lebensmittel
- Raffiniertes Getreide, insbesondere Weizen, beziehungsweise sämtliche Getreidesorten und Bohnen, wenn Ihre Darmdysbiose schwerwiegend ist

- Gluten, Milchprodukte und andere Lebensmittel, auf die Sie empfindlich reagieren könnten
- Zucker, insbesondere Maissirup mit hohem Fruktosegehalt, künstliche Süßstoffe und Zuckeralkohole
- Raffinierte Öle und Fette, insbesondere Soja- und Maisöl
- Antibiotika, es sei denn, sie sind unvermeidlich
- Steroide
- Entzündungshemmer, einschließlich Ibuprofen, Naproxen und Aspirin
- Säureblocker, wie sie bei Magensäure-Reflux verschrieben werden
- Chronische Stressoren (Stress verursacht einen undichten Darm)
- Umweltgifte, insbesondere mit Glyphosat gespritzte Produkte wie Weizen und industrielle Soja- und Maisprodukte

Säen: Fügen Sie gute Keime hinzu

Nehmen Sie fermentierte beziehungsweise kultivierte Lebensmittel in Ihre Ernährung auf, zum Beispiel:

- Natürlich fermentiertes Sauerkraut
- Eingelegtes Gemüse (einschließlich Essiggurken)
- Kimchi (fermentiertes Gemüse oder Obst)
- Kefir (fermentierte Milch, idealerweise von Ziege oder Schaf – aber nur ungesüßt)
- Miso
- Glutenfreies Tamari
- Tempeh (fermentierter Sojakuchen)
- Tofu (der manchmal fermentiert wird)
- Natürlich fermentierte Sojasauce
- Nicht pasteurisierter Apfelessig
- Kokosjoghurt (ungesüßt)

Nähren: Unterstützen Sie das Wachstum gesunder Bakterien

Nehmen Sie sowohl präbiotische als auch ballaststoffreiche Lebensmittel für den Darm in Ihren Speiseplan auf.

Präbiotische Nahrungsmittel

(Wenn Sie eine bakterielle Überbesiedelung des Dünndarms haben, müssen diese Nahrungsmittel möglicherweise langsam eingeführt werden. Ein Zuviel davon auf einmal können Ihre Symptome verschlimmern.)

- Äpfel
- Artischocken
- Spargel
- Löwenzahn
- Topinambur
- Yambohne
- Zwiebeln, Knoblauch und Lauch
- Kochbananen und unreife Bananen
- Polyphenolreiche Lebensmittel wie Cranberry, Granatapfel und grüner Tee
- Meeresalgen

Ballaststoffreiche Nahrungsmittel

- Avocados
- Bohnen
- Beeren
- Brokkoli
- Rosenkohl
- Kohl
- Sellerie
- Gurke
- Feigen
- Grünkohl
- Linsen
- Nüsse und Samen, insbesondere gekeimte
- Oliven und Olivenöl
- Kürbis
- Spinat
- Erdbeeren

Bei schweren Fällen von Darmdysbiose, wie ich sie hatte, empfehle ich einen Super-Shake, der einen gestörten Darm schnell heilen kann. Meine Colitis war damit nach wenigen Wochen verschwunden. Ich habe meine 30-jährige Erfahrung mit den neuesten wissenschaftlichen Erkenntnissen über das Mikrobiom zusammengebracht und einen therapeutischen Cocktail entwickelt, der den Darm heilt und einige sehr wichtige, nützliche Bakterien züchtet, darunter vor allem *Akkermansia muciniphila. Akkermansia* unterstützt die schützende Schleimschicht, die einem undichten Darm vorbeugt. Niedrige Spiegel dieser wichtigen Bakterien werden mit Autoimmunkrankheiten, Fettleibigkeit, Diabetes, Herzerkrankungen und sogar Krebs in Verbindung gebracht. Ich hatte überhaupt keine Akkermansia-Bakterien mehr in meinem Darm. Sie können es (noch) nicht als Probiotikum einnehmen. Ballaststoffe helfen, aber *Akkermansia* gedeiht vor allem mit den bunten Polyphenolen, die in Cranberry, Granatapfel und grünem Tee enthalten sind.

Die Grundlage meines Shakes für den inneren Garten sind Polyphenole. Sie nähren die guten Keime und hemmen das Wachstum der schlechten Bakterien. Seit seiner Entwicklung habe ich diesen Shake Hunderten von Patienten verschrieben. Er ist meine Geheimwaffe, wenn alle anderen Versuche zur Heilung chronischer Krankheiten scheitern. Aber er eignet sich für jeden, der etwas für seine Darmgesundheit tun möchte.

Dr. Mark Hymans Darmgesundheits-Shake

1 Messlöffel Kolostrum Ihrer Wahl (gute Kolostrum-Produkte enthalten eine hohe Konzentration an Immunoglobulin G (IgG); 60 % sind ideal)

1 Messlöffel Akazienfaser (ein Präbiotikum)

1 Esslöffel Granatapfelkonzentrat

1 Esslöffel Cranberrykonzentrat

1 Teelöffel Matcha-Grünteepulver
1 Messlöffel Probiotikum Ihrer Wahl (ein gutes Probiotikum enthält eine Vielfalt an unterschiedlichen Bakterienstämmen)
1 Messlöffel Kollagenpulver
Alles mit einer Tasse Wasser vermischen oder im Mixer zusammenmischen und dann trinken.

[Hinweis d. Verlags: Die Mengenangaben im Rezept richten sich nach den Empfehlungen des Autors. Bitte achten Sie bei den entsprechend verwendeten Produkten auf die Angaben der Hersteller.]

Funktionelle Mediziner sind Darmexperten. Die Arbeit an der Wiederherstellung des Darms mit einem Arzt für funktionelle Medizin kann für Menschen mit resistenten oder schwierigen Symptomen den entscheidenden Unterschied machen. Vielleicht haben Sie eine Überbesiedelung von Bakterien oder Pilzen, einen Parasiten oder viel verstecktes Quecksilber. Dann brauchen Sie ein bisschen extra Unterstützung.

Ein Arzt für funktionelle Medizin kann den Zustand Ihres Darms mit Hilfe von Stuhltests und Atemtests, die eine Überwucherung mit schlechten Keimen anzeigen, mit Tests auf Nahrungsmittelunverträglichkeiten sowie mit maßgeschneiderten Diäten und Behandlungsplänen untersuchen. Mehr erfahren Sie auf ultrawellnesscenter.com. Dort können Sie mit meinem Team virtuell zusammenarbeiten. [Hinweis d. Verlags: Die Seite ist nur auf Englisch verfügbar.]

PRINZIP 15 – DAS NEHMEN SIE MIT

1. **Jäten.** Ernähren Sie sich pegan und verzichten Sie auf alle Zuckerarten, künstliche Süßungsmittel, stärkehaltige Mahlzeiten, Gluten und Weizen sowie verarbeiteten Lebensmittel. Wenn Sie an einer starken Bakterien-

oder Hefepilzüberwucherung oder Parasiten leiden, brauchen Sie möglicherweise einen Arzt für funktionelle Medizin.

2. **Säen.** Essen Sie Lebensmittel, die reich an Probiotika sind, zum Beispiel Tempeh, Sauerkraut, Miso und Kimchi. Oder nehmen Sie täglich ein Probiotikum ein.
3. **Nähren.** Essen Sie präbiotische und ballaststoffreiche Lebensmittel wie Knoblauch, Zwiebeln, Avocado und grünes Blattgemüse. Wenn Sie unter einer starken bakteriellen Besiedelung leiden, sollten Sie diese Lebensmittel langsam einführen. Leicht gekochtes Gemüse ist besser zu verdauen. Dämpfen, sautieren oder braten Sie Gemüse, statt es roh zu essen.

PRINZIP 16

Essen für ein langes Leben

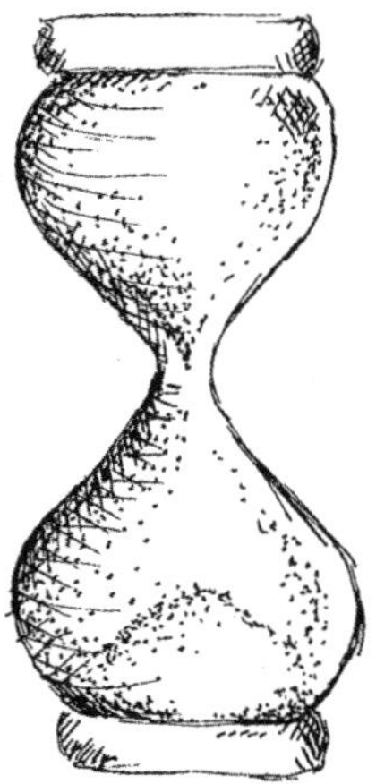

Kaum war ich 60 Jahre alt geworden, richtete sich mein Blick verstärkt auf Langlebigkeit. Ich möchte so lange wie möglich so gesund wie möglich sein. Ich weiß, dass es vielen von Ihnen ähnlich geht. Sie möchten ein langes, aktives, engagiertes, gesundes Leben führen und so spät wie möglich jung sterben.

LEBENSSPANNE KONTRA GESUNDHEITSSPANNE

Die meisten Menschen verbringen die letzten Jahrzehnte ihres Lebens (manchmal sogar noch länger) mit Funktionsstörungen, Behinderungen und dem Leiden an vermeidbaren und reversiblen Erkrankungen und nehmen haufenweise Tabletten. Wir sind kränker als je zuvor und zum ersten Mal in der Geschichte der Menschheit nimmt unsere Lebenserwartung ab, während unser Bauchumfang wächst.

Fortschritte im Gesundheitswesen, in der Chirurgie und in der Medizin versuchen, unsere Lebensspanne zu verlängern, aber wie steht es mit unserer Gesundheitsspanne? Die Lebensspanne bezeichnet die Dauer eines Lebens. Die Gesundheitsspanne umfasst die Jahre, in denen man ein gesundes, dynamisches Leben führt. Die Gesundheitsspanne sollte idealerweise der Lebensspanne entsprechen.

Die neue Wissenschaft der Langlebigkeit, die auf den Grundsätzen der funktionellen Medizin beruht, ist die Wissenschaft der Gesundheit und der wiederherstellenden, regenerativen Medizin. Es geht dabei nicht nur um die Behandlung von Krankheiten, sondern auch um den langfristigen Aufbau von Resilienz und Vitalität. Wenn Sie glauben, dass Ihre Gene gegen Sie sprechen, ist dies ein weiterer Grund, sich intensiv mit der Wissenschaft der Gesundheitsförderung zu beschäftigen.

Die große europäische EPIC-Studie (European Prospective Investigation into Cancer and Nutrition) hat ergeben, dass vier simple Verhaltensweisen das Risiko, an Alterskrankheiten (Alzheimer, Diabetes, Herzerkrankungen und Krebs) zu erkranken, drastisch senken können. Dazu gehören: nicht zu rauchen, dreieinhalb Stunden pro Woche Sport zu treiben, sich gesund zu ernähren und ein gesundes Gewicht zu halten. Allein die Einhaltung dieser vier Verhaltensweisen schienen 93 Prozent der Diabetesfälle, 81 Prozent der Herzinfarkte, 50 Prozent der Schlaganfälle und 36 Prozent aller Krebsfälle zu verhindern.[30] Kein Medikament der Welt kann das leisten. Mit diesen Grundpfeilern für eine gute Gesundheit müssen Sie starten.

Manche sagen, wenn man länger lebt, verbringt man mehr Zeit mit chronischen Krankheiten und körperlichen Einschränkungen und im Krankenhaus, was die Belastung für die Gesellschaft und unser Gesundheitssystem erhöht. Das stimmt nicht. Die berühmte Stanford-Studie von Dr. James Fries ergab, dass man ein langes, gesundes Leben führen und schmerzlos, schnell und ohne große

Kosten zu verursachen sterben kann, vorausgesetzt, man hält sein Idealgewicht, treibt Sport und raucht nicht.

EINHEITLICHE THEORIE DES ALTERNS

Die meisten Ärzte haben keine Ahnung, wie sie die Hauptursache des Alterns (und fast aller altersbedingten Krankheiten) diagnostizieren oder behandeln können. Dabei ist diese Ursache zu fast 100 Prozent reversibel. Sie heißt *Insulinresistenz* und ist der Auslöser von Herzerkrankungen, Diabetes, Krebs und Demenz. Sie treibt auch den Muskelabbau im Alter voran, was zu Sarkopenie führt und uns in eine rasante Spirale bringt, die uns in ein Stoffwechselchaos und alle möglichen Formen von Behinderungen stürzt. 88 Prozent der US-Amerikaner sind bis zu einem gewissen Grad von Insulinresistenz betroffen. 90 Prozent der Betroffenen werden aber nicht entsprechend diagnostiziert und haben keine Ahnung, dass sie erkrankt sind.

Wir konzentrieren uns darauf, diese oder jene Krankheit mit dieser oder jenen Tablette zu heilen. Das ist, als würde man den Boden wischen, während gleichzeitig das Waschbecken überläuft. Drehen Sie lieber den Wasserhahn zu. Das ist eine einheitliche Theorie des Alterns. Zwar sind schon viele innovative Therapien in Sicht, die unsere Biologie verbessern und den Alterungsprozess optimieren können, darunter solche mit Stammzellen, Exosomen, Peptiden, hyperbarem Sauerstoff, Ozon, mitochondrialen Boostern und Nahrungsergänzungsmitteln; doch wenn Sie sich nicht zuerst um die Insulinresistenz kümmern, werden Sie stromaufwärts gegen einem wilden Fluss aus Krankheiten und Funktionsstörungen anschwimmen.

Wie kommt es zu Insulinresistenz? Es ist ganz einfach: Durch den Konsum von zu viel Stärke (in Mehl, Nudeln, Brot, Reis und gemahlenem Getreide) sowie Zucker in jeglicher Form schüttet die Bauchspeicheldrüse Unmengen von Insulin aus. Die Zellen werden resistent gegen dessen Wirkung, so dass immer mehr Insulin benötigt wird, um den Blutzucker auf einem normalen Niveau zu halten. Irgendwann geht das nicht mehr und Sie bekommen Diabetes Typ II und eine ganze Reihe weiterer Probleme wie vermehrtes Bauchfett, Muskelabbau, Entzündungen, hormonelles Ungleichgewicht und Schädigungen des Gehirns. In den USA werden im Durchschnitt pro Jahr und Kopf knapp 69 Kilogramm Zucker und 60 Kilogramm Mehl gegessen. Insgesamt machen verarbeitete Lebensmittel 60 Prozent unserer Kalorien aus. Kein Wunder also, dass die Hälfte der Amerikaner über 60 eine Insulinresistenz hat. Aber es passiert auch Jüngeren. Es gibt Kinder, die schon im Alter von drei Jahren Typ-II-Diabetes entwickelt haben. Die Fettleber, die früher nur bei älteren Patienten oder Alkoholikern auftrat, hat nun auch dafür gesorgt, dass Limonade trinkende Teenager auf der Transplantationsliste stehen. Diese Kinder sind 17 und gehen schon auf die 70 zu.

Der beste Weg zu einem langen, gesunden Leben ist die Kontrolle über den eigenen Blutzucker und das Insulin. Ein prominenter Harvard-Kardiologe sagte einmal: Wenn man eine Gruppe von Hundertjährigen mit perfekten, nicht verstopften Arterien fände, hätten sie eines gemeinsam: Sie wären insulinempfindlich und ihre Zellen bräuchten nur sehr wenig Insulin, um den Blutzucker zu steuern. Die meisten Ärzte überprüfen die Insulinwerte nicht im Nüchternzustand beziehungsweise nach einer Zuckerbelastung. Sie möchten den perfekten Test, um zu sehen, wie Sie altern? Hier ist er.

Die pegane Ernährung ist die perfekte insulinempfindliche Ernährungsform. Für einige von Ihnen, deren Stoffwechselgesundheit bereits angegriffen ist, kann es entscheidend sein, den Stoffwechsel zu verbessern, indem Sie für einige Monate oder sogar ein Jahr ganz auf Stärke und Zucker verzichten. Mit der Zeit werden Sie durch den Verzicht auf diese Lebensmittel insulinempfindlicher und können sich langsam wieder an den Verzehr von stärkehaltigen Gemüsesorten, Obst, Bohnen und Vollkornprodukten gewöhnen.

Zusätzlich zum Verzicht auf Stärke und Zucker ist es sehr wichtig, mehr gute Fette und schützende, krankheitsbekämpfende Nahrungsmittel zu sich zu nehmen. Die polyphenolreichen Lebensmittel, die ich in diesem Buch immer wieder erwähnt habe, helfen bei der DNA-Reparatur, fördern die Stammzellenproduktion, reduzieren Entzündungen, stärken die Immunität und laden die Mitochondrien (unsere Energiefabriken, die für ein gutes Altern unerlässlich sind) auf.

PROTEIN MACHT JUNG

Mit zunehmenden Alter verlieren wir Muskelmasse und bekommen mehr Fett, selbst wenn sich das Gewicht an sich nicht ändert. Es ist wie bei einem marmoriertem Rib-Eye-Steak im Vergleich zu einem Filet Mignon. Muskelschwund ist sowohl der Grund als auch das Ergebnis von Insulinresistenz. Die Ernährung spielt bei der Gesundheit der Muskeln eine sehr wichtige Rolle. Ohne eine ausreichende Zufuhr von hochwertigen Muskelbausteinen, nämlich Eiweiß, kann man keine Muskeln aufbauen, vor allem nicht im Alter. Eine Studie nach der anderen bringt gesundes Altern und den Erhalt der Muskelmasse mit einer proteinreichen Ernährung in Verbindung. Rotes Fleisch ist am besten.[31] Danach Huhn, dann Fisch. Bohnen stehen auf der Liste ganz unten. Pflanzliche Proteine müssen mit zusätzlichen Aminosäuren ergänzt oder mit tierischem Eiweiß kombiniert werden, um den Muskelaufbau zu gewährleisten. Bewegung und die Einnahme von Omega-3-Fettsäuren kurz vor der Proteinzufuhr können die Muskelsynthese ebenfalls steigern.[32] Ziegenmolke-Proteinpulver ist eine gute Alternative für all jene, die auf Kuhmilch und Fleisch verzichten wollen.

Schließlich gibt es noch ein paar Tricks, um die biochemischen und metabolischen Merkmale des Alterns umzukehren, also jene, die die Insulinresistenz wieder erhöhen, Entzündungen verringern, Antioxidantien fördern, die Mitochondrien verjüngen, die Stammzellenproduktion ankurbeln, die kognitiven Funktionen verbessern, Muskeln aufbauen und so weiter. Diese haben nichts damit zu tun, was man isst, sondern damit, wann man dies tut. Wie in Prinzip 13 aufgeführt, sind zeitlich begrenzte Essenszeiten, Intervallfasten und die Beschränkung von Kalorien nachweislich gute Methoden, um fast alle Anti-Aging-Mechanismen in Ihrem Körper zu aktivieren. Arbeiten Sie mit einem Therapeuten zusammen, um herauszufinden, welche Methode für Sie geeignet ist. Fangen Sie damit an, mindestens ein Zwölf-Stunden-Fenster zwischen Abendessen und Frühstück zu etablieren.

Unabhängig von Ihrem Alter sollten Sie sich auf Langlebigkeit und den Erhalt von Kraft, Vitalität und Energie konzentrieren.

PRINZIP 16 – DAS NEHMEN SIE MIT

1. **Konzentrieren Sie sich darauf, Ihre Insulinresistenz wiederherzustellen.** Ein Nüchternblutzuckerspiegel von 100 bis 125 mg/dL beziehungsweise ein Hämoglobin-A1c-Wert zwischen 5,7 und 6,5 Prozent gilt als Prädiabetes. Der ideale Blutzucker liegt zwischen 70 und 85 mg/dL. Bitten Sie Ihren Arzt, Ihren Nüchterninsulinwert zu überprüfen. Dieser Wert sollte unter 5 µIE/dL liegen. Außerdem sollte ein Ein- und Zwei-Stunden-Spiegel nach einer 75-mg-Glukosebelastung überprüft werden. Dieser Wert sollte weniger als 30 µIE/dL betragen.

   Ihr Arzt ist es vielleicht nicht gewohnt, diesen Test anzuordnen, aber wenn Sie den Verdacht hegen, dass Ihr Stoffwechsel nicht gerade tipptopp ist, sollten Sie darauf bestehen. Falls Ihre Marker außerhalb der Norm liegen: Werden Sie jetzt aktiv! Streichen Sie sämtliche Arten von Zucker und raffinierten Stärken aus Ihrem Speiseplan, einschließlich Brot, Nudeln, Reis und Kartoffeln. Stress kann ebenfalls zu Insulinresistenz führen, also sollten Sie lernen, loszulassen mittels Meditation, Yoga und anderen Entspannungstechniken. Bewegen und kräftigen Sie sich. Hochintensives Intervalltraining, kurze Trainingseinheiten mit maximaler Intensität wie Sprinten sowie Muskelaufbau mit Gewichten oder dem eigenen Körpergewicht sind der Schlüssel zur Optimierung Ihres Stoffwechsels und zum Erhalt und Aufbau von Muskeln.

2. **Legen Sie Ihr Augenmerk auf krankheitsbekämpfende Lebensmittel.** Folgen Sie den Prinzipien der peganen Ernährung und achten Sie ganz besonders darauf, viele krankheitsbekämpfende und schützende Lebensmittel in Ihre Ernährung zu integrieren. Zu meinen Favoriten gehören grünes Blattgemüse und polyphenolreiche Lebensmittel wie Cranberrys, Brombeeren, wilde oder biologisch angebaute Blaubeeren, Granatäpfel und grüner Tee. Farbintensive pflanzliche Lebensmittel sollten auf jeden Fall den Großteil Ihrer Ernährung ausmachen. Die Verbindungen in farbenreichen pflanzlichen Lebensmitteln sind für ein langes Leben unerlässlich. Nehmen Sie auch Lebensmittel zu sich, die die Stammzellenproduktion fördern, DNA-Schäden reparieren und die Immunität unterstützen, wie Kurkuma, Vitamin-C-reiche Lebensmittel, Kreuzblütler (wie Brokkoli) und Austern.
3. **Bauen Sie Muskeln auf.** Ich habe Fitnessstudios nie gemocht. Am liebsten war ich draußen unterwegs, aber mit 60 habe ich in den sauren Apfel gebissen und mir einen Trainer gesucht und mit Krafttraining begonnen. Die Zunahme an Kraft und Muskeln hat mich überrascht. Selbst meine Rückenschmerzen verschwanden, je kräftiger meine Körpermitte wurde. Je älter wir werden, desto höher ist das Risiko zu stürzen und sich zu verletzen. Alle mit Sarkopenie (Muskelschwund) einhergehenden Probleme wie schwächere Muskeln, schlechtere Funktionen, geringere Sexualhormone, hoher Insulinspiegel, Verschlechterung des Cholesterinspiegels und hoher Blutzucker beginnen in den Dreißigern und Vierzigern. Die einzige Möglichkeit, das zu verhindern, ist Gewichtstraining. Suchen Sie sich einen Trainer oder bitten Sie in Ihrem Fitnessstudio um Unterstützung. Fangen Sie klein an und arbeiten Sie sich hoch zu immer mehr Gewicht. Fitness-

bänder und Körpergewichtsübungen eignen sich ebenfalls gut für den Muskelaufbau.

4. **Integrieren Sie begrenzte Essenszeiten oder Intervallfasten in Ihren Tagesablauf.** Versuchen Sie, ein Fastenintervall von zwölf Stunden einzuhalten. Essen Sie nichts mehr nach dem Abendessen und halten Sie zwölf Stunden ohne Nahrungsaufnahme bis zum Frühstück ein. Und versuchen Sie zweimal die Woche oder häufiger eine 16-stündige Unterbrechung, wenn das für Sie funktioniert. Ich empfehle außerdem, einmal im Monat 24 Stunden lang zu fasten, vor allem dann, wenn Sie übergewichtig beziehungsweise überfettet (äußerlich dünn, aber innerlich fett) sind oder Ihr Stoffwechsel nicht in Ordnung ist.

Wenn Sie mit diesen vier Gewohnheiten anfangen, sind Sie auf dem richtigen Weg zu besserer Gesundheit. Denken Sie daran: Sie können in jedem Alter jung werden!

PRINZIP 17

Gutes Essen hebt die Stimmung

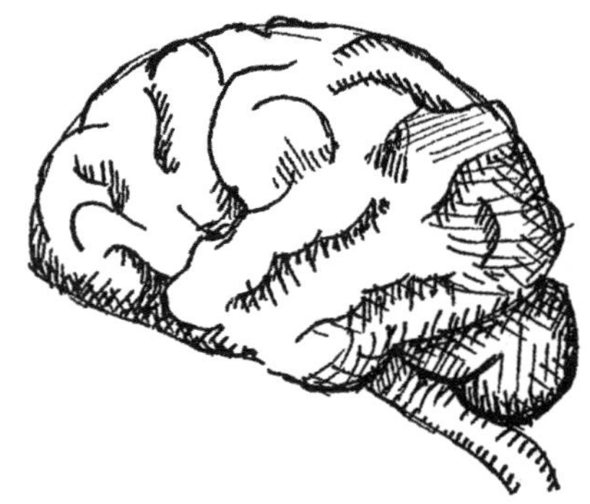

2020 standen wir in den USA vor vielen Herausforderungen: Zu einer Pandemie und einem mangelhaften Gesundheitssystem gesellten sich ökonomische, soziale und ethnische Ungleichheiten. Viele verloren ihre Arbeitsplätze oder ihre Unternehmen. Manche erkrankten tragisch. Depressionen sind nun die vierthäuftigste Erkrankung in der Welt und Ursache Nummer eins für Arbeitsunfähigkeit. Wir haben viel durchgemacht und müssen uns in dieser Phase stützen. Man kann es glauben oder nicht: Ernährung ist ein starkes Element, um unsere Stimmung und die Gesundheit unseres Gehirns zu verbessern. Essen kann uns tatsächlich glücklicher machen.

Es mehren sich die Stimmen in der Wissenschaft, die eine Verbindung zwischen Ernährung und der Gesundheit des Gehirns bestätigen. Jede einzelne Störung des Gehirns – Depressionen, Angstzustände, ADHS, Autismus, Demenz, Verhaltensstörungen, Gewalt oder einfach nur der altbekannte „Nebel im Kopf" – steht mit Ernährung in Verbindung und oft auch mit den Auswirkungen unserer Ernährung auf das Darmmikrobiom. Die meisten Menschen erkennen diese enge Verbindung zwischen dem, was wir essen, und unseren Hirnfunktionen jedoch nicht. Kopf und Körper sind ein einziges dynamisches bidirektionales System. Was man dem einen antut, hat einen enormen Einfluss auf den anderen. All diese Inputs gilt es zu optimieren und von schlechten Einflüssen zu befreien.

Das kann so einfach sein wie bei einem meiner Patienten, der täglich um drei Uhr nachmittags Panikattacken bekam. Er war ein umtriebiger Mann aus der New Yorker Finanzwelt, der den ganzen Tag arbeitete und die ganze Nacht aß, trank und feierte. Nachts aß er so viel, dass er am nächsten Tag erst spät wieder etwas zu sich nahm. Er hatte einen dicken Bauch, Insulinresistenz und Hypoglykämie. Sein Blutzucker fuhr Achterbahn. Ein niedriger Blutzucker ist lebensbedrohlich und setzt sämtliche Paniksignale in Gang – einen erhöhten Herzschlag, schweres Atmen, Schwitzen und das Gefühl, dass man stirbt, was tatsächlich passieren kann, wenn man nicht etwas isst. Ich brachte ihn dazu, tagsüber zu essen und nicht nachts. Außerdem strich er Zucker und Stärke aus seiner Ernährung und verringerte seinen Alkoholkonsum – seine Panikattacken verschwanden sofort.

DIE VERBINDUNG ZWISCHEN ERNÄHRUNG, STIMMUNG UND VERHALTEN

Seit ich 2008 *The UltraMind Solution* über die Wirkung des Körpers auf den Geist geschrieben hatte, sind ganz neue Forschungsfelder und wissenschaftliche Fachbereiche wie Ernährungspsychiatrie (in Havard) und Stoffwechselpsychiatrie (in Stanford) entstanden. Studien zeigen, dass der schlichte Austausch von verarbeiteten, zucker- und stärkehaltigen Lebensmitteln gegen Vollwertkost (Früchte, Gemüse, Olivenöl, Nüsse und Samen, Hülsenfrüchte und etwas Fleisch – also die pegane Methode) bei der Behandlung von Depressionen effektiv ist, tatsächlich sogar 400 Prozent wirksamer als der typisch westliche Ernährungsstil.[33] Weitere Untersuchungen zeigen, dass Kinder mit gewalttätigem Verhalten sich wandeln, sobald sie statt verarbeiteten Lebensmitteln Vollwertkost zu sich nehmen. Eine Studie über gewalttätige Jugendliche ergab, dass allein die Gabe eines Vitamin- und Mineralstoffpräparats die Zahl der Gewalttaten um 91 Prozent im Vergleich zur Kontrollgruppe reduzierte.[34] Warum waren die Jugendlichen gewalttätig? Ihren Gehirnen fehlten Nährstoffe, die Stimmung und Verhalten regulieren, darunter Eisen, Magnesium, Vitamin B12 und Folsäure.

Die medizinische Praxis kommt nur langsam hinter der Forschung her, aber um sich besser, ruhiger und glücklicher zu fühlen, muss man nicht warten. Was Sie heute essen, kann Ihre Stimmung aufhellen, Ihre Entscheidungsfähigkeit verbessern und Sie mitfühlender machen. Leider schlagen die meisten von uns aus diesen Wahrheiten kein Kapital. Stattdessen rennen sie zu Ärzten, die ihnen erzählen, dass sie depressiv seien. Warum – darauf geben die Mediziner keine Antwort. Sie verschreiben Fluoxetin, aber Depressionen sind kein Mangel an einem Medikament. Eine Medikation kann zwar für viele lebensrettend sein (wenngleich sie für die meisten mit milden oder moderaten Depressionen nicht effektiv sind. Aber wie wäre es, der Sache auf den Grund zu gehen?

Depressionen und Angstzustände sind lediglich Namen, die einer ganzen Sammlung von Symptomen gegeben wurden, doch viele Faktoren können jedes einzelne Symptom auslösen. Manche mögen einen Mangel an Vitamin B12 haben. Andere leiden an Schilddrüsenunter- oder -überfunktion. Wiederum andere haben zu wenig Vitamin D oder Darmfunktionsstörungen. Neuere Forschungen bringen Depressionen und Angstzustände eindeutig mit Entzündungen im Gehirn in Verbindung. Der Schlüssel zur Heilung liegt nicht in der Einnahme von Medikamenten, um die Symptome zu unterdrücken, sondern in der Suche nach der eigentlichen Ursache. Warum haben

Sie eine Entzündung? Die zwei wichtigsten Gründe sind einerseits eine Ernährung mit verarbeiteten, hochzuckrigen, stärkereichen Lebensmitteln und andererseits ein Ungleichgewicht der Darmflora (das ebenfalls durch die Ernährung, Umweltgifte wie Glyphosat und die übermäßige Einnahme bestimmter Medikamente verursacht wird). Ja, nehmen Sie Medikamente ein, wenn es erforderlich ist. Aber gehen Sie auch in eine andere Richtung. Die Studienlage ist eindeutig: Ernährung und Bewegung funktionieren oft besser als Medikamente, und sie haben ausschließlich gute Nebenwirkungen. Gehen Sie zu einem Arzt, der funktionelle Medizin praktiziert. Und graben Sie ein bisschen tiefer.

EINE ERNÄHRUNG, DIE IHR GEHIRN STÄRKT

Das Gehirn ist resilient und kann sich unter den richtigen Bedingungen erholen und heilen. Das habe ich bei Tausenden von meinen Patienten immer wieder erlebt. Wir essen viele Sachen, die schlecht für unsere Stimmung und unser Gehirn sind, darunter ein Übermaß an Zucker, raffinierten Kohlenhydraten und schlechten Fetten. Wir essen viel zu wenig gute Fette, schützende Nahrungsmittel und Nährstoffe. Wir schlafen zu wenig, bleiben abends zu lange wach und stressen uns zu sehr. Wie kriegen wir dieses innere Feuer unter Kontrolle?

Fangen Sie damit an, raffinierten Zucker, verarbeitete Kohlenhydrate und künstliche Süßstoffe aus dem Speiseplan zu streichen. Sorgen Sie dafür, dass Ihr Blutzucker im Lot ist. Das bedeutet, während des Tages und nicht spät in die Nacht hinein zu essen. Lassen Sie keine Mahlzeiten aus, wenn Sie den Verdacht haben, dass Ihr Blutzuckerspiegel Schwankungen unterliegt. Haben Sie schon mal eine Mahlzeit ausgelassen und sich dann müde und erschöpft gefühlt, mit Herzklopfen, Schwindel und Konzentrationsschwäche? Ihr Körper nimmt an, dass Sie sterben. Nehmen Sie sich daher die Zeit, ausgewogene Mahlzeiten für das Frühstück, Mittag- und Abendessen zuzubereiten. Sorgen Sie bei jeder Mahlzeit für eine gesunde Dosis an Protein, vollwertigen Kohlenhydraten und Fetten. Der Verzehr guter Fette hilft, Heißhungerattacken zu vermeiden, und beugt Blutzuckerabstürzen vor. Vermeiden Sie Alkohol und stark koffeinhaltige Getränke. Wenn Sie innerhalb begrenzter Zeiträume essen, müssen Sie sicherstellen, dass Sie genügend langsam verbrennende Brennstoffe wie Fett und Eiweiß in Ihre Ernährung integrieren.

Wenn es bei meinen Patienten um Störungen des Gehirns geht (Angst, Depressionen, Gedächtnisverlust, ADHS), sind Ernährungsmängel immer der Punkt, den ich mir zuerst anschaue. Ein Mangel an einem wichtigen Nährstoff kann zu schwierigen Symptomen führen, daher ist es wichtig, mit einem Arzt zusammenzuarbeiten und ein umfassendes Blutbild erstellen zu lassen. Die häufigsten Mangelerscheinungen, die ich in Bezug auf Störungen des Gehirns feststelle, betreffen Omega-3-Fettsäuren, Magnesium, Vitamin D, Zink, Selen und B-Vitamine. Vor allem Omega-3-Fettsäuren sind für die Gesundheit des Gehirns entscheidend. Sechzig Prozent des Gehirns bestehen aus DHA, einer wichtigen entzündungshemmenden Omega-3-Fettsäure. „Brennt" Ihr Gehirn, dann haben Sie wahrscheinlich einen Fettmangel. Omega-3-Fettsäuren bilden die Grundstruktur der Zellmembranen. Wenn Sie keine gesunden Zellmembranen haben, können die körpereigenen Botenmoleküle nicht kommunizieren und Ihre Gesundheit wird darunter leiden.

Wenn Sie Symptome von Depressionen, Angstzuständen, Stimmungsschwankungen, Reizbarkeit oder ADHS haben, sollten Sie sich auf Nährstoffmängel untersuchen lassen. In 90 Prozent aller Fälle, so meine Erfahrung, haben Patienten mit diesen Symptomen einen Mangel an mindestens einem wichtigen Nährstoff.

Und in der Zwischenzeit verfolgen Sie die pegane Ernährungsform. Essen Sie viel Gemüse, etwas Obst (vor allem zuckerarmes, nährstoffreiches Obst), Vollkorngetreide (kein Mehl), Nüsse und Samen, stärkearme Bohnen und Hülsenfrüchte und etwas hochwertiges rotes Fleisch, Geflügel und Fisch. Legen Sie Ihr Augenmerk auf

Lebensmittel, die sich nachweislich auf die Stimmung auswirken und die Symptome von Depressionen und Angstzuständen verringern – also Lebensmittel, die reich an Omega-3-Fettsäuren, Zink, Magnesium, Vitamin D, Antioxidantien und B-Vitaminen sind.

Hier sind meine bevorzugten stimmungshebenden Nahrungsmittel:

Nahrungsmittel	*Nutzen fürs Gehirn*
Fetter Fisch und Meeresfrüchte wie Lachs und Austern	Fisch ist Nahrung fürs Gehirn. Der Verzehr der in Fisch enthaltenen Omega-3-Fettsäuren (EPA und DHA) wird mit einem geringeren Auftreten von Depressionen und anderen Störungen des Gehirns in Verbindung gebracht.
	Austern enthalten eine gesunde Dosis an B12, Zink und Omega-3-Fettsäuren, damit gehören sie zu meinen Lieblingsnahrungsmitteln für das Gehirn.
Beeren	Anthocyane verleihen den Beeren ihre tiefviolette und blaue Farbe und können nachweislich depressive Symptome verringern und die kognitiven Funktionen verbessern. Ich versuche, täglich entweder Heidelbeeren oder Brombeeren zu essen.
Ballaststoffreiche und fermentierte Nahrungsmittel	Der Darm wird auch das zweite Gehirn genannt. Um der Verbindung zwischen Darm und Gehirn die nötige Aufmerksamkeit zu geben und sie zu optimieren, sollten Sie Ihr Augenmerk auf darmheilende Lebensmittel richten, darunter grünes Blattgemüse und fermentierte Lebensmittel wie Sauerkraut.
Grüner Tee	Die im grünen Tee enthaltenen Phenole können depressive Symptome verringern. Wenn Sie also auf der Suche nach einem Polyphenol-Punch sind, trinken Sie täglich eine Tasse grünen Tee.
Nüsse und Samen	Nüsse und Samen enthalten Tryptophan, die Vorstufe von Serotonin, unserem Glücksbotenstoff. Tryptophan ist außerdem die Vorstufe von Melatonin, dem Schlafhormon, das uns nachts zu einem tiefen, erholsamen Schlaf verhilft – es ist entscheidend für die Gesundheit des Gehirns!

Wenn Sie vermuten, dass ein tieferliegendes Problem die Ursache für Ihre Gemütsstörung ist, zum Beispiel ein Nährstoffmangel oder eine Autoimmunerkrankung, sollten Sie einen zugelassenen Therapeuten oder Psychiater und einem Arzt für funktionelle Medizin aufsuchen, um der Ursache Ihrer Symptome auf den Grund zu gehen. Es berührt und inspiriert mich zu sehen, wie Patienten sich nach jahrelangen Depressionen und Angstzuständen durch ein bisschen Detektivarbeit und ein paar Veränderungen besser fühlen.

PRINZIP 17 – DAS NEHMEN SIE MIT

1. **Sorgen Sie für einen ausgewogenen Blutzuckerspiegel.** Lassen Sie keine Mahlzeiten aus und essen Sie zu jeder Mahlzeit eine handtellergroße Portion Eiweiß, gesunde Fette und pflanzliche Lebensmittel. Ein unausgeglichener Blutzuckerspiegel allein reicht schon aus, um depressiv, ängstlich, vergesslich oder zerstreut zu sein.
2. **Essen Sie Lebensmittel, die das Gehirn stimulieren.** Legen Sie Ihr Augenmerk auf Fette aus Fisch, auf Beeren, ballaststoffreiche Lebensmittel, Nüsse und Samen sowie auf grünen Tee, wenn Sie Koffein vertragen.
3. **Graben Sie tiefer.** Arbeiten Sie mit Arzt oder Heilpraktiker zusammen, um herauszubekommen, wo Sie Nährstoffdefizite haben, die bei Störungen des Gehirns üblicherweise auftreten.
4. **Erwägen Sie eine Nahrungsergänzung mit einem guten Multivitaminpräparat,** das B6, Folsäure und B12 enthält, sowie die Einnahme von Vitamin D, Magnesium und Omega-3-Fettsäuren.

PRINZIP 18

So wird gesunde Ernährung erschwinglich

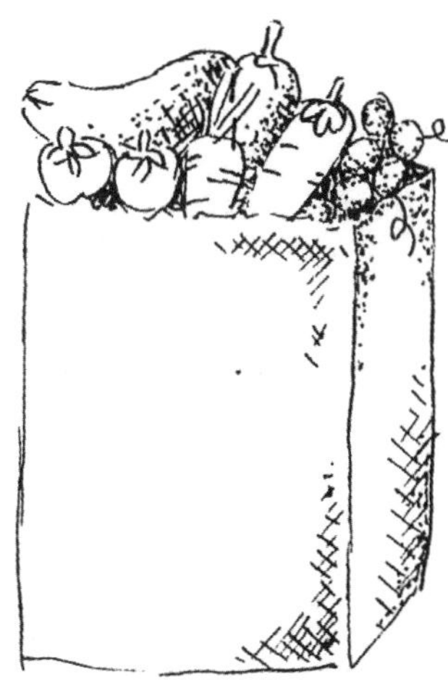

Gute, gesunde Ernährung sei teuer, unbequem und elitär, koste Zeit und sei schwer – so lautet der vorherrschende Mythos. Und die Lebensmittelindustrie unterstützt und verbreitet diesen Mythos sogar noch. Hersteller locken uns mit billigem und bequemem Essen. Erinnern Sie sich an die Werbung von McDonald's? „You deserve a break today! – Heute haben Sie sich eine Pause verdient." Glauben Sie es nicht. Dieser Mythos sorgt dafür, dass wir Fastfood und abgepacktes Junkfood rein aus Bequemlichkeit kaufen. Das Ergebnis: chronische Krankheiten, Behinderungen und Tablettenabhängigkeit. Weder bequem noch billig.

Ja, verarbeitetes Essen liefert billige Kalorien. Berechnet man jedoch den Wert von Lebensmitteln auf der Grundlage ihrer jeweiligen Nährstoffdichte und nicht der Kalorien, dann würde eine Tüte Maischips ein Vermögen kosten, während Bohnen oder Kohl oder sogar ein Steak von einem Rind aus Weidehaltung günstig wären. In

Maischips finden sich keinerlei Nährstoffe; pflanzliche und tierische Vollwertkost hingegen enthält eine Fülle von Vitaminen, Mineralien, Ballaststoffen, Proteinen und pflanzlichen Nährstoffen.

Eines Tages wird gutes Essen deutlich billiger sein, aber schon heute ist es möglich, sich mit kleinem Geldbeutel richtig zu ernähren.

IST EINE GESUNDE ERNÄHRUNG WIRKLICH SO TEUER?

Untersuchungen weisen auf, dass eine gesunde Ernährung etwa einen bis zwei US-Dollar mehr kostet als die typische US-Standardernährung.[35] Einige Studien zeigen, dass es nicht mehr als 50 Cents extra pro Tag erfordert, um die Qualität der Ernährung zu verbessern. Wenn man jedoch die tatsächlichen Kosten billiger verarbeiteter Lebensmittel einbezieht, ist der Verzehr echter, vollwertiger Lebensmittel die weitaus kostengünstigere Wahl für unseren Körper und unseren Geldbeutel. Ich bin immer wieder überrascht, wenn Menschen äußern, dass zwei Avocados für fünf Dollar zu teuer seien. Gleichzeitig kaufen sie täglich haufenweise Fastfood für die ganze Familie und holen sich ihren Kaffee bei Starbucks. In dem Moment scheint es „billiger" zu sein, aber auswärts zu essen summiert sich. Ein Brathähnchen, gebackene Süßkartoffeln und ein Salat für vier Personen ist billiger als ein Abendessen in einem Restaurant. Wenn Sie echte, vollwertige Lebensmittel kaufen und zu Hause kochen, ist eine gesunde Ernährung machbar, erschwinglich und macht darüber hinaus noch Spaß.

Während der Dreharbeiten zu dem Film *Fed Up* über die Rolle von Zucker und der Lebensmittelindustrie in unserer Adipositaskrise besuchte ich eine Familie in South Carolina – was die Ernährung angeht, eine der schlimmsten Ecken in den Vereinigten Staaten. Die fünfköpfige Familie lebte von Lebensmittelmarken und Erwerbsunfähigkeit. Sie waren krank und fettleibig. Gerade mal 42 Jahre alt, hing der Vater bereits wegen Nierenversagen durch Typ-II-Diabetes an der Dialyse. Die Mutter und ein Sohn im Teenageralter waren schwer adipös. Ihre „Ernährung" bestand ausschließlich aus verarbeiteten Lebensmitteln. Sie hatten keine Ahnung, wie man kocht. Gemeinsam kochten wir eine Mahlzeit mit frischen, vollwertigen Zutaten. Ich gab ihnen eines meiner Kochbücher und einen Leitfaden mit dem Titel *Good Food on a Tight Budget* (Gutes Essen bei knappem Budget) von der EWG (Environmental Working Group), in dem beschrieben wird, wie man sich gut ernähren kann – gut für sich selbst, den Geldbeutel und unsere Erde. Schließlich haben sie als Familie zusammen etwa 100 Kilo abgenommen. Der 16-jährige Sohn nahm schlussendlich fast 70 Kilo ab und studiert jetzt Medizin.

HOLEN SIE AUS IHREM BUDGET DAS BESTE HERAUS

Als ich Assistenzarzt war, lebte meine vierköpfige Familie von einem Gehalt von 27.000 US-Dollar im Jahr. Ich kaufte in Discountern ein, nahm große Mengen mit und verwendete echte, frische Zutaten. An den meisten Abenden in der Woche haben wir selbst lecker und gesund gekocht. Selbst wenn Zeit und Geld knapp sind, kann man trotzdem gesund und vollwertig essen. Nie werde ich vergessen, wie wichtig es ist zu lernen, sich mit kleinem Geldbeutel gut zu ernähren, und diese Strategien setze ich heute noch ein. Hier meine Tipps, wie man gut für wenig Geld essen kann.

Erstens: Keine verarbeiteten Lebensmittel mehr. Verarbeitetes, abgepacktes Essen ist viel teurer als frische, vollwertige Nahrungsmittel. Für acht US-Dollar kann man ein Fertigessen aus der Tiefkühltruhe für eine Person kaufen. Für nur ein bisschen mehr Geld (oder manchmal sogar weniger) können Sie die gleiche Mahlzeit mit besseren Zutaten für die gesamte Familie zubereiten. Obst und Gemüse enthalten viele Nährstoffe für wenig Geld. Und nicht vergessen: 75 Prozent Ihres Tellers sollten mit nicht stärkehaltigem Gemüse gefüllt sein. Sie können sich aber bei Bedarf auch für günstigere Gemüsesorten entscheiden. Kohl, Karotten, Rüben, Grünzeug, Zwiebeln und Süßkartoffeln sind zum Beispiel sehr günstig.

Kaufen Sie Gemüse mit Makeln, das sonst im Müll landen würde, direkt beim Bauern oder in entsprechenden Geschäften. Schauen Sie sich in Ihrer Region um und abonnieren Sie eine wöchentliche Bio-Gemüse-und-Obst-Kiste direkt vom Bauern. Essen Sie außerdem Vollkorngetreide und Bohnen. Sie gehören zu den nährstoffreichsten und preiswertesten Lebensmitteln, die es gibt. Mahlzeiten für die ganze Familie aus Bohnen oder Linsen und braunem oder wildem Reis machen Sie nicht arm. Mit etwas Brokkoli oder anderem grünen Gemüse bekommen Sie eine nahrhafte und preiswerte Mahlzeit. Wenn Sie Fleisch essen, besorgen Sie sich biologische oder regenerative Tierprodukte aus Weidehaltung und wählen Sie günstigere Stücke. Besorgen Sie sich einen Tiefkühler. Kaufen Sie sich auf entsprechenden Internetseiten eine halbe oder ganze Kuh, deren Aufzucht und Schlachtung Sie verfolgen können. Wenn Sie das tun, liegen die durchschnittlichen Kosten pro Pfund regenerativen Fleisches bei acht US-Dollar beziehungsweise bei zwei Dollar für eine 120-Gramm-Portion – pro Portion deutlich günstiger als ein Big Mac, für den man 3,99 Dollar für 90 Gramm Fleisch (oder besser gesagt, für eine fleischähnliche Substanz) berappen muss!

Fangen Sie an, ein Haushaltsbuch zu führen, um zu sehen, wofür Sie Geld ausgeben. Sie werden überrascht sein, wie Ihr täglicher Kaffee bei Starbucks oder die wöchentlichen Happy Hours in der Bar sich summieren. Ich bin mir sicher, dass in Zeiten von Corona viele von Ihnen gelernt haben, dass man Geld sparen und trotzdem Spaß haben kann, wenn man zu

Hause isst und Gäste zu sich einlädt. Ich empfehle außerdem, immer günstige Grundnahrungsmittel wie natives Olivenöl extra, Avocadoöl, Essig, Meersalz, Pfeffer, Gewürze und andere Würzmittel, Nussaufstrich, Nussmilch und Tiefkühlfrüchte vorrätig zu halten. Grundnahrungsmittel können Sie auch gut im Internet bestellen.

Ein weiterer Tipp, sich günstig und gesund zu ernähren, ist die Liste der am meisten („Dirty Dozen") und am wenigsten belasteten („Clean Fifteen") Nahrungsmittel. Nicht jeder kann es sich leisten, zu 100 Prozent Bio einzukaufen, aber je besser Sie es hinbekommen, desto mehr vermeiden Sie genetisch veränderte Organismen, Pestizide und Glyphosat, was allein schon ein Beitrag zu Ihrer Gesundheit ist. In Prinzip 2 gibt es weitere Informationen über die Dirty Dozen und Clean Fifteen – Sie können entsprechend einkaufen.

Als Assistenzarzt mit wenig Zeit und Geld habe ich jede Woche die gleichen Gerichte gekocht. Ich nenne es das „Master Five"-Prinzip: Fünf Gerichte sollte man draufhaben. Sie beherrschen fünf einfache Abendessen, die Sie immer wieder kochen können, wenn Sie viel zu tun haben oder das Geld knapp wird. Die entsprechenden Zutaten sollten Sie im Haus haben, so dass Sie nicht immer das ewig gleiche Essen zu sich nehmen, das Ihnen nicht gut tut. Es erfordert etwas Planung, aber die lohnt sich. Bei den Rezepten habe ich fünf meiner Lieblingsessen, die sich günstig zubereiten lassen, aufgeführt. Sie finden sie bei den Rezeptbeschreibungen unter „Master Five". Sie können auch vorkochen und Portionen einfrieren. Ich mache das zum Beispiel mit Quinoa oder braunem Reis. Manchmal brate ich ein ganzes Huhn im Ofen, das für mindestens zwei oder drei Mahlzeiten ausreichend ist. Ich empfehle auch, große Mengen an Suppen oder Smoothies zuzubereiten und einzufrieren. Wenn Sie eine große Menge Fleisch kaufen, frieren Sie davon ein, was Sie nicht sofort verbrauchen, um Lebensmittelverschwendung zu vermeiden.

Bevor Sie einkaufen gehen, empfehle ich Ihnen sehr, Ihre Mahlzeiten zu planen. Geld und Zeit wird allein dadurch verschwendet, ziellos durch den Supermarkt zu streifen. Nehmen Sie sich vor dem Einkauf 30 Minuten Zeit, um sich zu überlegen, was Sie für die kommende Woche brauchen. Planen Sie Ihr Frühstück, Mittagessen und Abendessen zumindest für einige Tage am Stück. Sobald Sie wissen, was Sie benötigen, werden Sie weniger Geld ausgeben und keine Lebensmittel kaufen, die irgendwann im Müll landen. Denken Sie daran: Es ist möglich und nicht schwer, gesunde, vollwertige Lebensmittel zu essen, ohne das Budget zu sprengen. Ich habe es selbst getan, und mit wenigen Tipps und sorgfältiger Planung können Sie es auch.

PRINZIP 18 – DAS NEHMEN SIE MIT

1. **Verwenden Sie nur echte, vollwertige Lebensmittel.** Verarbeitete und abgepackte Lebensmittel kommen Ihnen langfristig teurer zu stehen: durch schlechte Gesundheit und Behandlungskosten. Wenn Sie stattdessen Gemüse, Obst, Bohnen, Vollkornprodukte und einige hochwertige tierische Lebensmittel essen, sparen Sie Geld.
2. **Nehmen Sie sich die Zeit, Ihre Mahlzeiten zu planen, und behalten Sie Ihre Ausgaben im Blick.** Wenn es darum geht, beim Essen Geld zu sparen, werden diese zwei Gewohnheiten gerne unterschätzt. Seien Sie in der Lage, fünf Rezepte problemlos zu kochen, die Sie sich leisten und jede Woche zubereiten können.
3. **Kaufen Sie im Internet oder beim Discounter ein.** Erkunden Sie die Angebote der unterschiedlichen Supermärkte. Abonnieren Sie eine Obst-und-Gemüse-Box bei einem regionalen Bauern. Wenn Sie mehr Informationen zum Thema „gut essen und gleichzeitig sparen" suchen, empfehle ich entsprechende Ratgeber, auf Englisch beispielsweise *Good Food on a Tight Budget* (ewg.org), um die besten Lebensmittel zu den

besten Preisen ausfindig zu machen. [Anm. d. Verlags: In deutscher Sprache gibt es zahlreiche Bücher zu diesem Thema. Unter der Suche „Gesunde Ernährung bei kleinem Budget“ sind zudem etliche Anregungen im Internet zu finden.]

PRINZIP 19

Die Kinder essen, was auf den Tisch kommt

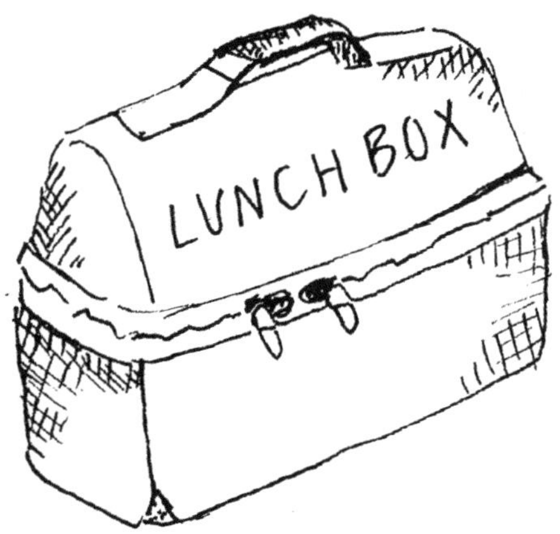

Die Erziehung zu gesundem Essen beginnt früh – sehr früh. Die Epigenetik, die Art und Weise, wie unsere Gene durch unsere Umwelt auf Gesundheit oder Krankheit programmiert werden, beginnt bereits im Mutterleib. Wenn eine werdende Mutter Zucker und anderen Mist isst, werden die Gene des Babys auf Fettleibigkeit, Herzkrankheiten, Diabetes und sogar Krebs programmiert. Die Weichen für die Gestaltung der Biologie eines Menschen und seiner Ernährungsgewohnheiten werden früh gestellt. Extraessen für Kinder sind eine Erfindung der Lebensmittelindustrie. „Happy Meals" sind alles, aber machen sicher nicht happy!

GEMEINSAM GESUNDE GEWOHNHEITEN ENTWICKELN

Als ich vor über 30 Jahren Vater wurde, war ich entschlossen, gesunde Esser heranzuziehen. Wir legten einen Garten an. Meine

Tochter hatte mal eine Aubergine, auch Eierpflanze genannt, zu früh gepflückt und sich gewundert, dass man sie nicht wie ein Ei aufschlagen konnte! Als sie drei Jahre alt war, konnte sie von Rosenkohl nicht genug bekommen. Meine Kinder waren schon in der Küche und machten Essen (und ein Durcheinander), bevor sie überhaupt sprechen konnten. Ich war ein vielbeschäftigter Assistenzarzt, der bis zu 80 Stunden pro Woche arbeitete, aber Familienmahlzeiten aus echten, vollwertigen Lebensmitteln hatten bei uns immer Priorität.

Studien zeigen, dass Familien, die gemeinsam kochen und essen, gemeinsam gesunde Gewohnheiten entwickeln. Sie essen eher Gemüse und das gemeinsame Kochen kann sich positiv auf die soziale Intelligenz, das Selbstwertgefühl und die schulischen Leistungen auswirken. Gemeinsames Kochen verringert das Risiko von Fettleibigkeit und Essstörungen und macht die Kinder glücklicher. Ein lebenslanges gesundes Verhalten lässt sich am besten dadurch vermitteln, dass man als Vorbild mit gutem Beispiel vorangeht. Gehen Sie mit Ihren Kindern Lebensmittel einkaufen und machen Sie das Kochen zu einer Aktivität, die allen Spaß macht. Wir haben ein Kochbuch mit dem Titel *Pretend Soup* mit 65 kindgerechten Rezepten aus Vollwertkost benutzt. Beim Essen gesunder Mahlzeiten geht es um mehr als nur um gesunde Ernährung; es geht um Familienzusammenhalt, Verbundenheit, Rituale, Identität und Sinn. Mehr als Erwachsene genießen und brauchen Kinder Routine. Einkaufen, Kochen und gemeinsame Familienmahlzeiten können ein wesentlicher Bestandteil dieser Routine sein.

Es ist leider nicht schwer, Familien zu finden, in denen für jedes Familienmitglied eine andere Mahlzeit zubereitet wird, meist aus irgendeiner Fertigschachtel, jede von einem anderen Hersteller, die dann in weniger als 20 Minuten verzehrt ist, während alle Familienmitglieder gleichzeitig fernsehen oder durch ihre Smartphones abgelenkt sind. Wenn es Lebensmittelallergien gibt, ist das verständlich, aber mein eigenes Haus war kein Restaurant. Als meine Kinder heranwuchsen, gab es zwei Regeln beim Essen: Nimm es oder lass es.

Ihre Kinder sollten im Großen und Ganzen das essen, was Sie essen. Scharfe Lebensmittel und komplexe Geschmacksrichtungen und Texturen können langsam eingeführt werden, aber egal, wie alt – jeder kann und sollte echte, vollwertige Lebensmittel essen. Es ist wichtig, realistische Grenzen bei der Auswahl des Essens und den Essenszeiten zu setzen. Sie legen das Was, Wo und Wann fest, und Ihr Kind entscheidet über das Ob und Wieviel. Sie müssen es nicht zum Essen zwingen. Es ist in Ordnung, wenn Ihr Kind am Anfang etwas zögerlich ist. Geben Sie ihm Zeit, dann wird es langsam neugierig werden und wissen wollen, was Sie essen. Oder Sie probieren es mal mit dem Ansatz meiner Mutter, den sie bei meiner Schwester angewandt hatte, als diese keine Eier zum Frühstück essen wollte. Meine Mutter zwang sie nicht, die Eier zu essen, aber sie servierte die auf dieselbe Art zubereiteten Eier auch zum Mittag- und zum Abendessen, bis meine Schwester sie schließlich aß. Danach aß sie alles, was man ihr vorsetzte.

Beziehen Sie Ihre Kinder aktiv in die Essensplanung, den Einkauf, die Vorbereitung, das Kochen (sobald sie alt genug sind), das Auf-den-Tisch-Bringen und das Aufräumen ein. Lassen Sie gute Musik laufen und machen Sie aus der Essenszubereitung und den Mahlzeiten ein schönes Erlebnis, entspannend, mit Spaß – eine Zeit, in der die Familie zusammenkommt. Unterhalten Sie sich mit Ihren Kindern und vermitteln Sie eine positive Stimmung. Denn zu essen, während man gestresst ist, ist weder für die Verdauung noch für die Nährstoffaufnahme noch für den Stoffwechsel gut. Sie sollten Essen außerdem nicht dazu nutzen, um Ihre Kinder zu belohnen oder zu bestrafen. Essen ist Nahrung und diese für etwas anderes einzusetzen, kann zu Essensstörungen führen, wenn das Kind älter wird.

Es ist außerdem wichtig zu wissen, wann man flexibel sein sollte. An Feier- oder Geburtstagen seien Sie mit sich und Ihren Kindern nachsichtig, wenn sie mal etwas außer der Reihe haben möchten. Wenn sie krank sind, sollten Sie nicht der Versuchung erliegen, die

Kinder mit Süßigkeiten zu trösten. Wenn sie gesund sind, werden sie es Ihnen danken. Vertrauen Sie darauf, dass Ihre kleinen Kinder ein natürliches Gespür für ihr Hunger- und Sättigungsgefühl haben. Wenn sie die Ernährung mit unverarbeiteten, vollwertigen Lebensmitteln beginnen und dies durchhalten, werden die Kinder langfristig dabei bleiben. Selbst wenn sie als Teenager rebellieren sollten – irgendwann werden sie sich wieder darauf besinnen, was ihnen von Kindesbeinen an in Bezug auf gesunde Ernährung beigebracht wurde.

Nachdem wir uns mit der Einführung gesunder Gewohnheiten befasst haben, möchte ich nun darüber sprechen, wie wir den Körper und das Gehirn unserer Kinder am besten ernähren!

DAS RICHTIGE ESSEN FÜR IHRE KINDER

Wenn Ihr Baby mit etwa sechs Monaten so weit ist, feste Nahrung zu sich zu nehmen (dies ist je nach Kind verschieden), lassen Sie es langsam und einfach angehen. Führen Sie nur ein neues Lebensmittel auf einmal ein. Ich empfehle, dann drei bis fünf Tage abzuwarten, bis Sie ein weiteres Lebensmittel einführen, um die Reaktionen oder Empfindlichkeiten zu beobachten. Hören Sie sofort mit einem Lebensmittel auf, wenn Ihr Kind darauf schlecht reagiert oder Symptome einer Lebensmittelallergie zeigt.

Führen Sie Obst und Gemüse ein, bevor Sie es mit Getreide probieren. Obst und Gemüse sind für das Verdauungssystem ein bisschen leichter. Avocadobrei ist super. Wenn Sie Getreide ausprobieren möchten, versuchen Sie es mit hypoallergenem wie Quinoa oder braunem Reis. Sie können auch gekochtes Essen mit etwas Muttermilch pürieren. So stellen Sie Ihre eigene Babynahrung her. Glauben Sie, dass unsere Vorfahren schon Gläschenkost hatten? Babynahrung können Sie zu Hause selbst herstellen, indem Sie die Geräte sterilisieren, das Essen mit Datum beschriften, Reste nach drei Tagen entsorgen und die beschrifteten Portionen in sterilen Behältnissen im Kühl- oder Gefrierschrank aufbewahren.

Je älter Ihr Kind wird, desto mehr können Sie seinen Speiseplan erweitern. Probieren Sie kleingeschnittenes gekochtes Gemüse. Karotten, Kürbis und Süßkartoffeln sind eine sehr gute Wahl. Mischen Sie leicht bittere Gemüsesorten unter die süßeren. Auch kleine Obst- und Fruchtstücke sind super, genauso wie Bohnen, Erbsen und Linsen. Fügen Sie volle, glutenfreie Körner hinzu, etwa Hirse, Quinoa, braunen Reis oder Amaranth. Als Eiweißquelle eignen sich kleine Stücke Fisch, Geflügel, Fleisch, Tofu oder Hackfleisch.

Die meisten Kinderlebensmittel, die heute auf dem Markt sind, sind mit künstlichen Zutaten und Zucker nur so gespickt. Ich empfehle, alle raffinierten Süßstoffe, Süßigkeiten und sogar Säfte einzuschränken. Geben Sie Ihren Kindern lieber Obst zum Nachtisch. Gemüse lässt sich sehr gut in selbst gemachten Muffins, Smoothies und anderen Leckereien verstecken. Kürbis, Karotten, Süßkartoffeln und sogar Spinat eignen sich prima für Backwaren. Suppen, Soßen, Dips, Aufstriche und Smoothies sind weitere Möglichkeiten, um Gemüse ins Kind zu bekommen.

Bei Milchprodukten empfehle ich, Milch, Käse und andere Erzeugnisse bis zu einem Alter von mindestens zwei Jahren vollständig zu meiden. Denn Studien zeigen, dass ein früher Milchkonsum zu Allergien, Atemwegsinfektionen und einer geschwächten Immunität führen kann. Ziegen- oder Schafmilchprodukte werden vielleicht besser vertragen. Fangen Sie mit Schafsjoghurt an. Verwenden Sie ausschließlich Milchprodukte von Tieren aus Weidehaltung. Wenn Sie Kuhmilchprodukte probieren möchten, suchen Sie nach Produkten von A2-Kühen.

Mit zunehmendem Alter können Sie Ihre Kinder selbst das Essen wählen lassen und mit ihnen Mahlzeiten planen. Je mehr die Kinder einbezogen werden, desto wahrscheinlicher werden sie mit verschiedenen Lebensmitteln und Geschmäckern experimentieren wollen. Der wachsende Körper braucht ein gesundes Gleichgewicht an nährstoffreichen Lebensmitteln. Ihre Kinder können sich pegan ernähren, solange sie keine Einschränkungen bei den Kalorien haben. Wenn Ihre Kinder Pasta mögen, probieren Sie Linsen- oder Kichererbsennudeln aus. Wenn sie gerne Pizza essen, bereiten Sie diese selbst zu Hause zu, mit richtigen Zutaten. Probieren Sie es mal mit einer Blumenkohlkruste. Wenn Ihre Kinder Pommes frites lieben, dann machen Sie mal Süßkartoffelpommes aus Ihrem eigenen Ofen. Wenn sie Milchshakes lieben, mischen Sie Tiefkühlfrüchte mit Milchersatzprodukten. In diesem Buch finden Sie zahlreiche gesunde Rezepte für die ganze Familie.

PRINZIP 19 – DAS NEHMEN SIE MIT

1. **Die Kinder essen, was auf Ihren Tisch kommt.** Ihre Kinder sollten das essen, was Sie selbst essen. Sie brauchen kein extra Kinderessen. Wenn Sie sich mal anschauen, was Kinder in anderen Ländern (z. B. Japan und Frankreich) als Schulessen bekommen, verglichen mit dem in den USA, werden Sie schockiert sein.
2. **Beginnen Sie bei Babys im Alter von sechs Monaten mit püriertem Obst und Gemüse.** Sie können Ihre eigene Babynahrung zu Hause herstellen, ohne all die absonderlichen Zutaten.
3. **Beziehen Sie Ihre Kleinkinder und die älteren Kinder in die Essensplanung und -zubereitung ein.** Machen Sie aus Einkaufen, Kochen und den Mahlzeiten ein fröhliches, positives Erlebnis. Je mehr sich Ihre Kinder mit der Zubereitung und Auswahl von Lebensmitteln beschäftigen, desto gesünder werden sie später sein.
4. **Schlechtes Essen führt zu schlechtem Verhalten und beeinträchtigt die geistige Entwicklung.** Studien zeigen den Einfluss von Essen auf unsere Stimmung und die schulischen Leistungen. Vollwertige, an Vitaminen, Mineralien, Ballaststoffen, guten Fetten und sekundären Pflanzenstoffen reiche Lebensmittel haben Einfluss darauf, dass Kinder weniger gewalttätig werden und ihr Verhalten und ihre Schulnoten sich verbessern. Manch-

mal brauchen Kinder ein wenig zusätzliche Unterstützung bei der Ernährung. Sprechen Sie mit Ihrem Kinderarzt über die altersgerechte Einnahme von Multivitaminpräparaten, Fischöl und Vitamin D.

5. **Geben Sie Ihren Kindern Nahrung fürs Gehirn.** Zu meinen Lieblingsnahrungsmitteln für den Aufbau gesunder Hirnfunktionen gehören Eier, kleine fettreiche Fische, Grünzeug, Nüsse und Samen sowie Beeren. Gesunde Fette, vor allem Omega-3-Fettsäuren, sind für die Entwicklung eines widerstandfähigen Gehirns unerlässlich.
6. **Ernähren Sie sich mit Ihren Kindern pegan.** Wenn die Kinder älter werden, sollten Sie sie ermutigen, die Prinzipien der peganen Ernährung zu befolgen.

PRINZIP 20

Behalten Sie gesunde Angewohnheiten bei

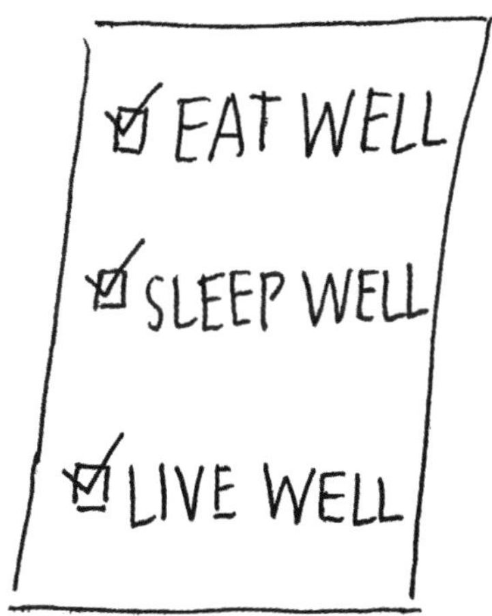

Wenn Sie dieses Buch in die Hand genommen haben, liegt Ihnen wahrscheinlich viel daran, sich gut zu ernähren und einen gesunden Lebensstil zu führen. Doch sich Gedanken zu machen und zu handeln sind oft zweierlei. Manchmal reichen Informationen nicht aus. Wie können wir unsere Gewohnheiten verändern und neue entwickeln?

Gott sei Dank gibt es viele neue wissenschaftliche Erkenntnisse über Verhaltensänderungen. Um zu verstehen, wie man eine Veränderung herbeiführen und aufrechterhalten kann, gilt es, alle Schritte zwischen der Absicht und der Verhaltensänderung zu identifizieren und anzuwenden. Mehr als die Hälfte des Risikos eines vorzeitigen Todes ist auf unseren Lebensstil zurückzuführen, der durch unser Verhalten bestimmt wird. Was wir jeden Tag tun, ist wichtig. So wie eine Ehe oder eine neue Fähigkeit erfordert auch eine gute Gesundheit Arbeit. Diese Arbeit ist individuell, für jeden sieht sie etwas anders aus, aber eine Kraftanstrengung ist erforderlich. Wenn Sie gesund leben möchten, müssen Sie diese Willensentscheidung jeden Tag treffen und aktiv werden. Die meiste Zeit meines Lebens habe ich mich darauf konzentriert, einen gesunden Lebensstil zu gestalten, aber selbst heute noch muss ich Sport, Meditation, Schlaf und Kochen Vorrang einräumen. An manchen Tagen fällt es mir total leicht, an anderen Tagen möchte ich nur mit meiner Frau den ganzen Tag Netflix gucken. Aber es wird mit der Zeit leichter, vor allem, wenn Sie endlich die Früchte Ihrer Bemühungen ernten können. Kleine Schritte und tägliche Entscheidungen machen einen riesigen Unterschied. Eine Patientin von mir wollte nicht auf ihre Maischips verzichten, aber entschied, jeden Tag einen Chip weniger zu essen, bis sie schließlich gar keine mehr aß.

DREI SCHRITTE ZUM LANGFRISTIGEN ERFOLG

Der erste Schritt in Richtung optimale Gesundheit ist, das „Warum" zu kennen. Warum möchten Sie gesund sein? Mein Warum ist ganz einfach. Ich möchte voller Energie, Konzentration und Kraft sein, um jeden Tag in vollen Zügen zu leben und ohne Einschränkungen das zu tun, was ich will. Ich möchte die Nacht durchtanzen, auf Berge steigen, eine neue Sprache lernen und Sport treiben. Ich möchte meinen Scharfsinn behalten. Ich habe so viele Bücher, dass ich weiterhin lesen (und schreiben) möchte. Und ganz besonders möchte ich für die Menschen, die ich liebe, und für meine Lebensaufgabe und -zweck voll da sein. Finden Sie Ihre Motivation heraus. Möchten Sie ein Kind haben und diesem Kind ein gesundes Leben bieten? Möchten Sie aufgrund Ihrer Arbeit oder wegen der Ausbildung die Gesundheit Ihres Gehirns fördern? Möchten Sie Sport treiben, auf lange Wanderungen gehen und im Meer schwimmen? Gesund zu sein bedeutet nicht nur, Krankheiten vorzubeugen, es dreht sich auch darum, ein vitales, energiereiches Leben zu führen. Es geht darum, jeden Tag das zu tun, was man liebt.

Nachdem Sie Ihr „Warum" herausgefunden haben, suchen Sie sich Hilfe. Am Cleveland Clinic Center for Functional Medicine haben wir Gruppenprogramme eingeführt, die häufig zu schnelleren, besseren Ergebnissen führen als Einzeltermine. Eine Patientin von mir, Janice, litt an Herzinsuffizienz, Typ-II-Diabetes, koronarer Herzkrankheit, Nierenversagen, Fettleber und Schilddrüsenunterfunktion. Dafür bekam sie haufenweise Medikamente, um ihre Krankheiten zu „managen". Sie war bei unzähligen Fachärzten, die ihr verschiedene kalorien- und natriumarme Diäten verordneten, aber nichts schien zu funktionieren. Mit Hilfe unseres Gruppenprogramms „Functioning for Life" konnte sie innerhalb von drei Tagen ihr Insulin absetzen. Ihr Blutzucker, Blutdruck und Cholesterin normalisierten sich und sie nahm mehr als 50 Kilo ab. Ihre Leber und Nieren arbeiteten wieder normal, selbst ihre kongestive Herzinsuffizienz konnte behoben werden. Ihre Geschichte klingt wie ein Wunder, aber sie ist es nicht. Hier wurde die Wissenschaft des Essens als Medizin mit der Wissenschaft der Verhaltensänderung verbunden. Gesund zu werden, so das Ergebnis, ist ein Mannschaftssport.

Das „Functioning for Life"-Programm ist ein zehnwöchiges medizinisches Gruppentherapieangebot, das von Ärzten, Ernährungsberatern, Gesundheitscoaches und Verhaltenstherapeuten begleitet wird. Die meisten Teilnehmenden berichten, dass diese Arbeit in der Gruppe das entscheidende Stückchen ist, das es braucht, um einen dauerhaften Erfolg zu erzielen. Das menschliche Verhalten beschränkt sich nicht auf unsere ganz eigenen Gewohnheiten, sondern unser soziales Umfeld beeinflusst unser Verhalten. Und es stellt sich heraus: Nicht übertragbare Krankheiten können sehr wohl übertragbar sein. Die Wahrscheinlichkeit, übergewichtig zu werden, ist höher, wenn der Freundeskreis dick ist, als wenn die eigene Familie übergewichtig ist. Wenn Sie

Freunde haben, die zum Yoga gehen oder grünen Saft trinken, machen Sie das wahrscheinlich auch. Wenn Ihre Freunde eher Pizza und Burger essen und keine Happy Hour in der Bar auslassen, steigt die Wahrscheinlichkeit, dass Sie diesen Lebensstil auch verfolgen. Eines der entscheidenden Elemente bei einer Verhaltensänderung ist also Ihr soziales Umfeld. Ich möchte nicht, dass Sie Ihre alten Freunde abservieren (gut, vielleicht manche davon, die Ihren Weg zu besserer Gesundheit nicht unterstützen). Aber wenn Sie keine gesund lebenden Freunde haben, suchen Sie sich welche. Wenn Sie nicht wissen, wo Sie anfangen sollen, folgen Sie dem Rat meines Freundes Lewis Howes, der sagt: „Gehen Sie dorthin, wo Menschen wachsen."

Wo kümmern sich Menschen um ihre Gesundheit? In Yoga- und Fitnessstudios, gesunden Cafés und Saftbars, in Buchhandlungen. Einer der besten Orte, um mit Gleichgesinnten in Kontakt zu treten, ist das Internet. Mein 10-Tage-Reset hat eine unterstützende Facebook-Gruppe, in der die Teilnehmenden Freundschaften aufgebaut haben, Rezepte teilen und so weiter.

Die Kraft durch Freunde ist so viel stärker als die eigene Willenskraft. Wenn andere Sie anspornen, Sie verantwortlich machen und mit Ihnen den Weg gehen, ist es sehr viel wahrscheinlicher, dass Sie positive Veränderungen erreichen. Menschen, die gute Vorsätze zum neuen Jahr fassen, halten sich mit größerer Wahrscheinlichkeit auch noch zwei oder sogar sechs Jahre später daran, wenn sie durch ihr soziales Umfeld unterstützt werden. Machen Sie es nicht allein. Nehmen Sie die Hilfe zumindest eines Freundes in Anspruch. Jeder braucht einen Freund.

Wenn es Ihnen schwerfällt, neue Gewohnheiten auch durchzuhalten, fangen Sie klein an. Manchmal stürzen wir uns in eine umfassende Ernährungsumstellung und setzen uns selbst zu sehr unter Druck, was dazu führt, dass wir irgendwann schummeln, uns dann schuldig fühlen und uns schämen – Gefühle, die nicht gut für unsere geistige und körperliche Gesundheit sind (mehr dazu im nächsten Prinzip). In meiner Praxis holen wir die Menschen dort ab, wo sie stehen. Wir fangen mit kleinen Veränderungen an. Statt eines kohlenhydratlastigen Frühstücks wie einem Muffin oder Bagel probieren Sie es lieber mit einem Frühstücks-Smoothie (einige finden Sie bei den Rezepten). Oder tauschen Sie den Brotkorb gegen eine Gemüsebeilage aus und ersetzen Sie Ihre Limonade durch Wasser. Diese einfachen Veränderungen summieren sich und sind nicht allzu schwer. Typischerweise überschätzen wir uns dabei, was wir an einem Tag schaffen können und unterschätzen, was wir in einem Jahr hinbekommen. Packen Sie nicht gleich alles auf einmal an. Fangen Sie klein an und schon bald wird gesundes Essen und Leben für Sie selbstverständlich sein.

PRINZIP 20 – DAS NEHMEN SIE MIT

1. **Treffen Sie jeden Tag Ihre Entscheidung bewusst und fragen nach dem „Warum“.** Warum ist optimale Gesundheit für Sie wichtig? „Warum“ ist entscheidender als „wie“ und „was“. Machen Sie das „Warum“, das Ihre Ziele in den Fokus nimmt, zu Ihrem Leitmotiv. Denken Sie jeden Morgen an Ihr „Warum“. Mein Vorschlag: Drucken Sie Ihr „Warum“ aus und hängen Sie es in der Küche, im Schlafzimmer oder Büro auf. Denn es ist allzu leicht, die Motivation von gestern heute beiseitezuschieben. Schreiben Sie Tagebuch und planen Sie während des Tages Zeit dafür ein, auf Ihre Ziele zuzuarbeiten.
2. **Nutzen Sie die Kraft durch Freunde.** Unterschätzen Sie nicht, wie sehr eine Gruppe oder auch nur ein einziger Mensch Ihnen helfen kann. Suchen Sie sich Menschen, die gesund werden möchten oder bereits erreicht haben, was Sie schaffen wollen. Wenn Ihre Familie und Freunde nicht mitziehen, sagen Sie ihnen, dass Sie Zeit brauchen, um sich um Ihre Gesundheit zu kümmern, und dass Sie hoffen, dass sie Ihre Entscheidungen mittragen

können. Suchen Sie sich Freunde und Gleichgesinnte, die Sie anspornen. Sie können immer der 10-Tage-Reset-Gruppe auf Facebook (Hinweis d. Verlags: in englischer Sprache) beitreten.

3. **Fangen Sie klein an.** Sie müssen nicht von heute auf morgen auf Milchprodukte, Zucker oder glutenhaltige Produkte verzichten oder gleich 20 Kilometer joggen. Fangen Sie dort an, wo Sie sich mit den Veränderungen wohlfühlen, und steigern Sie sich langsam. Starten Sie damit, zuckerlastige Leckereien durch Obst zu ersetzen. Versuchen Sie, mehr Gemüse zu jeder Mahlzeit zu essen. Probieren Sie mal einen Smoothie zum Frühstück. Machen Sie einen zehnminütigen Spaziergang. Machen Sie nur eine Liegestütze. Wenn Sie weniger Stress und mehr Freude an positiven Veränderungen empfinden, werden Sie Ihre Biologie verbessern und diese gesunden Gewohnheiten verstärken. Ganz ehrlich: Ich habe Gewichtstraining gehasst. Es tat weh. Es machte keinen Spaß. Das Fitnessstudio stank. Ich habe langsam angefangen und jetzt liebe ich es, und der Lohn meiner Mühen hinsichtlich meiner Kraft und meines Wohlbefindens macht es zu einer freudigen, einfachen Angelegenheit.
4. **Belesen Sie sich zu Verhaltensänderungen.** Erfahren Sie mehr über wissenschaftlich fundierte Verhaltensstrategien von Experten wie B.J. Fogg von der Stanford-Universität in seinem Buch *Die Tiny Habits-Methode: Kleine Schritte, große Wirkung*, oder lesen Sie *Die Macht der Gewohnheit: Warum wir tun, was wir tun* von Charles Duhigg.

PRINZIP 21

Fangen Sie noch heute mit Ihrer peganen Ernährung an

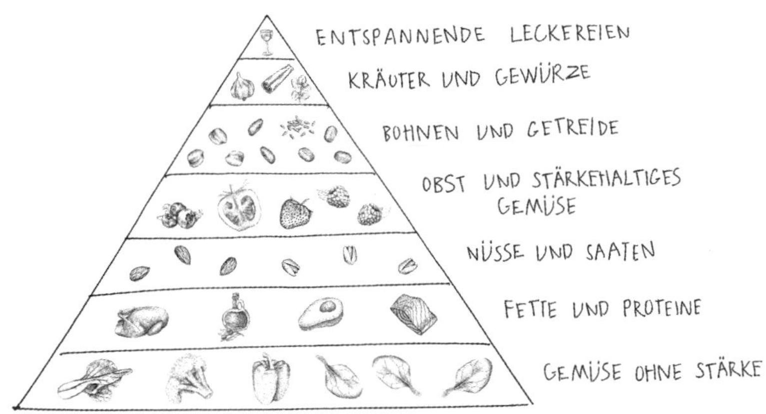

Ich habe viele Informationen in die vorangehenden 20 Prinzipien gepackt – Strategien für einen gesunden Darm, die Gesundheit des Gehirns, Langlebigkeit und so weiter. Wir werden heutzutage mit Unmengen von Informationen über Lebensmittel und Ernährung geradezu überschwemmt. Herauszufinden, was man essen soll, sollte einfach sein. Wir alle wollen doch eigentlich nur wissen: Wie fange ich an? Mein Ziel ist es, den Menschen einen Weg aufzuzeigen, wie sie ihre Gesundheit selbst in die Hand nehmen können. Das soll einfach umzusetzen sein, etwas, womit man noch heute beginnen kann. Wir alle verdienen eine Bedienungsanleitung für unseren Körper und unsere Gesundheit. Die pegane Ernährung ist diese Bedienungsanleitung. Ihr Prinzip fasst die wichtigsten Informationen zusammen, um jetzt zu starten, Ihre Gesundheit mit peganer Ernährung in den Griff zu bekommen. So fangen Sie mit der peganen Ernährung an.

FRAGEN SIE SICH: HAT GOTT (ODER DIE NATUR) DAS GESCHAFFEN? ODER IST ES MENSCHENGEMACHT?

Die perfekte Ernährungsweise kennt eine feste Regel: Essen Sie echte Lebensmittel, keine lebensmittelähnlichen Substanzen. Mit echten Lebensmitteln meine ich Produkte ohne Etiketten oder mit Zutaten, die Sie erkennen und aussprechen können – Lebensmittel, die sich auf ihrem Weg vom Feld bis auf den Teller kaum verändert haben. Denken Sie an althergebrachte, biologisch angebaute Maiskolben anstelle von Maissirup mit hohem Fruchtzuckergehalt, an Vollkorngetreide anstelle von Weizenbrot, an Hühnchen aus Weidehaltung anstelle von Chicken Nuggets. Hat Gott den Donut erschaffen? Nein. Hat er den Apfel erschaffen? Ja. Das versteht sogar ein Fünfjähriger.

VERSUCHEN SIE, AUF LEBENSMITTEL MIT ETIKETT ZU VERZICHTEN

Natürlich gibt es zu dieser Regel ein paar Ausnahmen. Lebensmittel wie Olivenöl oder Nussaufstrich haben ein Etikett, aber zum größten Teil sollten Sie Lebensmittel besorgen, die keines benötigen. Eine Tüte Chips hat ein Etikett. Eine Avocado nicht. Wenn die Zutaten Dinge enthalten, die Sie gerne in Ihrer Küche hätten, dann mag das Lebensmittel in Ordnung sein. So enthalten Tomaten in der Dose Wasser, Tomaten und Salz. Vermeiden Sie außerdem Lebensmittel mit einem Gesundheitsversprechen auf der Verpackung. „100 % natürlich" oder „Gut für Ihr Herz" steht nur auf verarbeiteten, lebensmittelähnlichen Produkten. Auf Grünkohl oder Brokkoli werden sie nicht gedruckt. Gesundheitsversprechen täuschen die Konsumenten. Glutenfreie Kartoffelchips sind kein gesundes Essen. Sie als Verbraucher haben ein Gesundheitsversprechen gar nicht nötig, um zu wissen, dass Obst und Gemüse gut für Sie sind.

ESSEN SIE KEINE SACHEN MIT ZUTATEN, DIE SIE WEDER AUSSPRECHEN KÖNNEN NOCH IN IHREM KÜHLSCHRANK HABEN WOLLEN

Zusatzstoffe, Konservierungsmittel, Farbstoffe, Geschmacksverstärker, künstliche Süßstoffe und andere „Frankensteinsche Chemikalien" sind Zutaten, mit denen Sie zu Hause niemals kochen würden. Warum also Lebensmittel kaufen, die diese Chemikalien enthalten? Vermeiden Sie alle seltsamen Zutaten, die eher nach wissenschaftlichen Experimenten als nach tatsächlichen Nahrungsmitteln klingen. Vermeiden Sie außerdem gentechnisch veränderte Lebensmittel. Wir wissen immer noch zu wenig darüber, wie diese die menschliche Gesundheit beeinflussen. Außerdem haben sie in der Regel einen höheren Gehalt an Glyphosat (Unkrautvernichter) und Pestiziden. Warum also das Risiko eingehen?

IN DER PERIPHERIE DES SUPERMARKTS EINKAUFEN

Um ausschließlich echte Lebensmittel einzukaufen, ist es am einfachsten, sich im Supermarkt nur in den äußeren Gängen zu bewegen. Dort findet man die frischen Lebensmittel wie Gemüse, Obst, rotes Fleisch, Geflügel, Eier und Fisch. In den Mittelgängen finden sich vor allem verarbeitete Lebensmittel. Verbringen Sie Ihre Zeit also lieber am Rand. Eine Ausnahme sind Nahrungsmittel wie Nüsse, Samen und Öle, die oft in den Mittelgängen platziert werden.

ESSEN SIE ÜBERWIEGEND PFLANZLICH

Wenn Sie pflanzliche Nahrungsmittel essen, profitieren Sie von einer Reihe darin enthaltenen nützlichen, krankheitsbekämpfenden Stoffen. Füllen Sie 75 Prozent Ihres Tellers (nach Volumen) mit farbenfrohen pflanzlichen Lebensmitteln. Zwei Hände voll grünes Blattgemüse sind eine einfache Möglichkeit, die Aufnahme von pflanzlichen Nahrungsmitteln zu erhöhen. Essen Sie Brokkoli, Pak Choy, Rucola, Tomaten, Paprika, Grünkohl und alle anderen in den Prinzipien 2 und 3 genannten Pflanzen. Beschränken Sie stärkehaltiges Gemüse auf eine halbe Tasse pro Tag oder sogar weniger (eine halbe Tasse pro Tag bis zu dreimal pro Woche), wenn Sie Prädiabetes haben oder Diabetiker sind. Essen Sie Früchte mit niedriger glykämischer Last wie Beeren und Kiwi. Beschränken Sie sich dabei auf eine halbe Handvoll pro Tag beziehungsweise auf ein Stück Obst pro Tag.

FLEISCH IST EIN GESCHMACKSTRÄGER

Nicht vergessen: Die pegane Ernährung ist keine fleischlastige Ernährungsform. Was Sie brauchen, ist eine handtellergroße Menge an Protein zu jeder Mahlzeit (vegetarisch oder fleischlich). Essen Sie Fleisch aus Weidehaltung, Biogeflügel, idealerweise aus Freilandhaltung, oder Eier, fetten Fisch, gentechnikfreien Bio-Tofu oder -Tempeh oder stärkearme Bohnen und Linsen. Gemüse spielt die Hauptrolle, Fleisch ist nur die Beilage. Ich esse normalerweise zweimal am Tag höchstens 120 bis 180 Gramm tierisches Eiweiß.

GENIESSEN SIE ZU JEDER MAHLZEIT FETT

Wie Sie gelernt haben, ist Fett für das Funktionieren eines gesunden Körpers unverzichtbar – es ist einer der wichtigsten Bausteine des Körpers. Ein durchschnittlicher Mensch besteht zu 15 bis 30 Prozent aus Fett! Im Gegensatz zu den falschen Ratschlägen der letzten 30 Jahre werden die richtigen Fette für eine gesunde Haut, gesunde Zellen, ein funktionierendes Gehirn, Fruchtbarkeit und vieles mehr benötigt. Die falschen Fette (raffinierte Pflanzenöle wie Raps-, Distel- und Sojaöl) sind jedoch tödlich. Konzentrieren Sie sich auf drei bis fünf Portionen gesunder Fette pro Tag aus Avocado, Nüssen und Samen sowie Olivenöl. Eine Portion Fett entspricht einem Esslöffel Olivenöl oder einer halben Avocado.

ERGÄNZEN SIE IHRE ERNÄHRUNG MIT BESONDEREM SUPERFOOD

Ein Lebensmittel gilt dann als Superfood, wenn es eine hohe Nährstoffdichte aufweist. Bevorzugen Sie sämtliche Superfoods, die ich in diesem Buch besprochen habe, einschließlich farbenfroher pflanzlicher Lebensmittel, Fleisch aus Weidehaltung und fetten Wildfisch. Meine bevorzugten Superfoods sind Beeren, grüner Tee, Wildlachs, Sardellen, Fleisch aus Weidehaltung, Ziegenjoghurt, Brokkoli, schwarzer Reis und grünes Blattgemüse. Alle starken sekundären Pflanzenstoffe in diesen Lebensmitteln können zur Vorbeugung und Bekämpfung von Krankheiten beitragen und Ihren Körper mit heilenden Informationen versorgen.

VERMEIDEN SIE (DIE MEISTE ZEIT) MILCHPRODUKTE

Es gibt einen Grund, warum Menschen, die sich paleo oder vegan ernähren, um Milchprodukte einen Bogen machen. Nur wenige vertragen sie und bei den meisten können sie zu Akne, Verstopfung, Fettleibigkeit, Diabetes, Herzkrankheiten und Osteoporose beitragen. Wenn Sie Milchprodukte mögen, halten Sie sich an nährstoffreiche Milchprodukte wie Butter, Ghee, Ziegen- und Schafsjoghurt und -käse.

ESSEN SIE GLUTENFREIE, VOLLWERTIGE GETREIDESORTEN

Wir brauchen kein Getreide, aber das heißt nicht, dass es für uns total schlecht ist. Getreide kann den Blutzuckerspiegel in die Höhe treiben, vor allem in Form von Mehl. Ich empfehle, Produkte auf Mehlbasis oder mit Gluten nicht regelmäßig zu essen. Die modernen Formen von Weizen und Gluten fördern Entzündungen, Autoimmunerkrankungen, Verdauungsstörungen und Fettleibigkeit. Alte, herkömmliche Getreidesorten wie Einkorn, Roggen oder Gerste können von Menschen, die nicht glutensensitiv sind, gut vertragen werden. Für die meisten Menschen ist es jedoch eine gute Idee, einen dreiwöchigen Versuch mit 100 Prozent glutenfreier Ernährung zu unternehmen und anschließend wieder Gluten zu essen, um zu sehen, welche Wirkung es auf sie hat. Die meisten können sich nicht vorstellen, wie sehr sie sich besser fühlen, wenn sie kein Gluten zu sich nehmen.

Ein wenig Nussmehl oder getreidefreie Alternativen sind hier und da in Ordnung, aber halten Sie sich generell von Mehlen auf Getreidebasis fern. Essen Sie lieber kleine Portionen (eine halbe Tasse) Getreide mit niedriger glykämischer Last, zum Beispiel schwarzen Reis oder Quinoa. Wenn Sie an Prädiabetes oder Diabetes leiden oder eine Insulinresistenz, Bauchfett oder eine Autoimmunerkrankung haben, sollten Sie drei Wochen lang ganz auf Getreide verzichten und sehen, wie es Ihnen damit geht.

ESSEN SIE NÜSSE, SAMEN UND BOHNEN MIT WENIG STÄRKE

In der veganen Ernährung sind Nüsse und Samen Grundnahrungsmittel. Auch Bohnen sind eine gute Quelle für Ballaststoffe, Eiweiß und Mineralien. Allerdings verursachen sie bei manchen Menschen Verdauungsprobleme, und bei Diabetikern kann eine Ernährung, die zum größten Teil aus Bohnen besteht, den Blutzuckerspiegel in die Höhe treiben. Aber eine halbe bis ganze Tasse pro Tag ist für die meisten in Ordnung. Wenn Sie an Insulinresistenz, Prädiabetes, Diabetes oder einer Autoimmunerkrankung leiden, könnten Sie davon profitieren, eine Weile auf Bohnen zu verzichten. Grundsätzlich rate ich, sich an stärkearme Bohnen wie schwarze Bohnen, Lupinibohnen und Linsen zu halten. Nüsse und Samen gehören zu meinen Superfood-Favoriten. Ich esse davon etwa ein bis zwei Handvoll pro Tag, darunter Mandeln, Chiasamen, Macadamianüsse, Hanfsamen und mehr. Eine komplette Liste gibt es auf Seite 178.

GÖNNEN SIE SICH WAS, ABER LASSEN SIE ES NICHT ZUR GEWOHNHEIT WERDEN

Bei der peganen Ernährung geht es nicht um Perfektion. Wir alle werden mal an dem einen oder anderen Punkt schwach. Der Schlüssel liegt darin zu verhindern, dass solche Genüsse zur Gewohnheit werden. Genießen Sie Zucker (in all seinen Formen) nur gelegentlich beziehungsweise sparsam. Wenn Genussmittel wie Feingebäck, Wein, Cocktails, Bier und so weiter zur täglichen Gewohnheit werden, tragen sie zu Krankheiten bei. Gönnen Sie sich stattdessen lieber nur ab und zu ein paar Leckereien und halten Sie sich ansonsten zu 90 Prozent an die pegane Ernährungsform. Ich beschränke mich auf ein Stückchen Zartbitterschokolade pro Tag und ein gesundes, selbstgemachtes Dessert einmal pro Woche. Ein paar Mal im Monat trinke ich mit Freunden ein Glas Wein oder einen Cocktail. Für mich ist das ausreichend. Andere können bis zu dreimal pro Woche problemlos ein Glas Wein oder einen Cocktail trinken. Achten Sie bei Ihren Leckereien darauf, dass es sich um echte, vollwertige Lebensmittel handelt und nicht um ein industrielles Produkt, das süchtig machen soll. Und wenn Ihnen nach Kuchen oder Keksen ist, dann backen Sie selbst – mit echten Zutaten. Wenn Sie hin und wieder Pommes frites essen möchten, machen Sie sie selbst – oder noch besser, backen Sie sie im Ofen mit Trüffelöl und Salz. Einfach und lecker.

Wer so isst, hilft, die eigene Gesundheit und die Gesundheit unserer Erde wiederherzustellen. Das Gebiet der Ernährung ist kompliziert und es gehört zur Wahrheit, dass es nicht nur einen einzigen Weg gibt, der alle Überzeugungen, Vorlieben und genetischen Anlagen berücksichtigt. Doch bei der peganen Ernährung geht es um einfache Regeln – zugeschnitten auf Sie und Ihre Bedürfnisse.

PRINZIP 21 – DAS NEHMEN SIE MIT

Essen Sie über den Tag verteilt eine Vielzahl von farbenfrohen pflanzlichen Lebensmitteln. Nehmen Sie pro Mahlzeit eine handtellergroße Menge an tierischen oder pflanzlichen Eiweißen zu sich. Fügen Sie jeder Mahlzeit eine oder zwei Portionen gesunde Fette hinzu. Vermeiden Sie Lebensmittel mit Etiketten und Zutaten, die Sie nicht aussprechen können. Vermeiden Sie konventionelle Milchprodukte, Gluten und Zucker. Seien Sie nicht zu streng mit sich selbst. Hier ist eine Spickliste für pegane Ernährung.

Gemüse	Essen Sie unbegrenzt nicht stärkehaltiges Gemüse: Artischocken, Spargel, Avocado, Bohnensprossen, Brokkoli, Rosenkohl, Kohl, Karotten, Blumenkohl, Sellerie, Gurke, Aubergine, Knoblauch, Ingwer, Palmherzen, Kohlrabi, Blattgemüse, Pilze, Zwiebeln, Paprika, Radicchio, Rettich, Steckrübe, Algen, Schalotten, Sommerkürbis, Tomaten, Rüben, Zucchini.
	Beschränken Sie stärkehaltiges Gemüse auf eine halbe Handvoll pro Tag: Süßkartoffeln, Winterkürbis, Kürbis.
Obst	Essen Sie täglich eine halbe Handvoll beziehungsweise ein Stück Obst. Leben Sie den Schwerpunkt auf Obst mit einem niedrigen glykämischen Index wie Brombeeren, Heidelbeeren, Cranberrys, Kiwi, Zitronen, Limetten, Himbeeren.
Tierisches Eiweiß	Essen Sie maximal zweimal täglich 120 bis 180 Gramm tierisches Eiweiß: Huhn, Eier, Pute, Ente, Fasan, Cornwall-Junghuhn; aus Weidehaltung: Lamm, Rind, Wisent, Hirsch, Strauß, Reh, Elch; Sardellen, Venusmuscheln, Kabeljau, Krabben, Flunder/Seezunge, Hering, kleiner Heilbutt, Muscheln, Wildlachs, Sardinen, Kohlenfisch, Garnelen, Jakobsmuscheln, Forelle.

Nüsse, Samen, Bohnen, Körner	Essen Sie täglich eine bis zwei Handvoll Nüsse und/oder Samen. Nüsse: Mandeln, Paranüsse, Cashewnüsse, Haselnüsse, Macadamia, Pekannüsse, Pinienkerne, Pistazien, Walnüsse, Rohkakao. Samen: Chiasamen, Leinsamen, Hanfsamen, Kürbiskerne, Sesam, Sonnenblumenkerne. Essen Sie täglich bis zu einer halben Tasse stärkearme Bohnen: grüne Bohnen, grüne Erbsen, Linsen, Lupinibohnen, Miso, Natto, gentechnikfreies Soja, Tempeh, Kichererbsen, schwarze Bohnen, Zuckerschoten, Zuckererbsen. Essen Sie täglich bis zu einer halben Tasse Vollkornprodukte: Quinoa, schwarzen Reis, braunen Reis, roten Reis, Wildreis, Teff, Amaranth, Buchweizen.
Milchprodukte	Butter, Ghee, Ziegen- und Schafsjoghurt und Käse, alles aus Weidemilch, sind in Maßen in Ordnung.
Getränke	Trinken Sie gereinigtes Wasser, Kräutertee, kohlensäurehaltiges und stilles Mineralwasser, grüne Säfte nur mit grünem Gemüse oder etwas Zitrone. Kaffee und koffeinhaltiger Tee sind in Ordnung, wenn Sie davon nicht zittrig werden oder andere unerwünschte Reaktionen zeigen. Beschränken Sie Ihren Alkoholkonsum auf ein Glas Wein oder einen Cocktail drei- bis viermal die Woche.
Öl und Gewürze	Verwenden Sie zum Kochen Ghee oder Talg von Tieren aus artgerechter Weidehaltung, Schmalz, Entenfett, Hühnerfett, Bio-Avocadoöl oder natives Bio-Kokosnussöl Für Salate sind empfehlenswert: Mandelöl, Leinöl, Hanföl, Macadamiaöl, natives Olivenöl extra (auch für niedrige oder mittlere Hitze geeignet), Sesamöl. Tahini, Walnussöl.
Zucker und Süßstoffe	Konsumieren Sie sehr kleine Mengen Stevia, Mönchsfrucht, Ahornsirup, Honig, Dattelzucker, Kokosnusszucker oder Melasse. Sie alle sind keine Nahrungsmittel für den täglichen Gebrauch.

PEGAN KOCHEN

Kochen ist eine verlorengegangene Fähigkeit, dabei ist sie die wichtigste, will man gesund und lange leben (es sei denn, man hat seinen persönlichen Koch!). Wir haben inzwischen Generationen von US-Amerikanern herangezogen, die nicht kochen können und mehr Zeit damit verbringen, sich Koch-Shows im Fernsehen anzuschauen, als selbst ihr Essen zuzubereiten. Selbst zu kochen ist nicht nur gut für Sie, es ist auch ein einflussreicher Hebel, um unser Lebensmittelsystem zu verändern. Denn Ihre Entscheidung, was Sie kaufen und woher die Lebensmittel stammen, bringt den Markt dazu, bessere Lebensmittel zu produzieren. Würde jeder Einzelne aufhören, Limonade, Fleisch aus Massentierhaltung oder Lebensmittel mit Maissirup mit hohem Fruktosegehalt zu kaufen, würde dies eine Revolution auslösen – entlang der gesamten Kette vom Bauernhof bis auf den Teller. Wir sind dazu erzogen worden zu denken, dass Kochen eine Last sei, eine einzige zeitfressende Strapaze. Dabei ist es doch eine der wichtigsten Handlungen, die uns zu Menschen machen. In seinem Buch „Kochen. Eine Naturgeschichte der Transformation“ drückt es Michael Pollan so aus: „Der Niedergang des täglichen Kochens daheim schadet nicht nur der Gesundheit unseres Körpers und unseres Landes, sondern auch unseren Familien, unserer Gemeinschaft und unserem Gefühl dafür, wie unser Essen uns mit der Welt verbindet.“ Wendell Berry wiederum sagt: „Essen ist ein landwirtschaftlicher Akt.“ Es ist aber auch ein politischer Akt, genau wie Kochen.

Wie beenden wir die derzeitige Epidemie chronischer Krankheiten und die Krisen im Gesundheits-, Umwelt- und Finanzwesen? Wir müssen uns da herauskochen. Wenn wir kochen, bauen wir unsere Gemeinschaft wieder auf, stärken die Bindungen innerhalb unserer Familien und nähren unseren Körper und unsere Seele. Außerdem macht Kochen Spaß.

Denn es sind eben nicht das Salz, der Zucker oder die anderen Zutaten, die Sie selbst in Ihre zu Hause gekochten Mahlzeiten geben, die ein Problem darstellen. Es sind das Salz, der Zucker, die schlechten Fette und die unaussprechlichen giftigen Inhaltsstoffe, die die Lebensmittelhersteller ihren Lebensmitteln beimischen, die unserer Gesundheit schaden. Kochen führt Sie heraus aus Ihrer Krankheit, ist Ihr Weg in die Freiheit, weg von verarbeiteten Lebensmitteln hin zu vitaler Gesundheit und einem glücklicheren Leben.

Während ich dies schreibe, zieht sich die ganze Welt wegen der Coronapandemie in ihre eigenen vier Wände zurück. Die Restaurants sind geschlossen und die meisten von uns haben wenig bis gar keine Möglichkeiten, sich Essen zu holen. Mehr Menschen kochen jetzt zu Hause, tatsächlich muss es fast jeder tun. Ich hoffe, dass diese unglaublich schwierige Zeit alle einander näherbringt und sie die Verbindung mit der eigenen Küche und dem Kochen stärkt.

Bevor es an die Rezepte geht, hier noch einige Grundlagen des Kochens, damit Sie erfolgreich loslegen können.

HABEN SIE SPASS AN DER SACHE

Wenn Sie Kochen als Belastung empfinden, werden Sie sich wahrscheinlich nicht oft in die Küche stellen. Aber machen Sie sich doch einfach Musik an, schnappen Sie sich einen Ihrer Liebsten, bleiben Sie ruhig, lächeln Sie und lassen sich treiben. Suchen Sie sich Rezepte aus, die Spaß machen, von Gerichten, die Sie lieben. Probieren Sie auch neue Mahlzeiten aus. Wenn Sie erst einmal gelernt haben, wie man nach Rezept kocht, in welcher Reihenfolge man die Zutaten hinzufügt, welche Lebensmittel am besten zusammenpassen oder wie man verschiedene Gewürze verwendet, können Sie improvisieren und ein wenig spielen. Das ist ein bisschen wie ein neues Musikinstrument zu erlernen. Es muss nicht perfekt sein. Fehler sind erlaubt. Und beim nächsten Mal klappt es schon besser.

DIE RICHTIGE AUSSTATTUNG VON KÜCHE UND VORRATSKAMMER

Halten Sie stets folgende Grundnahrungsmittel parat:

- Natives Bio-Olivenöl extra zum Beträufeln und Kochen bei niedrigen Temperaturen.
- Avocadoöl zum Kochen bei hohen Temperaturen.
- Salz und Pfeffer. Für die meisten Rezepte sind sie grundlegend.
- Ihre Lieblingsgewürze und -kräuter. Meine Favoriten sind Paprika, Kurkuma, Kreuzkümmel, Koriander, Kardamom, Thymian, Dill, Rosmarin, Zimt, Cayennepfeffer, Chilipulver, Oregano, Nelken und Senfkörner. Mit Gewürzen reisen Sie kulinarisch um die Welt. Probieren Sie an dem einen Abend mexikanisch, am nächsten Thai. Oder wie steht's mit japanischer, marokkanischer, griechischer oder italienischer Küche? Es sind die Gewürze, die die jeweilige Küche einzigartig machen und neben dem Geschmack auch eine kraftvolle heilende Wirkung haben.
- Fügen Sie Säure hinzu. Ich liebe Zitrone, Limette, Apfelessig und Balsamico-Essig. Sie können ein komplettes Salatdressing

ausschließlich aus Olivenöl, einer Säure und Gewürzen herstellen.

- Zu guter Letzt sollten Sie eine Basisausstattung an Küchenhelfern haben. Mozart brauchte Instrumente, damit er seine wunderschöne Musik spielen konnte. Besorgen Sie sich gute Messer, Töpfe und Pfannen, Mixer, Schäler, Kochlöffel aus Holz und so weiter.

LERNEN SIE DIE RICHTIGE ZUBEREITUNG VON GEMÜSE

Zu lernen, wie man Gemüse richtig zubereitet, wird Ihr Leben verändern. Die meisten amerikanischen Gemüsesorten enden als zerkochter, geschmackloser Brei. Die Leute behaupten, sie würden keinen Rosenkohl oder Spargel mögen. Meine Antwort darauf ist, dass sie einfach nicht wissen, wie man sie richtig zubereitet. Sie müssen zunächst die Grundlagen des Kochens erlernen und dann mit Geschmacksrichtungen experimentieren, die Ihnen gefallen.

- **Sautieren (Kurzbraten):** Meine liebste Art, Gemüse zuzubereiten. Eine große Sautier- beziehungsweise Bratpfanne bei mittlerer Hitze erhitzen. Geben Sie einen Esslöffel Avocadoöl, Butter aus Weidemilch oder Ghee in die Pfanne. Wenn das Öl schimmert, das Gemüse hinzufügen und etwa zwei bis fünf Minuten anbraten. Um den Geschmack zu verbessern, fügen Sie zunächst etwas Zwiebel, Knoblauch und Ingwer hinzu und lassen Sie es ein bis zwei Minuten garen. Gemüse wie grüner Spargel ist nach nur drei bis vier Minuten durch. Bei festerem Gemüse wie Blumenkohl dauert es ein paar Minuten länger. Fügen Sie einen Spritzer Wasser oder ein wenig Mirin hinzu, einen japanischen Reiswein, der alles gut schmecken lässt.
- **Dämpfen/Dünsten:** Gedämpftes beziehungsweise gedünstetes Gemüse ist einfach zuzubereiten, frisch, knackig und nähr-

stoffreich. Ich liebe es, Brokkoli (und jedes andere Gemüse) zu dämpfen und mit einer Mischung aus nativem Olivenöl extra, Zitronensaft, einer frisch gepressten Knoblauchzehe und etwas Salz und Pfeffer zu würzen. Setzen Sie einen Dämpfkorb (Steamer) in einen großen Topf. Den Topf mit Wasser bis knapp unter dem Dämpfkorb füllen. Das Wasser bei geschlossenem Deckel bei hoher Hitze zum Kochen bringen. Das Gemüse in den Dämpfkorb geben, abdecken, die Temperatur auf mittlere Hitze reduzieren und so lange dämpfen lassen, bis es knackig-zart ist. Für die meisten Gemüsesorten reichen zwei bis fünf Minuten. Grünes Gemüse sollte noch seine hellgrüne Farbe haben. Wenn es dunkel wird, hat es zu lange gekocht.

- **Im Ofen braten:** Den Backofen auf 220 °C vorheizen. Legen Sie ein Backblech mit Folie oder Backpapier aus, um später die Reinigung zu erleichtern. Schwenken Sie Ihr rohes Gemüse in einer Schüssel mit Olivenöl, Salz, Pfeffer und anderen Gewürzen, die Sie mögen. Legen Sie das Gemüse auf das Backpapier und lassen Sie es im Ofen braten, bis es knackig-zart ist. Grüner Spargel braucht in der Regel fünf bis zehn Minuten, Blumenkohl und Brokkoli etwa 20 bis 30 Minuten. Karotten oder andere Wurzelgemüse brauchen um die 40 Minuten. Starten Sie mit dem Gemüse, das länger braucht, und fügen Sie die Sorten, die schneller gar werden, später hinzu.

PROTEINE RICHTIG ZUBEREITEN: AUF DIE DAUER UND TEMPERATUR KOMMT ES AN

Bei rotem Fleisch, Geflügel und Fisch ist die Zubereitung entscheidend. Das Essen sollte nicht zu sehr und nicht zu wenig gekocht sein. Rohes Geflügel und anderes Fleisch sind eine Brutstätte für Bakterien. Kochen mit sehr hohen Temperaturen wiederum kann zu giftigen Verbindungen führen, die der Gesundheit schaden. Ich empfehle ein Fleischthermometer, um die Temperatur zu messen.

Der Gebrauch von Heilgewürzen in Marinaden reduziert die Entzündungsgefahr zusätzlich.

- Je nach Vorliebe sollte Fleisch für „medium-rare", also halb durchgebraten mit einem rohen Inneren, eine Kerntemperatur von 54 bis 57 °C haben; für mittelgare Steaks, Braten und Koteletts sollte die Kerntemperatur bei 60 bis 63 °C liegen. So wird Ihr Steak hervorragend: Wenn Sie es auf dem Herd zubereiten, salzen Sie das Steak etwa 30 Minuten vor dem Braten. Erhitzen Sie die Pfanne (für Steaks bevorzuge ich gusseiserne Pfannen). Je nach Dicke dauert es etwa 4 bis 6 Minuten, um das Steak auf jeder Seite zu braten. Braten Sie es, bis die gewünschte Kerntemperatur erreicht ist. Dann würzen Sie das Fleisch mit Ihren Lieblingsgewürzen und -kräutern.
- Hackfleisch und Geflügel sollte auf 74 °C erhitzt werden. Erhitzen Sie eine große Pfanne mit Avocadoöl bei mittlerer bis hoher Temperatur. Geben Sie das Fleisch in die Pfanne und teilen sie es mit einem Spatel in Stücke. Braten Sie es, bis es braun ist.
- Bei der Zubereitung von Hühnchen im Backofen sollte eine Kerntemperatur von 74 °C erreicht werden. Für Hähnchenbrust aus dem Ofen wird dieser auf 175 °C vorgeheizt. Mischen Sie Ihre Lieblingsmarinade in einer Schüssel. Ich mag Knoblauch, Olivenöl, Zitronensaft, Basilikum und Meersalz. Legen Sie die Hähnchenbrüste in die Schüssel, bedecken Sie sie mit der Marinade und lassen Sie das Fleisch 15 Minuten lang ziehen. Legen Sie die Ofenform mit Backpapier aus, das erleichtert später das Säubern. Nun platzieren Sie die Hähnchenbrüste mit der restlichen Marinade in der Form. Nach etwa 30 Minuten hat das Fleisch die gewünschte Temperatur erreicht.
- Fisch sollte so zubereitet werden, dass eine Temperatur von etwa 63 °C erreicht wird. Lachs lässt sich perfekt so zubereiten: Erhitzen Sie die Pfanne bei mittlerer Temperatur. Währenddessen würzen Sie den Lachs. Geben Sie Avocadoöl in die Pfanne und legen Sie

den Fisch mit der Hautseite nach unten hinein. Circa 7 Minuten braten. Fassen Sie den Fisch nicht an, auch wenn die Versuchung groß ist. Nach 7 Minuten sollte er größtenteils durch sein. Drehen Sie den Fisch um – doch Vorsicht mit dem heißen Öl. Braten Sie den Fisch weitere 2 Minuten – jetzt sollte er perfekt sein.

DAS KRIEGT JEDER GEBACKEN

Drei Dinge an einem Tag bekommen Sie hin: einen Smoothie, einen Salat und ein einfaches Pfannengericht. Alle drei sind einfach zu machen und nahrhaft. Sie können Zutaten beifügen, die Sie bereits im Haus haben, oder neue ausprobieren.

- **Einfacher Smoothie:** Mischen Sie 250 ml ungesüßten Milchersatz (mein Favorit ist Macadamia-Drink) mit 70 Gramm gefrorenen Beeren, einer Handvoll Spinat oder anderem Blattgemüse, einem Esslöffel Nussaufstrich und einem Esslöffel Lein- oder Chiasamen. Das ist alles – ein perfekter Smoothie.
- **Supereinfacher Salat:** Geben Sie in eine Salatschüssel ein Bund beziehungsweise einen Kopf kleingeschnittenen Blattsalat (ich mag Buttersalat oder Rucola), so viel nichtstärkehaltiges Gemüse, wie Sie mögen (Paprika, Gurken, Radieschen, Fenchel, grüne Zwiebeln, Oliven), eine Dose Wildlachs oder 60 bis 120 Gramm Hühnchen, drei Esslöffel Ihrer Lieblingskräuter und -gewürze (Petersilie, Koriander, Minze, Basilikum), zwei Esslöffel kaltgepresstes Olivenöl und ein bis zwei Esslöffel Zitronensaft, Balsamico-Essig oder Apfelessig. Alles vermengen und servieren!
- **Gemüsepfanne:** Avocadoöl in einer großen Pfanne bei mittlerer Hitze erhitzen. Eine kleingeschnittene Zwiebel 2 bis 3 Minuten anbraten; dann gehackten oder gepressten Knoblauch, etwas Ingwer und zirka 400 Gramm klein geschnittenes Gemüse hinzufügen. Probieren Sie Fenchel, Lauch, Karotten,

> Zucchini, Blumenkohl, Spargel, Zwiebeln, Brokkoli oder was immer es gibt. Würzen Sie mit Paprika oder Kreuzkümmel. Geben Sie Ihrem Essen einen asiatischen Touch mit etwas geröstetem Sesamöl, glutenfreiem Tamari und Mirin. 10 bis 15 Minuten oder kürzer braten. Mit Zitronensaft und frischen Kräutern wie Petersilie oder Koriander verfeinern und mit Salz abschmecken. Fügen Sie Ihr Lieblingseiweiß hinzu, zum Beispiel gebratenes Hackfleisch oder in Stücke geschnittenes Hühnchen, Rindfleisch, Tempeh oder Tofu.

Ich verspreche: Jeder kann kochen lieben lernen, selbst wenn Ihre einzige Erfahrung bis jetzt darin bestand, Fertiggerichte aufzuwärmen oder ein Brot zu toasten. Haben Sie erst einmal gelernt, Aromen zu schätzen, loszulassen und in Ihrer Küche zu experimentieren, dann werden Sie Ihren Körper nähren können und den Menschen, die Sie lieben, Freude und Genuss (zu-)bereiten. Oh, und ganz nebenbei werden Sie auch noch Ihren Gesundheitszustand deutlich verbessern.

Die pegane Ernährung baut auf einem Fundament aus echtem, vollwertigem Essen und Zubereiten auf. Ich wünsche Ihnen, dass Sie sich die Prinzipien der peganen Ernährung einverleiben und den Genuss, die Freude, das Nähren und die Heilkraft des Essens für sich entdecken. Denn vergessen Sie nicht: Essen ist Medizin. Ihr Lebensmittelmarkt ist Ihre Apotheke vom Bauernhof!

Als Nächstes folgen meine peganen Lieblingsrezepte – Frühstück, Mittagessen, Abendessen, Grundlagen, Getränke, Beilagen und mehr.

Also, lassen Sie uns kochen!

Frühstück

AVOCADO-SÜSSKARTOFFELPUFFER

Ergibt: 4 Portionen
Vorbereitungszeit: 35 Minuten
Zubereitungszeit: 40 Minuten

Avocadotoast ist mittlerweile sehr beliebt geworden, aber ich bin kein Fan des Supermarktbrots aus raffiniertem Mehl. Für diese gesündere Version habe ich Süßkartoffelpuffer mit einer einfachen Guacamole, einem frischen Fenchselsalat und einem weich gekochten Ei belegt. Fenchel ist ein unterschätztes Gemüse, dabei ist es reich an Mineralien und schützenden Polyphenol-Antioxidantien wie Rosmarinsäure, Chlorogensäure und Quercetin. Sein einzigartiger Geschmack erinnert leicht an Lakritze.

Süßkartoffelpuffer

3 Süßkartoffeln (Sorte nach Belieben), gerieben
120 g weiße Zwiebeln, gerieben
1 kleine Jalapeño-Chilischote (optional), Samen und Scheidewand entfernen, dünn geschnitten
25 g plus 2 EL Leinsamen geschrotet
½ TL Knoblauchpulver
½ TL schwarzer Pfeffer
4-5 EL (50 ml) Avocadoöl
3 Eiweiß aus Weidehaltung, aufgeschlagen

Fenchelsalat

1 große Knolle Fenchel mit Fenchelgrün
10 frische Minzblätter, zerrupft
2 EL sonnengetrocknete Tomaten, in Stückchen geschnitten
1 kleine Schalotte, fein geschnitten
2 EL frischer Zitronensaft
1 EL natives Olivenöl extra
⅛ TL Meersalz
¼ TL schwarzer Pfeffer

Guacamole

1 große Avocado, halbiert und entkernt
½ Bund frischer Koriander, fest verpackt
Saft und Schale einer Limette
1 kleine Jalapeño-Chilischote (optional), Samen und Scheidewand entfernen, dünn geschnitten
1 EL natives Olivenöl extra
¼ TL schwarzer Pfeffer

Weichgekochte Eier

4 Eier aus Weidehaltung

1. Backofen auf 190 °C vorheizen und Backblech mit Backpapier auslegen.
2. Für die Puffer: Die geriebenen Süßkartoffeln und die Zwiebel durch ein feines Sieb pressen, um überschüssige Flüssigkeit zu entfernen. In einer großen Schüssel die Jalapeño (falls verwendet), Leinsamen, Knoblauchpulver, Pfeffer, Avocadoöl und das Eiweiß vermischen. Süßkartoffeln und Zwiebeln hinzufügen und alles gut vermengen. Die Masse jeweils in eine kleine

Tasse füllen und auf das Backpapier stürzen. Mit den Händen flachdrücken. Es sollten mindestens 8 Puffer herauskommen. 15 Minuten backen, umdrehen und weitere 15 Minuten backen, bis die Puffer goldbraun und knusprig sind.

3. Für den Salat die Blattstiele des Fenchels und das Fenchelgrün entfernen. Das Fenchelgrün grob hacken und die Blattstiele in dünne Scheiben schneiden. In eine große Schüssel legen. Mit einem Küchenhobel die Knolle in dünne Scheiben schneiden. Falls nötig, die Knolle dafür in zwei Hälften teilen. Den Fenchel zusammen mit der Minze und den kleingeschnittenen sonnengetrockneten Tomaten in die Schüssel geben.
4. Nun in einer separaten kleinen Schüssel die kleingeschnittenen Schalotten, Zitronensaft, Olivenöl, Salz und Pfeffer verrühren.
5. Für die Guacamole die Avocado in eine weitere kleine Schüssel geben und grob pürieren. Koriander, Limettensaft und -schale, Jalapeño (falls verwendet), Olivenöl und Pfeffer hinzufügen. So lange pürieren, bis alles gut verbunden, aber auch noch stückig ist.
6. Für die weichgekochten Eier einen großen Topf mit Wasser bei mittlerer Hitze zum Kochen bringen. Die Eier mit einem Schaumlöffel vorsichtig einzeln in das Wasser tauchen. Genau 6 ½ Minuten kochen lassen und dabei die Hitze so einstellen, dass das Wasser leicht köchelt. Dann die Eier in eine Schüssel mit Eiswasser geben und 2 Minuten abkühlen lassen. Sobald sie abgekühlt sind, die Eier vorsichtig aufschlagen und pellen.
7. Die Fenchelmischung mit dem Dressing verrühren. Auf einem Teller anrichten: einen Puffer mit Guacamole bestreichen, einen weiteren Puffer drauflegen, darauf einen Löffel Fenchelsalat und ganz oben ein Ei platzieren. Wiederholen, bis es insgesamt vier Stück sind, und dann servieren.

Nährwert pro Portion: Kalorien: 566, Fett: 36 g, gesättigte Fettsäuren: 5 g, Cholesterin: 185 mg, Ballaststoffe: 13 g, Eiweiß: 17 g, Kohlenhydrate: 47 g, Salz: 309 mg

GUTEN-MORGEN-QUINOA-BEEREN-AUFLAUF

Ergibt: 6 Portionen
Vorbereitungszeit: 15 Minuten plus 10 Minuten zum Abkühlen
Zubereitungszeit: 1 Stunde

Manchmal braucht man morgens einfach nur ein Frühstück direkt aus dem Ofen, das Leib und Seele wärmt. Für diesen Fall ist dieses Gericht genau das Richtige, bestehend aus proteinreicher Quinoa, Nüssen und Samen sowie einer Vielzahl farbenfroher, süßer Beeren, die reich an Vitamin C und sekundären Pflanzenstoffen mit Anti-Aging-Effekt sind. Insgesamt können Sie 3 bis 4 Tassen, ca. 400 Gramm, Beeren in beliebiger Kombination verwenden. Frische Beeren sind natürlich am besten, aber mit gefrorenen geht es auch sehr gut!

1 TL Avocadoöl
100 Gramm gekeimte Quinoa
1 mittelgroße Zucchini
475 ml ungesüßte Nussmilch
120 ml Wasser, gefiltert
Schale einer Orange
2 TL reines Vanilleextrakt
1 TL gemahlener Zimt
¼ TL Muskatnuss, gemahlen
Eine Prise Meersalz
30 g Hanfsamen, geschält
25 g Leinsamen, geschrotet
2 EL ungesüßte Kokosflocken
85 Gramm Süßstoff nach Wahl (Mönchsfrucht, flüssiger Ahornsüßstoff, reiner Ahornsirup oder roher Honig) (optional)
Ca. 8 Erdbeeren, geviertelt
Ca. 15 Brombeeren, halbiert

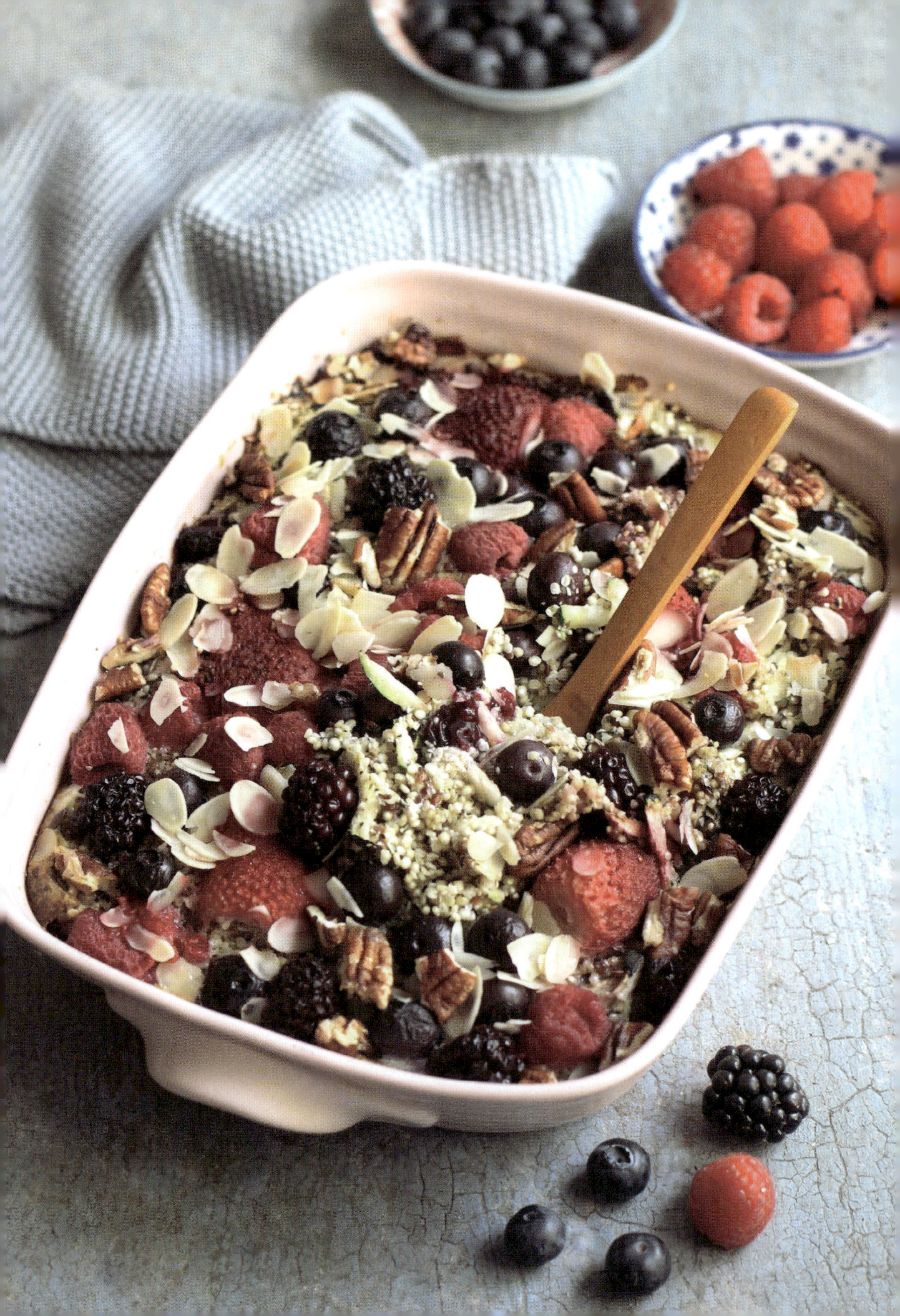

60 g Himbeeren
60 g Blaubeeren
30 g ganze Pekannüsse, roh
35 g Mandelblättchen, roh

1. Den Backofen auf 175 °C vorheizen. Eine ofenfeste Auflaufform, circa 25 x 17 cm, mit Avocadoöl einfetten. Die Quinoa gründlich abspülen, in die Form geben und gleichmäßig verteilen.
2. Die Zucchini mit einer feinen Küchenreibe kleinraspeln. Mit den Händen das überschüssige Wasser ausdrücken. Jetzt sollten Sie eine große Tasse geraspelter Zucchini haben. In der Auflaufform mit der Quinoa vermengen.
3. In einer mittelgroßen Schüssel Nussmilch, Wasser, Orangenschale, Vanilleextrakt, Zimt, Muskatnuss, Salz, Hanfsamen, Leinsamen, Kokosflocken und das Süßungsmittel nach Wahl (falls verwendet) hinzufügen. Gut vermischen. Über die Quinoa und die Zucchini gießen und alles miteinander vermengen.
4. Die Beeren gleichmäßig in der Auflaufform verteilen. Die Pekannüsse in kleine Stücke brechen und mit den Mandelblättchen über den Auflauf streuen. Drücken Sie sie mit einem Spatel vorsichtig in die Masse und glätten Sie die Oberfläche.
5. Form zudecken und 30 Minuten backen lassen. Dann die Ofentemperatur auf 190 °C erhöhen und den Auflauf ohne Abdeckung weitere 30 Minuten backen lassen. Die Flüssigkeit sollte aufgesaugt sein und die Quinoa golden und knusprig.
6. Schließlich das Gericht aus dem Ofen nehmen und noch 10 Minuten abkühlen lassen, bevor Sie es servieren. Reste können bis zu 4 Tage im Kühlschrank aufbewahrt werden.

Nährwert pro Portion (ohne Süßstoffzusatz): Kalorien: 307, Fett: 17 g, gesättigtes Fett: 2 g, Cholesterin: 0 mg, Ballaststoffe: 8 g, Eiweiß: 11 g, Kohlenhydrate: 31 g, Salz: 87 mg

MATCHA-MOHNBROT MIT ROSENWASSERGLASUR

Ergibt: 12 Scheiben
Vorbereitungszeit: 20 Minuten
Zubereitungszeit: 30 bis 35 Minuten

Dieses köstliche getreidefreie Brot ist sowohl ein einmaliges Frühstück als auch ein toller belebender Snack. Vollgepackt mit Antioxidantien aus Matcha-Grünteepulver und reichlich gesunden, einfach ungesättigten Fettsäuren aus Olivenöl liefert das Brot lang anhaltende Energie. Die Glasur mit einem Hauch von Rosenwasser verleiht ihm eine süße, blumige Note. Wirklich ein ganz besonderes Brot mit dem Zeug zur Leibspeise für alle Familienmitglieder.

Matcha-Mohnbrot

115 ml natives Olivenöl extra
2 große Eier aus Weidehaltung
120 ml ungesüßte Mandelmilch
1½ TL reines Vanilleextrakt
2 EL roher Honig (optional)
2 EL Mohn
165 g feines Mandelmehl
30 g Kokosmehl
1½ EL Matcha-Pulver
75 g granulierte Mönchsfrucht, zum Backen
½ TL Meersalz
1 TL Natron

Rosenwasserglasur

55 Gramm Ghee oder weiches Kokosnussöl
1 TL Rosenwasser
1 TL Mönchsfruchtpulver oder roher Honig

Garnitur (optional)

Mönchsfruchtpulver
Mandelblättchen, roh
Essbare getrocknete Rosenknospen und Rosenblütenblätter

1. Den Backofen auf 175 °C vorheizen. Eine 20 x 10 cm große Backform leicht mit Olivenöl einfetten und den Boden mit Backpapier auslegen.
2. In einer mittelgroßen Schüssel Olivenöl, Eier, Mandelmilch, Vanilleextrakt, Honig (falls verwendet) und Mohn miteinander verquirlen. Gut verrühren, bis die Masse schön fluffig ist. Zur Seite stellen.
3. Mandelmehl, Kokosnussmehl, Matcha-Pulver, Mönchsfrucht, Salz und Natron in eine große Schüssel sieben und vermengen.
4. Die feuchten Zutaten zu den trockenen Zutaten geben und gut vermischen. Den Teig in die vorbereitete Form gießen und mit einem Spatel die Oberfläche glattstreichen.
5. 30 bis 35 Minuten backen oder bis ein Zahnstocher in die Mitte des Brotes gestochen sauber herauskommt. In der Form 10 Minuten abkühlen lassen, bevor das Brot aus der Form gestürzt wird.
6. In der Zwischenzeit die Glasur vorbereiten. Dazu alle Zutaten in einer kleinen Schüssel verrühren.
7. Wenn Sie garnieren möchten, bestäuben Sie das Brot durch ein feinmaschiges Sieb mit Mönchsfruchtpulver und belegen Sie es mit den Mandelblättchen, Rosenknospen und Blütenblättern. Servieren Sie die Scheiben warm oder bei Zimmertemperatur und stellen Sie die Glasur zum Dippen oder Beträufeln dazu.
8. Reste halten sich gut verpackt bis zu 3 Tage im Kühlschrank frisch.

Nährwert pro Scheibe (mit Ghee, ohne Honig): Kalorien: 217, Fett: 19 g, gesättigtes Fett: 5 g, Cholesterin: 42 mg, Ballaststoffe: 4 g, Eiweiß: 5 g, Kohlenhydrate: 14 g, Salz: 221 mg

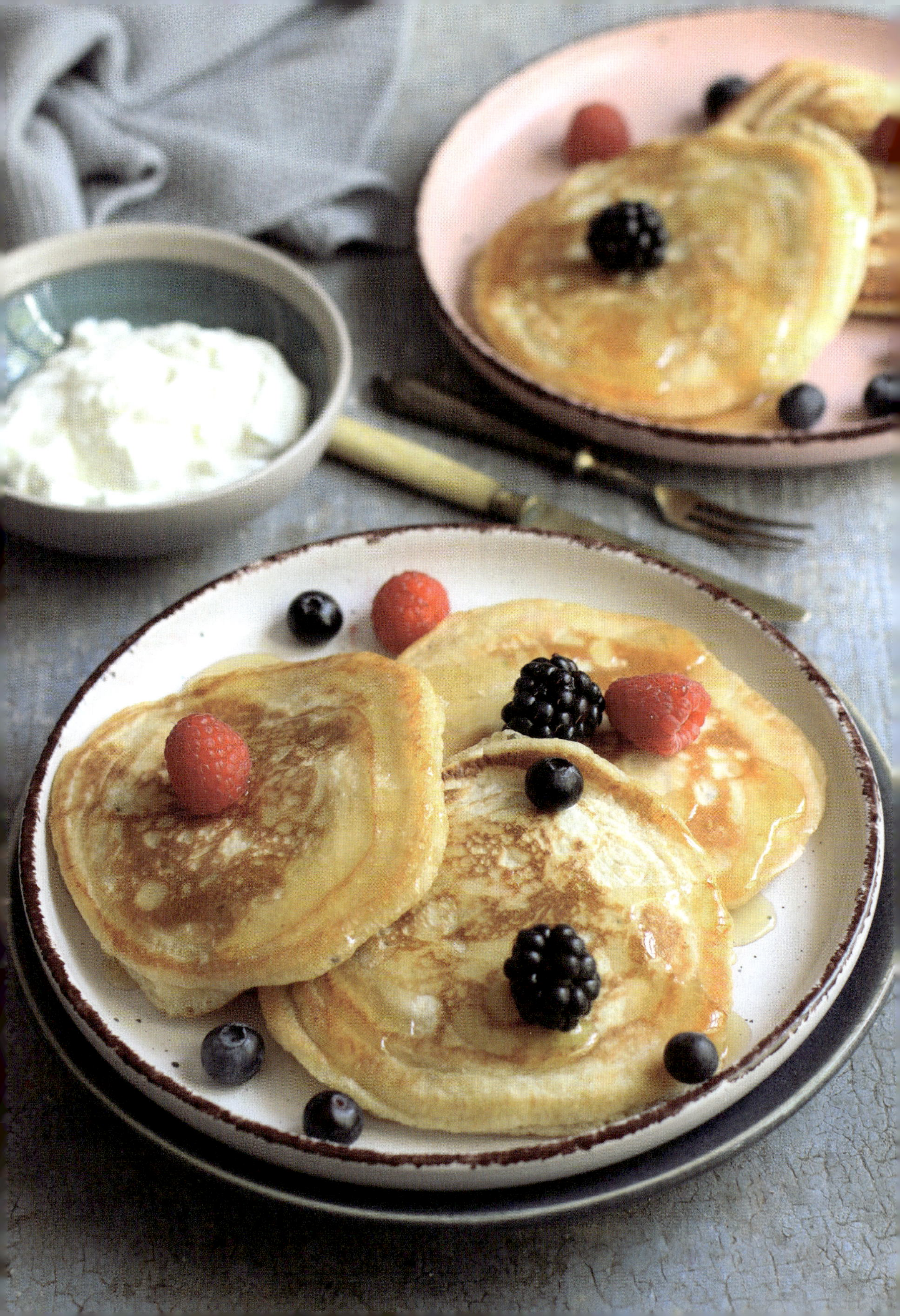

Chai-Pancakes mit Kokos-Schlagsahne

Ergibt: 14 Pfannkuchen (à 10 cm)
Vorbeitungszeit: 20 Minuten
Zubereitungszeit: 30 Minuten

Für alle, die hin und wieder zum Frühstück schlemmen möchten, ist dies genau das Richtige. Aber anstelle von raffiniertem Mehl und Zucker verwende ich ballast- und nährstoffreiches Buchweizen- und Mandelmehl sowie Süßstoff aus der Mönchsfrucht, der keine glykämische Last hat. So kann man sich ohne schlechtes Gewissen ganz dem Genuss hingeben. Seien Sie kreativ und ergänzen Sie Toppings Ihrer Wahl; ich persönlich liebe frische Feigen.

Kokos-Schlagsahne

1 Dose Kokosnusscreme (ca. 415 Gramm), über Nacht im Kühlschrank gekühlt
40 g Mönchsfruchtpulver

Chai-Pancakes

2 große Eier aus Weidehaltung
350 ml ungesüßte Mandelmilch
2 TL reines Vanilleextrakt
50 g Kokosnussöl, geschmolzen
2 EL granulierter Mönchsfrucht-Süßstoff, zum Backen (optional)
30 g rohe Pekannüsse, zerstoßen
150 g Buchweizenmehl
35 g Mandelmehl
1 TL Backpulver
½ TL Natron
¼ TL Meersalz
1 ½ TL Zimt, gemahlen

¼ TL Kardamom, gemahlen
¼ TL Ingwer, gemahlen
½ TL Nelken, gemahlen
½ TL Muskatnuss, gemahlen

Garnitur

Reiner Ahornsirup (optional)
Frische Feigen, in Scheiben geschnitten (optional)

1. Eine große Rührschüssel in den Kühlschrank stellen, um darin später die Kokosnuss-Schlagsahne zuzubereiten. In einer weiteren großen Schüssel Eier, Mandelmilch, Vanilleextrakt, 2 EL Kokosnussöl und Mönchsfrucht (falls verwendet) vermischen. So lange schlagen, bis die Eier vollständig eingearbeitet sind und die Masse schön fluffig ist. Die zerstoßenen Pekannüsse unterheben.
2. Nun in eine weitere große Schüssel Buchweizen- und Mandelmehl, Backpulver, Natron, Salz, 1 ½ TL Zimt, Kardamom, Ingwer, Nelken und Muskatnuss sieben. Langsam die trockenen Zutaten zu den feuchten hinzugeben und so lange rühren, bis sich alles gut verbunden hat und es keine Klumpen mehr gibt.
3. Eine große Pfanne auf mittlerer Stufe erhitzen. Sobald die Pfanne heiß ist, diese mit dem restlichen Kokosnussöl (circa 1 TL) bestreichen und zwei bis drei kleine Teigportionen hineingeben. 2 Minuten braten lassen, dann umdrehen und weitere 2 Minuten braten, bis die Pfannkuchen goldbraun und knusprig sind. Die Pfannkuchen auf einen Teller legen und mit dem restlichen Kokosnussöl und Teig weitere Pfannkuchen ausbacken.
4. Für die Kokos-Schlagsahne die Dose Kokosnusscreme aus dem Kühlschrank nehmen und den fest gewordenen Rahm in die gekühlte Rührschüssel schöpfen. Mit einem Handrührgerät

mixen, bis er cremig ist, dann das Mönchsfruchtpulver und den restliche ½ TL Zimt hinzugeben. Circa 2 Minuten weiterrühren, bis die Masse cremig ist.

5. Die Pfannkuchen mit der Schlagsahne und etwas Ahornsirup sowie nach Belieben mit frischen Feigen servieren.

Nährwert pro Pfannkuchen (ohne Ahornsirup und Feigen): Kalorien: 175, Fett: 14 g, gesättigte Fettsäuren: 10 g, Cholesterin: 26 mg, Ballaststoffe: 2 g, Eiweiß: 3 g, Kohlenhydrate: 9 g, Salz: 138 mg, Zucker: 1 g

PUMPKIN SPICE CREAMER

Ergibt: ca. 600 ml
Vorbereitungszeit: 30 Minuten plus 2 Stunden Einweichen oder über Nacht

Dieser leckere milchfreie Kaffeeweißer hebt Ihren Kaffee auf eine höhere Ebene. Eine einfache Mischung aus Mandeln, Kokosnusscreme und Kürbisgewürz (Pumpkin Spice) ergibt eine sündhafte, aber gesunde Kaffeesahne, die Ihre morgendliche Routine gehörig in Schwung bringt. Für einen schnellen Snack zum Mitnehmen heben Sie das Mandelmus auf und verwenden es für meine köstlichen Mandel-Energiehappen auf Seite 265.

320 Gramm rohe Mandeln, ganz
1,3 l Wasser, gefiltert
2 Dosen Kokosnusscreme (à 160 ml)
1½ TL Kürbisgewürz (Pumpkin Spice)
⅛ TL Meersalz

1. Die Mandeln in eine große Schüssel geben, mit circa 3 bis 4 Tassen Wasser bedecken und über Nacht im Kühlschrank einweichen lassen. Alternativ können Sie die Mandeln mit heißem Wasser bedecken und sie 2 Stunden auf dem Küchentisch einweichen lassen.
2. Dann das Einweichwasser abgießen, die Mandeln abspülen und in einen Hochleistungs-Standmixer geben. Das restliche gefilterte Wasser (ca. 600 ml), die Kokosnusscreme, das Kürbisgewürz und Salz hinzugeben. Bis zu 2 Minuten lang mixen und darauf achten, dass die Masse nicht zu heiß wird.
3. Jetzt ein Maschensieb mit einem Nussmilchbeutel, einem dünnen Geschirrhandtuch oder einem anderem Tuch auslegen und über eine Rührschüssel legen. Die Creamer-Masse hineingeben und 10 Minuten lang durchseihen lassen.

4. Dann die Ecken des Tuches nehmen, hochheben, um die Mandelmasse schlingen und fest auspressen, bis keine Flüssigkeit mehr austritt. Das Mandelmus für die köstlichen Mandel-Energiehappen aufbewahren (Seite 265).
5. Den Creamer in einem Glas oder anderem verschlossenen Behälter bis zu 5 Tage im Kühlschrank aufbewahren. Vor Gebrauch gut schütteln und dann in Ihren Lieblingskaffee oder -Tee geben. Der Creamer schmeckt auch toll in getreidefreiem Granola-Müsli oder gibt Ihrem Lieblings-Smoothie einen wohligen herbstlichen Touch.

Nährwert (pro 1 EL): Kalorien: 22, Fett: 2 g, gesättigte Fettsäuren: 2 g, Cholesterin: 0 mg, Ballaststoffe: 0 g, Eiweiß: 0 g, Kohlenhydrate: 15 g, Salz: 6 mg

MACHT-JUNG-SUPERSMOOTHIE

Ergibt: 1 Portion
Vorbereitungszeit: 5 Minuten

Das ist eines meiner „Master Five"-Rezepte. Smoothies gehören für mich am Morgen einfach dazu – mit ihnen kann man auf einfachste Art und Weise eine riesige Menge pflanzlicher Nährstoffe in ein Glas bekommen. Dieser Smoothie hier ist einzigartig, denn er enthält erfrischende Yambohnen (Jícama) – eine großartige Quelle für den löslichen Ballaststoff Inulin, der die nützlichen Darmkeime unterstützt. Säuerliche Himbeeren und Granatapfelpulver sorgen für eine natürliche Süße und liefern gleichzeitig jede Menge Antioxidantien für gutes Altern.

50 g Yambohnen, geschält und in Stücke geschnitten (alternativ: ungeschälte Zucchini)
½ Handvoll frische Spinatblätter, abgepackt
30 g Himbeeren, gefroren
80 ml Kokoswasser
120 ml ungesüßte Kokosmilch oder andere Nussmilch
1 EL Granatapfelpulver
1 EL Nussaufstrich (z. B. Mandel oder Cashew)
1 Messlöffel Kollagenpulver (Weidehaltung) oder Vanille-Kürbiskern-Proteinpulver
3 Eiswürfel

Alle Zutaten in einen Standmixer geben und pürieren, bis die Masse glatt ist.

Nährwert pro Portion (mit Mandelaufstrich und Kollagen): Kalorien: 276, Fett: 12 g, gesättigte Fettsäuren: 3 g, Cholesterin: 0 mg, Ballaststoffe: 6 g, Eiweiß: 23 g, Kohlenhydrate: 23 g, Salz: 143 mg

SUPPEN UND SALATE

THAI-INSPIRIERTE KOKOSNUSS-PUTENFLEISCH-SUPPE

Ergibt: 4 Portionen
Vorbereitungszeit: 30 Minuten
Zubereitungszeit: 55 Minuten

Diese tolle Variante einer thailändischen Kokosnuss-Suppe ist unglaublich schmackhaft und sättigend. Ich mag besonders, dass diese Suppe alles enthält, was man für eine nahrhafte Mahlzeit braucht. Jahrelang hatten die Menschen Angst, dunkles Putenfleisch zu genießen, aber wenn Sie nur hochwertige Putenkeulen aus Weidehaltung besorgen, erhalten Sie einfach ungesättigte Fettsäuren, die gut fürs Herz sind, und Mineralien wie Eisen, Zink und Selen, die das Immunsystem stärken. Dazu kommt, dass das dunkle Fleisch zarter ist als das weiße, und so wünscht es sich jeder Koch.

Putenbällchen

340 g Putenhackfleisch aus der Keule
1 mittelgroße Zucchini
1 mittelgroße Karotte, geschält
1 Bund Frühlingszwiebeln
2 große Knoblauchzehen, kleingehackt
2 EL Sesamsamen, geröstet
2 EL Leinsamen, geschrotet
½ TL Meersalz
1 TL schwarzer Pfeffer

1 TL geröstetes Sesamöl
1 Ei aus Weidehaltung
1 EL Coco-Aminos-Hoisin-Soße (optional)

Suppe

1 EL Avocadoöl
2 Stängel Zitronengras
2 Schalotten, geschält und in feine Scheiben geschnitten
1 Stück Ingwer (circa 5 cm), geschält und in dünne Scheiben geschnitten
2 Knoblauchzehen, geschält
Ca. 1 l salzarme Hühnerbrühe
1 Dose ungesüßte Kokosmilch (ca. 100 ml)
Schale und Saft einer Limette
¼ TL Meersalz, ggf. mehr zum Abschmecken
1 kleine Fresno-Chilischote, in dünne Scheiben geschnitten
1 TL rote Currypaste
1 mittelgroßer Pak Choy, entstielt und kleingeschnitten
5 Blätter Grünkohl, entstielt und kleingeschnitten
1½ TL glutenfreie Fischsoße, ggf. mehr zum Abschmecken

Garnitur

½ Bund frischer Koriander, lose verpackt
1 Limette, geviertelt

1. Den Backofen auf 220 °C vorheizen.
2. Das Putenhackfleisch in eine große Rührschüssel geben. Die Zucchini und die Karotte mit einer feinen Reibe in die Schüssel reiben. Die Frühlingszwiebeln in dünne Scheibchen schneiden. Die weißen Stücke kommen in die Rührschüssel, die grünen werden für ihre spätere Verwendung zur Seite gelegt.
3. Knoblauch, Sesamsamen, geschrotete Leinsamen, Salz, Pfeffer,

4. Sesamöl, das Ei und die Hoisin-Soße (falls verwendet) hinzugeben und alles gut vermischen.
5. Aus der Putenhackmischung kleine Bällchen formen (ca. 5 cm Durchmesser). Die Bällchen auf ein mit Backpapier ausgelegtes Backblech legen und 20 bis 25 Minuten im Ofen backen. Die Bällchen aus dem Ofen nehmen, sobald sie goldbraun sind und duften. Beiseitestellen.
6. In der Zwischenzeit mit der Vorbereitung der Suppe beginnen. Dazu einen großen Topf mit Avocadoöl auf mittlerer Stufe erhitzen. Nun das Zitronengras schälen. Dabei die äußeren harten Blätter abziehen und das Wurzelende abschneiden. Den Stängel mit der flachen Seite eines Messers leicht drücken, um ihn aufzubrechen, in 2 cm große Stücke schneiden und in den Topf geben. Schalotten und Ingwer hinzugeben. Mit der flachen Seite des Messers den Knoblauch zerdrücken und in den Topf geben. Gut umrühren.
7. 5 Minuten kochen lassen, dann die Hühnerbrühe und die Kokosmilch hinzugeben. Alles zum Kochen bringen, dann die Temperatur auf niedrige Stufe stellen und 35 Minuten köcheln lassen.
8. Die Suppe durch ein großes feinmaschiges Sieb drücken, die Flüssigkeit auffangen und wieder in den Topf geben. Limettenschale und -saft, Salz, Fresno-Chili, rote Currypaste und die gebackenen Putenbällchen hinzufügen. Topf abdecken und weitere 10 Minuten köcheln lassen.
9. Nun den Pak Choy und den Grünkohl mit den aufbewahrten grünen Teilen der Frühlingszwiebeln in die Suppe geben, bis sie zusammenfallen. Die Fischsoße hinzugeben, umrühren und weitere 5 Minuten köcheln lassen.
10. Zum Servieren die Suppe in Schalen füllen und mit Koriander und einer Limettenspalte garnieren.

Nährwert pro Portion (ohne Hoisin-Soße): Kalorien: 496, Fett: 32 g, gesättigte Fettsäuren: 18 g, Cholesterin: 114 mg, Ballaststoffe: 6 g, Eiweiß: 23 g, Kohlenhydrate: 19 g, Salz: 939 mg

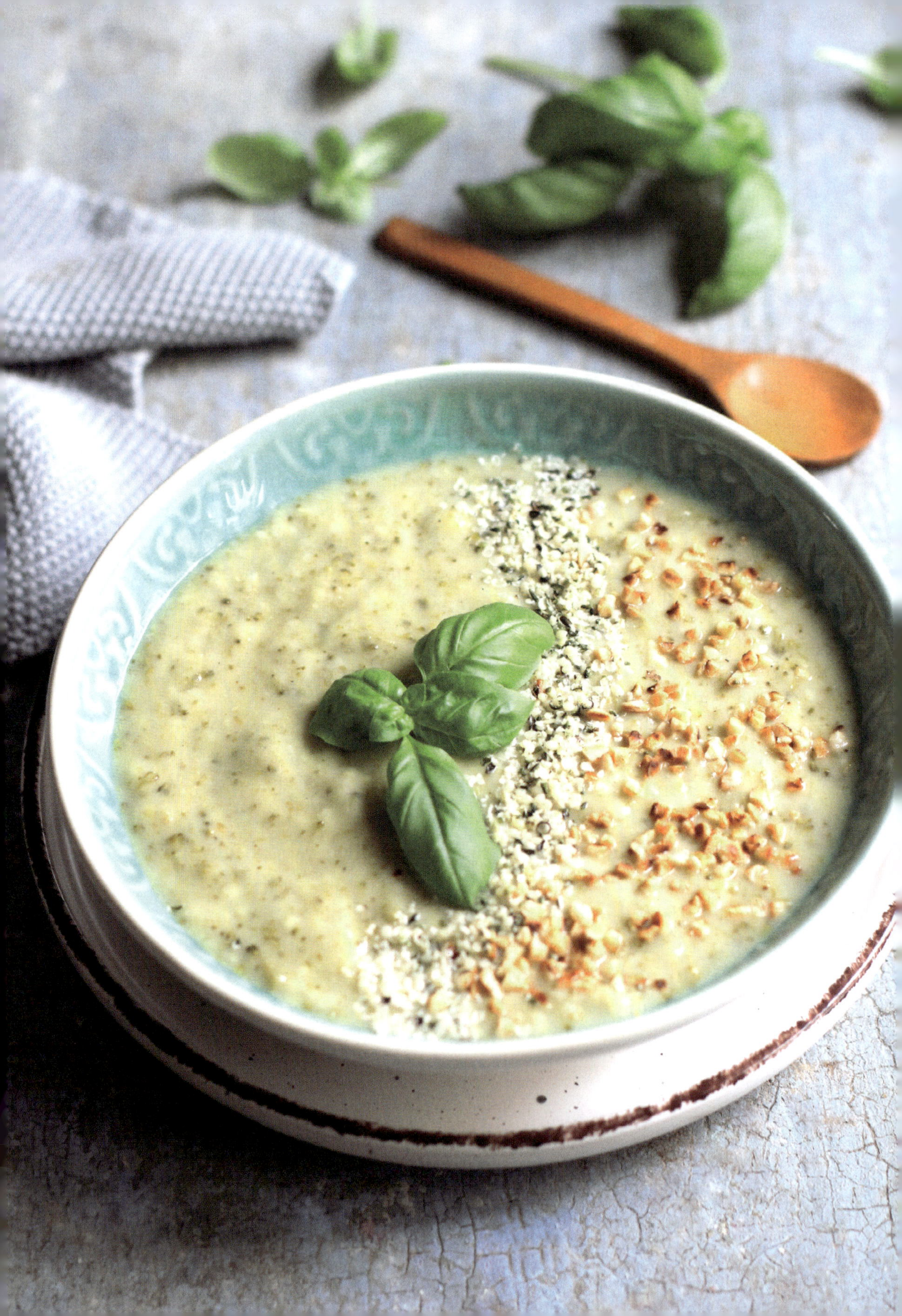

Cremige Zitronen-Basilikum-Suppe

Ergibt: 6 Portionen
Vorbereitungszeit: 10 Minuten
Zubereitungszeit: 25 Minuten

Das ist eines meiner „Master Five"-Rezepte. Frisches Basilikum und Zitronensaft geben dieser würzigen Suppe den besonderen Kick, während Zucchini die perfekte cremige Basis bildet – und das alles ganz ohne Milchprodukte! Die Kombination aus Basilikum, Zitrone und Knoblauch ist eine starke Unterstützung für das Immunsystem und hält Sie das ganze Jahr über gesund. Diese Suppe lässt sich gut transportieren. Gießen Sie einfach morgens vor der Arbeit etwas davon in einen Isolierbecher und schon haben Sie ein warmes Mittagessen.

1 EL Avocadoöl
120 g Lauch, in dünne Scheiben geschnitten (nur die weißen Teile)
3 große Knoblauchzehen, grob geschnitten
4 große Zucchini, gewürfelt
Ca. 1,2 l Wasser oder salzarme Gemüsebrühe
1 TL Meersalz
10 frische Basilikumblätter
25 g Hanfsamen, geschält
60 ml frischer Zitronensaft

Garnitur

2 EL Pinienkerne, roh
½ EL Hanfsamen, geschält

1. In einem mittelgroßen Topf das Avocadoöl bei mittelhoher Hitze erwärmen. Den Lauch hinzufügen und 3 Minuten an-

braten. Knoblauch hinzugeben, die Hitze leicht reduzieren und weitere 2 Minuten braten.

2. Die Zucchini und die Flüssigkeit Ihrer Wahl hinzugeben und Topf zudecken. Temperatur auf niedrig stellen und 15 Minuten köcheln lassen, bis die Zucchini glasig und weich ist.
3. Salz, Basilikum und 25 g Hanfsamen hinzugeben. Die Suppe portionsweise in einen Hochleistungs-Standmixer geben und pürieren, bis sie glatt ist. Zurück in den Topf geben, Zitronensaft hinzufügen und zum Kochen bringen.
4. Eine kleine Pfanne auf mittlerer Stufe erhitzen. Die Pinienkerne etwa 2 bis 3 Minuten lang rösten, bis sie leicht golden sind und duften. Zur Seite stellen.
5. Zum Servieren die Suppe in Schalen füllen und mit Hanfsamen und gerösteten Pinienkernen garnieren. Reste können in einem luftdichten Behälter im Kühlschrank bis zu 5 Tage aufbewahrt werden.

Nährwert pro Portion (mit Wasser): Kalorien: 153, Fett: 11 g, gesättigte Fettsäuren: 1 g, Cholesterin: 0 mg, Ballaststoffe: 3 g, Eiweiß: 7 g, Kohlenhydrate: 10 g, Salz: 385 mg

Verbotener Frühlingssalat

Ergibt: 4 Portionen
Vorbereitungszeit: 30 Minuten
Zubereitungszeit: 50 Minuten

Der verbotene beziehungsweise schwarze Reis gehört zu meinen Lieblingsgetreidesorten. Im Vergleich zu weißem und braunem Reis enthält er mehr Eiweiß, weniger Kohlenhydrate und starke Antioxidantien, die optimales Altern und die allgemeine Gesundheit unterstützen. In diesem Rezept wird er mit erfrischenden Frühlingsprodukten wie Radieschen, Rucola und frischer Minze zu einem knackigen und farbenfrohen Salat vermischt. Sardellen verleihen dem Dressing eine natürliche Salzigkeit und bieten dazu eine ordentliche Dosis an Omega-3-Fettsäuren – ein Booster fürs Gehirn.

Salat

200 g wilder schwarzer Reis
530 ml Wasser, gefiltert
3 große Zucchini
1 TL Meersalz
6 Radieschen
1 Bund frische Minze, fest verpackt
1 Bund frische Petersilie, fest verpackt
¼ Bund Schnittlauch, in dünne Ringe geschnitten
¼ einer mittleren roten Zwiebel, in dünne Scheiben geschnitten
1 Bund Rucola, lose verpackt

Dressing

6 Sardellenfilets, in Olivenöl mariniert, abgetropft
50 ml natives Olivenöl extra

1 EL Zitronenschale
2 EL frischer Zitronensaft
2 TL Dijon-Senf
½ TL schwarzer Pfeffer

Garnitur

45 g Mandelblättchen, roh

1. In einem mittelgroßen Topf den Reis mit dem Wasser zum Kochen bringen. Temperatur reduzieren, Topf abdecken und 50 Minuten köcheln lassen. Dann die Temperatur ausstellen und 10 weitere Minuten bedeckt stehen lassen. Wenn der Reis weich, aber bissfest ist, in eine Schüssel geben und abkühlen lassen.
2. Während der Reis kocht, bereiten Sie den Salat vor. Mit einem Gemüsehobel oder scharfem Messer die Zucchini in dünne Scheiben schneiden und in eine große Schüssel geben. Salz hinzufügen, um der Zucchini das Wasser zu entziehen. Gut vermischen und in einem Sieb über dem Spülbecken abtropfen lassen.
3. Von den Radieschen die Spitzen und Enden abschneiden und vierteln, Minze und Petersilie grob zerkleinern und alles in eine große Rührschüssel geben. Schnittlauch, Zwiebel und Rucola ebenfalls in die Schüssel geben.
4. Für das Dressing die Sardellenfilets mit dem Messerrücken zerkleinern und in eine kleine Rührschüssel geben. Olivenöl, Zitronenschale, Zitronensaft, Senf und Pfeffer hinzugeben und gut vermischen.
5. In einer kleinen Pfanne die Mandeln bei mittlerer Hitze rösten, bis sie leicht golden sind. Das sollte nur ungefähr 2 Minuten dauern. Zur Seite stellen. Die abgetropften Zucchini auf ein sauberes Küchentuch geben und trocken tupfen.

6. Jetzt den Reis, die Zucchini, die Gemüse-Kräuter-Mischung und das Dressing in einer großen Schüssel vermengen und mit den Mandeln bestreuen. Guten Appetit!

Nährwert pro Portion: Kalorien: 462, Fett: 24 g, gesättigte Fettsäuren: 3 g, Cholesterin: 5 mg, Ballaststoffe: 7 g, Eiweiß: 14 g, Kohlenhydrate: 53 g, Salz: 910 mg

WASABI-INGWER-SPROSSEN-SALAT

Ergibt: 4 Portionen
Vorbereitungszeit: 45 Minuten
Zubereitungszeit: 25 Minuten

Dies könnte der schmackhafteste Salat sein, den Sie je gegessen haben. Ich liebe die knackige Basis aus Mungobohnensprossen und geraspeltem Wurzelgemüse in Verbindung mit würzigen Wasabi-Cashews und süßem, eingelegtem Ingwer. Der Salat lässt sich hervorragend vorbereiten – lassen Sie einfach das Dressing und die Cashewkerne weg, bis Sie ihn servieren.

Wasabi- Cashewkerne

70 g geröstete Cashews, ungesalzen
1 TL Avocadoöl
½ TL Wasabi-Pulver
¼ TL Meersalz

Eingelegter Ingwer

700 ml Wasser, gefiltert
1 Stück (ca. 12 cm) frischer Ingwer, geschält
5 EL Kokosnussessig
1 EL Kokosnusszucker oder granulierte Mönchsfrucht
3 EL Rübensaft oder rohe Rüben, geraspelt

Dressing

65 g Avocado-Mayonnaise
60 ml Coco Aminos
2 EL Ingwersaft (von eingelegtem Ingwer)

2 EL frischer Koriander, fein geschnitten
1 Knoblauchzehe, gehackt
¼ TL Meersalz
¼ TL weißer Pfeffer
1 Prise Chiliflocken, zerstoßen

Salat

300 g Mungobohnensprossen
1 großer Kohlrabi
3 große Radieschen
1 große Yambohne (Jícama)
½ Bund frischer Koriander, lose verpackt, gehackt
1 EL schwarze Sesamsamen

1. Für die Wasabi-Cashews: Die Cashewkerne grob hacken und in eine kleine Schüssel geben. Avocadoöl, Wasabi-Pulver und Salz hinzufügen und gut vermischen. Zur Seite stellen.
2. Für den eingelegten Ingwer das Wasser in einem kleinen Topf zum Kochen bringen. Mit einer Küchenreibe den Ingwer in hauchdünne Scheibchen schneiden. Sobald das Wasser kocht, Ingwer hinzufügen und 10 Minuten kochen lassen. Den Essig, den Zucker beziehungsweise die Mönchsfrucht und den Rübensaft beziehungsweise die rohen geraspelten Rüben zu dem Ingwer ins Wasser geben. Die Hitze auf mittlere Stufe reduzieren und 15 Minuten kochen lassen. Nicht abgießen. Zur Seite stellen.
3. Das Dressing zubereiten: Alle Zutaten in ein mittelgroßes Gefäß geben und gut vermischen.
4. Um den Salat zuzubereiten, die Sprossen in eine große Rührschüssel geben. Mit einer Julienne-Reibe den Kohlrabi, die Radieschen und die Yambohne zerkleinern. Mit dem Koriander und den schwarzen Sesamsamen in die Schüssel geben.

Den eingelegten Ingwer (ohne die Flüssigkeit) hinzugeben und vermengen.

5. Das Dressing über den Salat geben und vorsichtig unterheben. Die Wasabi-Cashews darüberstreuen und servieren.

Nährwert pro Portion: Kalorien: 497, Fett: 38 g, gesättigte Fettsäuren: 6 g, Cholesterin: 30 mg, Ballaststoffe: 13 g, Eiweiß: 8 g, Kohlenhydrate: 36 g, Salz: 838 mg

KNACKIGER CHINAKOHL-TEMPEH-SALAT

Ergibt: 4 Portionen
Vorbereitungszeit: 40 Minuten
Zubereitungszeit: 10 Minuten

Gebettet auf einer erfrischenden, knackigen Mischung aus Chinakohl, Romana-Salat, Karotten und Gurken verleihen geröstete Mandeln und Zuckerschoten diesem Salat einen herrlichen Crunch. Perfekt mariniertes Tempeh bringt würzigen Pepp und sehr viel schmackhaftes Eiweiß mit ins Spiel. Chinakohl wiederum ist eine hervorragende Quelle für Folsäure, die wichtig für die neurologische Gesundheit und den Stoffwechsel ist und die Entgiftung fördert. Dieser Salat ist ein tolles Gericht aus einer einzigen Schüssel – zum Mittagessen genauso wie zum Abendessen.

Chili-Tempeh

3 EL Chilli-Knoblauch-Soße
1 EL geröstetes Sesamöl
1 Päckchen glutenfreies Tempeh (ca. 225 g), in mundgerechte Stücke geschnitten

Chinakohl-Salat

1 mittelgroßer Chinakohl
1 großer Kopf Romana-Salat
1 mittelgroße Karotte
2 kleine Landgurken
¼ einer großen roten Zwiebel

Dressing

2 EL Kokosnussessig oder Apfelessig
2 EL glutenfreies Tamari
1 EL Coco Aminos
1 EL geröstetes Sesamöl
45 g Frühlingszwiebeln, in feine Scheiben geschnitten (weiße und grüne Teile)
1 Stück (ca. 1,2 cm) frischer Ingwer, fein gerieben

Garnitur

35 g Mandelblättchen, roh
50 g Zuckerschoten, ohne Fäden, in dünne Scheiben geschnitten
¼ Bund frischer Koriander oder Thai-Basilikum, ganze Blätter, abgepackt (optional)
2 EL geröstete weiße Sesamsamen (optional)

1. Backofen auf 175 °C vorheizen und ein Backblech mit Backpapier auslegen. In einer mittelgroßen Schüssel die Chili-Knoblauch-Soße und das geröstete Sesamöl vermischen. Die Tempeh-Würfel dazugeben. Zur Seite stellen und 20 Minuten marinieren lassen. Dann das Tempeh auf das Backpapier legen und 10 Minuten im Ofen backen.
2. Zubereitung des Salats: Mit einem Messer oder mithilfe des Zerkleinerungsaufsatzes der Küchenmaschine den Chinakohl und den Kopfsalat in ca. 4 cm lange Streifen schneiden. Insgesamt sollten Sie etwa 2 Handvoll haben. Karotten schälen und in Stifte schneiden, die etwa eine Handvoll ergeben. Gurken schälen und halbieren, die Kerne entfernen und in Halbmonde schneiden. Die rote Zwiebel ganz fein schneiden und alles Gemüse in einer großen Schüssel miteinander vermengen.

3. Alle für das Dressing benötigten Zutaten in eine kleine Rührschüssel geben und gut vermischen. Zur Seite stellen.
4. Eine kleine Pfanne bei mittlerer Hitze erhitzen, die Mandeln hinzugeben und 3 bis 5 Minuten lang schwenken, bis sie golden und duftend sind. Zur Seite stellen.
5. Zum Anrichten des Salats das Tempeh in die Schüssel mit dem Gemüse geben, das Dressing darüber gießen und vorsichtig durchschwenken. Mit den Mandeln, Zuckerschoten und einem beliebigen anderen Topping garnieren und servieren.

Nährwert pro Portion: Kalorien: 263, Fett: 16 g, gesättigte Fettsäuren: 2 g, Cholesterin: 0 mg, Ballaststoffe: 9 g, Eiweiß: 17 g, Kohlenhydrate: 20 g, Salz: 793 mg

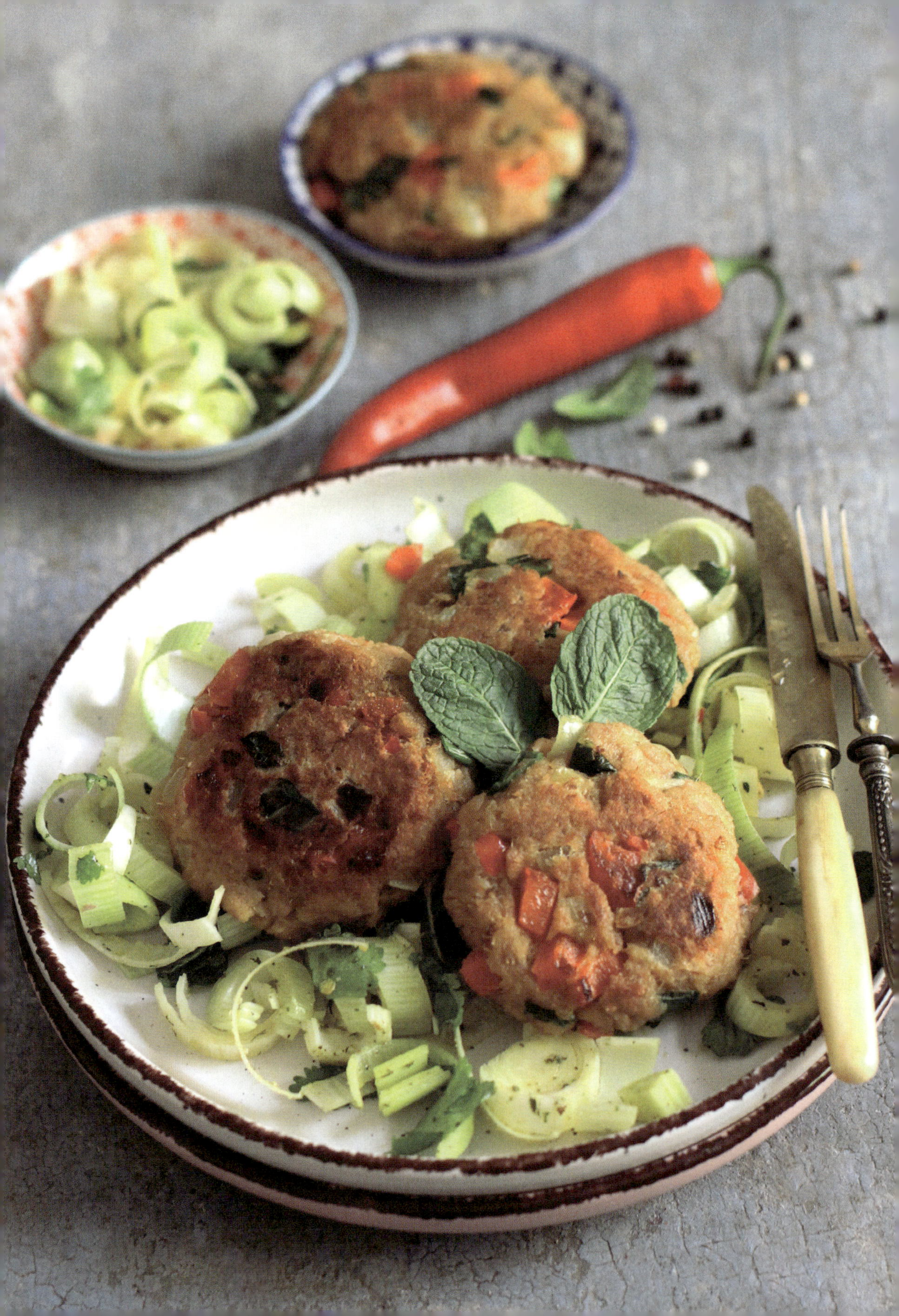

Vorspeisen

SESAM-KORIANDER-LACHSKÜCHLEIN MIT FRISCHEM KRÄUTERSALAT

Ergibt: 4 Portionen (= 12 Pattys)
Vorbereitungszeit: 25 Minuten
Zubereitungszeit: 35 Minuten

Diese herzhaften Küchlein sind eine wunderbare Art, Lachs zu genießen. Mit einem Topping aus Koriander, Minze und Basilikum sind sie perfekt für Frühling und Sommer. Lachs ist eine hervorragende Quelle an Proteinen und entzündungshemmenden Omega-3-Fettsäuren, die sich positiv auf die kognitiven Funktionen, die Herzgesundheit, die Haut und vieles mehr auswirken.

Lachsküchlein

1 EL Ghee
2 große Schalotten, fein gewürfelt
1 Stängel Zitronengras, harte äußere Teile entfernt, fein gehackt
1 kleine rote Paprika, fein gewürfelt
1 EL rote Chilischote, dünn geschnitten (optional)
1 Bund Frühlingszwiebeln, fein gehackt, weiße und grüne Teile
3 Dosen (à 170 g) Wildlachs in Olivenöl, abgetropft
½ Bund frischer Koriander, abgepackt
1 TL rote Currypaste
1 großes Ei aus Weidehaltung

1 großes Ei aus Weidehaltung, nur Eiweiß
1 EL Coco Aminos
1 TL geröstetes Sesamöl
ca. 4 cm langes Stück frischer Ingwer
Schale einer Limette, fein gerieben
25 g Leinsamen, geschrotet
¼ TL Currypulver
2 TL Sesamsamen, geröstet
⅛ TL Meersalz

Kräutersalat

1 Lauch
1 Bund frischer Koriander, lose verpackt
½ Bund frische Minze, lose verpackt
15 frische Basilikumblätter (vorzugsweise Thai-Basilikum)

Dressing

1 TL glutenfreie, salzarme Fischsoße
2 TL Limettensaft
1 Knoblauchzehe, zerdrückt
1 TL Coco Aminos
½ TL geröstetes Sesamöl
1 EL Yuzu-Soße (optional)

1. Backofen auf 175 °C vorheizen und Backblech mit Backpapier auslegen.
2. Lachsküchlein vorbereiten: Eine mittelgroße Pfanne auf mittlerer Stufe erhitzen. Ghee hinzufügen und die Schalotten kurz anbraten, bis sie weich sind, ca. 3 Minuten. Das Zitronengras hinzugeben und 1 weitere Minute kurz anbraten. Nun Paprika, Chilischote (falls verwendet) und Frühlingszwiebeln hinzufügen

und 5 Minuten unter gelegentlichem Rühren anbraten. Vom Herd nehmen und zur Seite stellen.

3. Das angebratene Gemüse und die restlichen Zutaten für die Lachsküchlein in eine große Schüssel geben. Mit den Händen die Masse gut vermischen und ca. 5 cm große Pattys formen. Aufs Backblech legen und 10 Minuten im Ofen backen, dann alle Küchlein umdrehen und noch einmal 15 Minuten backen, bis sie gleichmäßig gebräunt sind.
4. Während die Pattys im Ofen sind, den Kräutersalat zubereiten: Die grünen Teile des Lauchs entfernen und den weißen Teil der Länge nach in der Mitte durchschneiden. Umdrehen und flach auf das Schneidebrett legen. Den Lauch in dünne Streifen schneiden und dann in eine Schüssel mit Eiswasser legen.
5. Die Zutaten für das Dressing in einer kleinen Schüssel gut vermischen.
6. Den Lauch aus dem Wasser nehmen, in einem Sieb gut abspülen, auf ein Küchentuch legen und trocken tupfen. Den Lauch mit den Kräutern in einer großen Schüssel vermengen und mit dem Dressing vermischen.
7. Die warmen Küchlein auf vier Teller verteilen und mit dem Salat anrichten. Je nach Geschmack mit mehr Salz bestreuen.

DREIFACH GERÖSTETE ROMESCO-SOSSE MIT SARDINEN

Ergibt: 4 Portionen
Vorbereitungszeit: 30 Minuten
Zubereitungszeit: 45 Minuten

Das ist eines meiner „Master Five"-Rezepte. Wenn es um den Genuss von Fisch und Meeresfrüchten geht, sind Sardinen mit das Gesündeste, was man essen kann. Sie haben eine geringe Quecksilberbelastung, aber einen hohen Gehalt an Omega-3-Fettsäuren, die die Gesundheit des Gehirns fördern und Entzündungen entgegenwirken. Darüber hinaus sind Sardinen eine bezahlbare Möglichkeit, um den Anteil an sauberem Eiweiß zu erhöhen. In diesem Rezept werden sie in Form einer äußerst schmackhaften Romesco-Soße serviert, die aus würzigem gerösteten Knoblauch und pikanten Paprika und Tomaten besteht. Zusammen mit einem bunten Salat oder gebratenem Gemüse servieren Sie eine einfache Mahlzeit.

3 große rote Paprika
2 große Roma-Tomaten
2 EL Avocadoöl
1 ganze Knolle Knoblauch
75 g Mandelblättchen, roh
4 Frühlingszwiebeln
4 Dosen (à ca. 120 g) Wildsardinen in Olivenöl
½ TL rote Chiliflocken
¼ TL schwarzer Pfeffer
1 EL Sherry-Essig
½ TL Meersalz
40 g Granatapfelkerne
2 EL natives Olivenöl extra
1 Prise Maldon- oder Meersalz

1. Den Backofen auf 175 °C vorheizen. Die ganzen Paprikaschoten und Tomaten auf ein Backblech legen und mit dem Avocadoöl beträufeln. Die Knoblauchknolle mit Backpapier umwickeln, dann in Alufolie einwickeln. Das Knoblauchpaket mit auf das Backpapier legen und im Ofen 40 Minuten rösten. Die Mandelblättchen auf das Backblech streuen und weitere 5 Minuten im Ofen rösten.
2. Die Tomaten und Paprika zum Abkühlen abgedeckt zur Seite stellen. Den Knoblauch eingepackt lassen. Dadurch trennt sich später die Haut leichter von den Zehen.
3. In der Zwischenzeit die Enden der Frühlingszwiebeln abschneiden und die Zwiebeln der Länge nach in dünne Streifen schneiden (à la julienne). Die Frühlingszwiebeln in eine Schüssel geben und mit Eiswasser bedecken. Nach 15 Minuten fangen sie an, sich zu kräuseln. Wasser abgießen und die Frühlingszwiebeln auf ein Küchenkrepp legen.
4. Die Sardinen auf ein Küchenkrepp legen.
5. Die Haut von den gerösteten Knoblauchzehen, Tomaten und Paprika abziehen. Die Kerne aus den Paprikaschoten entfernen und alles in die Küchenmaschine geben. Mandeln, Chiliflocken, schwarzen Pfeffer, Essig und ½ TL Meersalz hinzufügen. So lange verarbeiten, bis alles glatt ist, ca. 2 Minuten. Die Masse von den Seiten des Gefäßes abkratzen und 1 weitere Minute verarbeiten.
6. Zum Servieren die Soße auf einem Teller verteilen und die Sardinen darauf anrichten. Mit den gekräuselten Frühlingszwiebeln und den Granatapfelkernen garnieren und etwas Olivenöl und eine Prise Salz darüberträufeln. Die Soße hält sich im Kühlschrank bis zu einer Woche.

Nährwert pro Portion: Kalorien: 511, Fett: 34 g, gesättigte Fettsäuren: 5 g, Cholesterin: 43 mg, Ballaststoffe: 6 g, Eiweiß: 36 g, Kohlenhydrate: 20 g, Salz: 590 mg

ZITRONIGE HÄHNCHENSCHENKEL MIT TOPINAMBUR UND MANGOLD

Ergibt: 6 Portionen
Vorbereitungszeit: 30 Minuten
Zubereitungszeit: 1 Stunde und 25 Minuten

Was gibt es Schöneres als selbst zubereitete Hähnchenschenkel als Nahrung für die Seele? In diesem Rezept verbinde ich die Hähnchenschenkel mit dem leuchtenden Geschmack von Zitrone und Topinambur – einem köstlichen Wurzelgemüse, das als nützliches Präbiotikum wirkt. Eine großzügige Portion Mangold liefert immunstärkendes Vitamin A und knochenstärkendes Vitamin K.

6 Hähnchenschenkel mit Haut und Knochen aus Weidehaltung
2 EL Avocadoöl
4 kleine Schalotten, geschält, der Länge nach halbiert
6 große Knoblauchzehen, geschält, in dünne Scheiben geschnitten
6 mittelgroße Topinambure, der Länge nach halbiert oder je nach Größe geviertelt
180 ml trockener Weißwein (optional)
Ca. 1 l salzarme Hühnerbrühe oder Wasser
1 kleine Zitrone, entkernt, in dünne Scheiben geschnitten
80 ml frischer Zitronensaft
1 TL frischer Thymian
1 TL Kurkuma, gemahlen
¾ TL Meersalz
½ TL schwarzer Pfeffer
1 Bund Mangold

Garnitur

15 frische Minzblätter, zerrupft

1. Die Hähnchenschenkel auf einen Teller legen und mit einem Papiertuch trocken tupfen.
2. Eine gusseiserne oder eine Pfanne mit dickem Boden und mit Deckel auf den Herd stellen und auf mittlere bis hohe Temperatur erhitzen. Avocadoöl hinzufügen und sobald es schimmert, die Schenkel mit der Hautseite nach unten hineinlegen. Etwa 6 Minuten lang ungestört braten lassen, bis sie schön gebräunt sind. Dann die Hähnchenschenkel umdrehen und noch einmal 4 Minuten braten. Anschließend aus der Pfanne nehmen und zur Seite stellen.
3. Das Öl aus der Pfanne abgießen, die Pfanne aber nicht abspülen. In der gleichen Pfanne bei mittlerer Hitze die Schalotten, den Knoblauch und den Topinambur anbraten. 2 Minuten lang umrühren. Den Wein (falls verwendet) eingießen und 1 Minute einkochen. Dann die Brühe beziehungsweise das Wasser hinzugeben und mit einem Holzlöffel den Boden der Pfanne abkratzen, während sie erhitzt, etwa 2 Minuten.
4. Zitronenscheiben und -saft, Thymian, Kurkuma, Salz und Pfeffer hinzugeben und zum Kochen bringen. Schließlich auf niedrige Temperatur reduzieren, mit Deckel bedecken und 20 Minuten kochen lassen.
5. Nachdem die Soße 20 Minuten geköchelt hat, die Schenkel mit der Hautseite nach oben wieder in die Pfanne mit der Soße legen und 25 Minuten zugedeckt schmoren lassen.
6. Nun den Mangold schneiden: die Stiele in ca. 1 cm große Stücke, die Blätter in 2,5 cm breite Streifen. Zur Seite stellen.
7. Den Backofen auf 175 °C vorheizen. Nach 25 Minuten Garzeit den Deckel abnehmen und den Mangold dazugeben, wobei das Hähnchen obenauf liegen sollte.
8. Zudecken und für 10 Minuten in den Backofen schieben. Dann den Deckel abnehmen und das Hähnchen weitere 10 Minuten braun werden lassen beziehungsweise so lange, bis es durch ist. Die Haut sollte ganz besonders knusprig und golden sein.

9. Zum Servieren das Hähnchen und das Gemüse auf einer Platte anrichten und mit den zerrupften Minzblättern garnieren.

Nährwert pro Portion: Kalorien: 321, Fett: 16 g, gesättigte Fettsäuren: 3 g, Cholesterin: 75 mg, Ballaststoffe: 2 g, Eiweiß: 26 g, Kohlenhydrate: 15 g, Salz: 559 mg

KRÄUTERHUHN IN WIRSING

Ergibt: 6 Portionen
Vorbereitungszeit: 45 Minuten
Zubereitungszeit: 2,5 Stunden

Mit diesem wohlschmeckenden, würzigen Huhn aus Weidehaltung, in Wirsingblätter gerollt und auf den Punkt gegart, können Sie eine ganze Truppe verköstigen. Alle frischen Kräuter und Gewürze in diesem Rezept haben großen gesundheitlichen Nutzen, etwa Ingwer und Fenchel, die gegen Entzündungen wirken, oder Salbei, der das Gehirn stärkt, und Orangenschalen, die das Immunsystem schützen.

1 großer Kopf Wirsing
4 EL natives Olivenöl extra
2 Stück Lauch, fein geschnitten
2 kleine Fenchelknollen, fein gehackt
1 Bund Frühlingszwiebeln, fein gehackt
1 grüne Serrano-Chilischote, fein geschnitten
9 große Knoblauchzehen
Ca. 700 g Hühnerhackfleisch aus Freilandhaltung
Schale von 1 großen Orange
1 EL Szechuan-Pfefferkörner, grob gehackt
1 TL Ingwer, gemahlen
1½ TL Meersalz
1 EL frischer Salbei, gehackt
1 TL Fenchelsamen
160 g Blumenkohlraspeln, vorgefertigt
1 große rote Zwiebel, in dünne Scheiben geschnitten
3 Markknochen vom Rind
470 ml Fleischbrühe
½ TL chinesisches Fünf-Gewürze-Pulver
1 EL Apfelessig

1. Einen großen Topf mit so viel Wasser füllen, dass die Hälfte des Wirsings bedeckt ist, und zum Kochen bringen. Mit einem scharfen Messer den Strunk entfernen, dabei aber versuchen, den Wirsing ganz zu lassen. Den Wirsing in den Topf geben und 10 Minuten kochen, dann den Kopf umdrehen und weitere 10 Minuten garen lassen, bis er weich ist. Wasser abgießen und den Wirsing in einem Sieb abtropfen lassen.
2. Während der Wirsing kocht, wird die Füllung vorbereitet. Dafür eine große Pfanne mit zwei EL Olivenöl auf mittlerer Stufe erhitzen. Lauch, Fenchel, Frühlingszwiebeln und Serrano-Chili hinzugeben. Unter Rühren 15 Minuten bei mittlerer Hitze anbraten, bis sie weich sind, dann in ein Sieb geben und abkühlen lassen.
3. Drei der Knoblauchzehen klein schneiden. Das Hühnerhackfleisch zusammen mit dem gehackten Knoblauch und der Orangenschale in die Pfanne geben. Bei mittlerer Hitze etwa 10 Minuten braten und dabei umrühren, bis das Fleisch gebräunt ist. Szechuan-Pfefferkörner, Ingwer, Salz, Salbei und Fenchelsamen hinzufügen und weitere 5 Minuten braten, bis die gesamte Flüssigkeit verdampft ist. Vom Herd nehmen und die Blumenkohlraspeln hinzugeben. Zum Abkühlen zur Seite stellen.
4. Jetzt die roten Zwiebelscheiben auf den Boden des Wirsing-Topfes legen und mit den restlichen 2 EL Olivenöl beträufeln. Die Zwiebeln, ohne sie umzurühren, etwa 5 Minuten bei mittlerer Hitze anbraten. Vom Herd nehmen.
5. Sobald der Wirsing trocken und abgekühlt ist, die Blätter trennen. Aus jedem Wirsingblatt den harten dreieckigen Strunk herausschneiden, damit es sich leicht rollen lässt. 2 bis 3 EL der Füllung auf das Ende jedes Blattes geben, dann aufrollen und dabei die Seiten einschlagen.
6. Die Wirsingrouladen waagerecht auf die Zwiebeln legen und dazwischen die Markknochen verteilen. Die Fleischbrühe mit den restlichen 6 ganzen Knoblauchzehen, dem chinesischen Fünf-Gewürze-Pulver und dem Apfelessig darüber gießen.

Zum Kochen bringen, dann Temperatur reduzieren, bis es leicht köchelt, bedecken und 2 Stunden köcheln lassen.

7. Zum Servieren die Wirsingrouladen, Zwiebeln, Markknochen und Brühe in Schalen füllen und heiß genießen.

Nährwert pro Portion: Kalorien: 443, Fett: 23 g, gesättigte Fettsäuren: 6 g, Cholesterin: 117 mg, Ballaststoffe: 10 g, Eiweiß: 34 g, Kohlenhydrate: 30 g, Salz: 853 mg

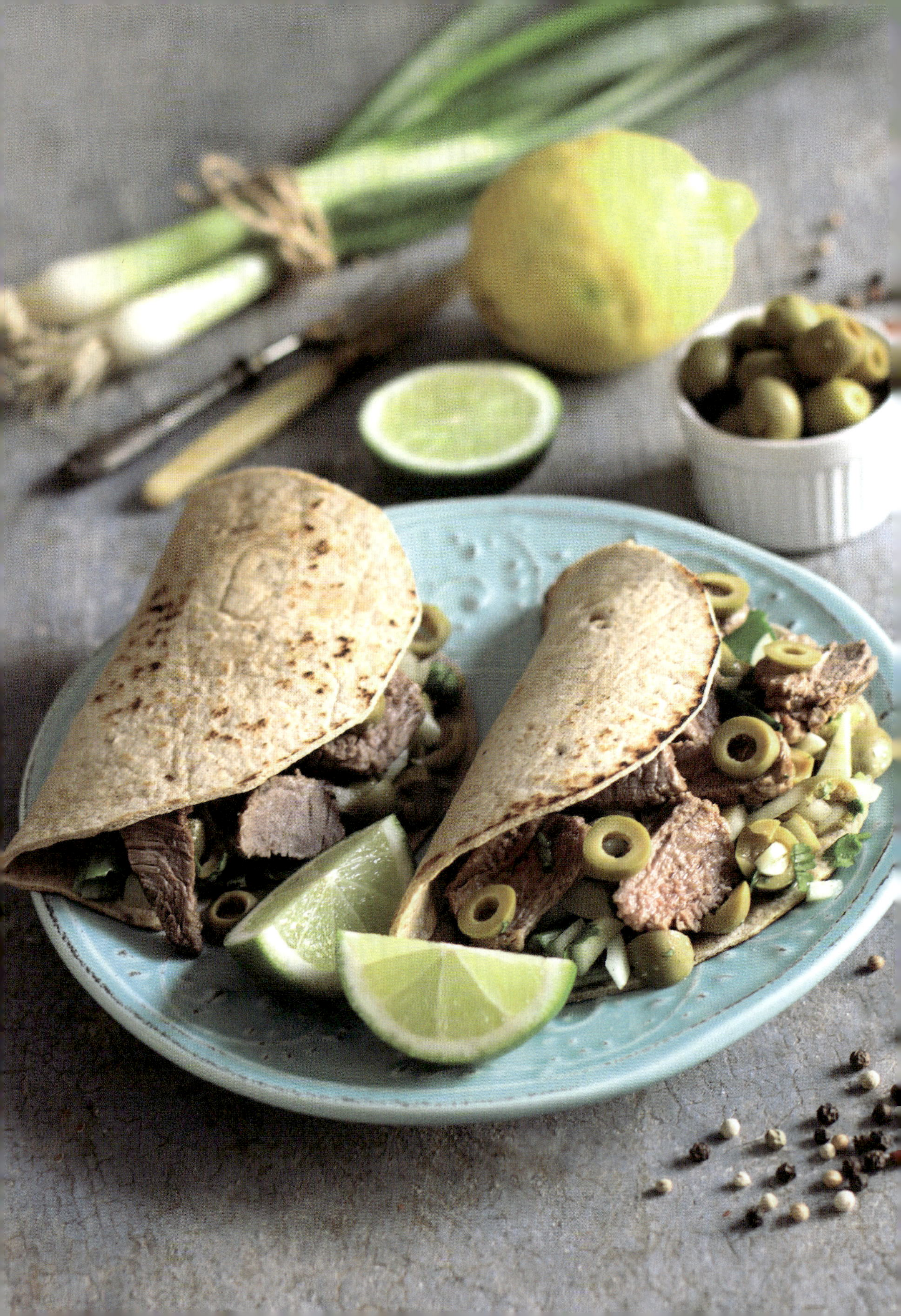

PIKANTE GETREIDEFREIE TORTILLAS MIT STEAK UND OLIVEN-SALSA

Ergibt: 6 Portionen (12 Tacos)
Vorbereitungszeit: 40 Minuten
Zubereitungszeit: 15 Minuten

Ich liebe es, wie sich die verschiedenen Komponenten eines Tacos in diesem Rezept zu einem perfekten Bissen zusammenfügen. Anstelle von Tortillas aus raffiniertem Maismehl mache ich meine eigenen aus getreidefreiem Maniokmehl. Zusammen mit einem leckeren Steak vom Rind aus Weidehaltung, gegrillten Frühlingszwiebeln und einer Kräuter-Oliven-Salsa sind diese Tacos ein Feuerwerk an Geschmack und Textur. Entscheiden Sie sich stets für ein Steak vom Rind aus Weidehaltung: So erreichen Sie die maximale Nährstoffdichte und vermeiden die entzündungsfördernden Fette und negativen Umwelteinflüsse von konventionell erzeugtem Rindfleisch.

Steak und Frühlingszwiebeln

Ca. 700 g Saumfleisch vom Rind, ohne Haut
1 TL grobes Meersalz
1 TL schwarzer Pfeffer
1 Bund Frühlingszwiebeln
3 TL Avocadoöl

Kräuter-Oliven-Salsa

85 g grüne Oliven, entsteint und gehackt
1 EL Schalotten, gehackt
1 Bund frische Blattpetersilie, abgepackt und fein gehackt
2 EL frischer Oregano, fein gehackt

1 große Knoblauchzehe, gehackt
1 EL Zitronenschale (von etwa einer Zitrone)
2 EL Zitronensaft (von etwa einer Zitrone)
2 EL natives Olivenöl extra
½ TL schwarzer Pfeffer

Maniok-Tortillas

3 Jalapeños, halbiert und entkernt, in feine Scheiben geschnitten
Ca. 250 g Maniokmehl
½ TL Meersalz
½ TL Knoblauchpulver
50 ml natives Olivenöl extra
155 ml warmes gefiltertes Wasser, bei Bedarf mehr

Garnitur

3 Limetten, geviertelt

1. Das Steak auf eine saubere Arbeitsfläche legen und mit einem Papiertuch trocken tupfen. Mit Salz und Pfeffer einreiben. Die Enden der Frühlingszwiebeln abschneiden, die Stiele mit 1 TL Avocadoöl bepinseln und beiseitestellen. Lassen Sie das Steak vor dem Anbraten in der Pfanne 30 Minuten lang bei Raumtemperatur ruhen, während Sie die Salsa und die Tortillas zubereiten.
2. Für die Salsa grüne Oliven, Schalotten, Petersilie, Oregano, Knoblauch, Zitronenschale, Zitronensaft und Olivenöl verquirlen. Mit Pfeffer würzen.
3. Bereiten Sie die Maniok-Tortillas vor, indem Sie die Jalapeños in einer nicht eingefetteten Pfanne bei starker Hitze rösten, bis sie anfangen, schwarz zu werden, etwa 5 Minuten. In eine große Schüssel geben.

4. Die restlichen Tortillazutaten in die Schüssel mit den geschwärzten Jalapeños geben und gut vermischen. Der Teig sollte gut kleben und eine glatte Konsistenz haben. Falls der Teig reißt, je 1 TL warmes Wasser hinzugeben, bis er zusammenhält.
5. Den Teig in 12 kleine Teigbälle teilen, jeweils etwa in der Größe eines Tischtennisballs. Jede Teigkugel zwischen zwei Stücke Backpapier legen und mit einer schweren Pfanne andrücken.
6. Zubereitung des Steaks: Eine große beschichtete Grillpfanne auf großer Flamme erhitzen und die restlichen 2 TL Avocadoöl hineingeben. Sobald die Pfanne heiß ist, das Steak mit den Frühlingszwiebeln hineingeben und auf jeder Seite 2 Minuten lang anbraten. Das Steak sollte außen gut gebräunt und innen noch rot sein; Sie können es aber auch länger braten, bis es die gewünschte Garstufe erreicht hat. Vom Herd nehmen, auf ein Schneidebrett legen und zudecken, während Sie die Tortillas fertig zubereiten.
7. Die Pfanne auswischen und wieder auf die heiße Flamme stellen. Jede Tortilla in die heiße Pfanne geben und 2 bis 3 Minuten braten, dann umdrehen und eine weitere Minute braten, bis sie leicht fleckig und knusprig ist. Auf ein Küchenhandtuch legen, dieses zum Bedecken umschlagen und mit dem restlichen Teig wiederholen.
8. Das Steak mit einem scharfen Messer gegen die Faser in dünne Scheiben schneiden. Jede Tortilla mit Steak und den angebratenen Frühlingszwiebeln belegen und mit Salsa beträufeln. Mit Limettenstückchen servieren.

Nährwert pro Portion: Kalorien: 387, Fett: 7 g, gesättigte Fettsäuren: 7 g, Cholesterin: 50 mg, Ballaststoffe: 6 g, Eiweiß: 20 g, Kohlenhydrate: 36 g, Salz: 775 mg

„FALL OFF THE BONE“ SHORT RIBS MIT CASHEW-„COUSCOUS“

Ergibt: 6 Portionen
Vorbereitungszeit: 20 Minuten
Zubereitungszeit: 2 Stunden und 15 Minuten bis 2 Stunden und 45 Minuten

Der Name dieses Rezepts ist Programm: Zarte, langsam gegarte Rippchen (Short Ribs), die mit so wohligen Gewürzen wie Kardamom und Nelken zubereitet werden, schmiegen sich an eine nussige Hirsevariante von Couscous. Für so ein beeindruckendes Gericht ist es überraschend einfach! Ich serviere es besonders gerne dann, wenn ich sehr viele Leute zu bewirten habe. Wählen Sie auf jeden Fall immer Rippchen vom Rind aus Weidehaltung, um sicherzustellen, reines und nährstoffreiches Fleisch zu essen.

Short Ribs

2 getrocknete Lorbeerblätter
4 ganze Nelken
6 Kardamomkapseln
1 TL ganze Koriandersamen
1,8 kg Rippchen mit Knochen vom Rind aus Weidehaltung
1¼ TL Meersalz
1 TL schwarzer Pfeffer
1 EL Avocadoöl
1 große gelbe Zwiebel, fein gewürfelt
1 ganze Knoblauchknolle, gehackt
1 Stück (ca. 7,5 cm) frischer Ingwer, fein gerieben
60 ml Apfelessig
60 ml trockener Rotwein
1 EL Tomatenmark
Ca. 600 ml salzarme Gemüsebrühe

1 TL Paprika
⅛ TL Kreuzkümmel, gemahlen
1 Tomate, gewürfelt

Cashew-„Couscous“

80 g Cashewkerne, roh
2 TL Avocadoöl
1 kleine gelbe Zwiebel, fein gewürfelt
1 kleine Fenchelknolle, fein gewürfelt
2 Knoblauchzehen, in dünne Scheiben geschnitten
200 g Hirse
470 ml salzarme Gemüsebrühe oder gefiltertes Wasser
¼ TL Meersalz
½ TL schwarzer Pfeffer
½ Bund frische glatte Petersilie, ganze Blätter, lose verpackt

1. Den Backofen auf 160 °C vorheizen.
2. Stellen Sie ein Gewürzsäckchen her, indem Sie die Lorbeerblätter, ganzen Nelken, Kardamomkapseln und Koriandersamen in einen Teebeutel oder einen Kaffeefilter geben. Das Säckchen mit Küchengarn zubinden und zur Seite stellen.
3. Die Rippchen mit einem Papiertuch abtrocknen und jede Seite mit 1 TL Salz und Pfeffer würzen. In einem großen „Dutch Oven“ oder anderen ofenfesten Topf mit dickem Boden das Avocadoöl bei mittlerer Temperatur erhitzen. Sobald das Öl heiß ist, die Rippchen in den Topf legen und von allen Seiten bräunen, circa 45 Sekunden je Seite. Machen Sie den Topf nicht zu voll mit dem Fleisch, sondern braten Sie die Rippchen lieber nacheinander an.
4. Sobald alle Rippchen schön angebraten sind und eine gute Kruste haben, auf einem Teller beiseitestellen. Den größten Teil des Öls abgießen, so dass etwa 2 TL im Topf bleiben.

Zwiebel hinzugeben und bei mittlerer Temperatur etwa 5 Minuten anbraten, bis sie glasig ist.

5. Jetzt den Knoblauch und den Ingwer hinzugeben und 30 Sekunden anbraten. Apfelessig hinzugeben, weitere 30 Sekunden kochen lassen, bis die Flüssigkeit reduziert ist und schön duftet. Nun den Wein hinzufügen und die Pfanne ablöschen, dabei mit einem Pfannenwender oder Holzlöffel den Boden gut abkratzen. Das Gewürzsäckchen hinzugeben, aufkochen und 5 Minuten kochen lassen, bis die Flüssigkeit auf die Hälfte reduziert ist. Den restlichen ¼ TL Salz, Tomatenmark, Gemüsebrühe, Paprika, gemahlenen Kreuzkümmel und Tomatenwürfel unterrühren.
6. Die Rippchen mitsamt überschüssiger Flüssigkeit zurück in den Topf bringen, abdecken und in den Backofen stellen. Dort so lange garen lassen, bis das Fleisch zart ist und sich von den Knochen löst („fall off the bone"), etwas 2 bis 2½ Stunden, dabei nach etwa 1 Stunde das Fleisch umdrehen. Sobald das Fleisch weich ist und leicht vom Knochen abgeht, aus dem Ofen nehmen und 20 Minuten mit geschlossenem Deckel ruhen lassen. Erst dann servieren.
7. Wenn die Rippchen etwa 1½ Stunden im Ofen sind, den Couscous zubereiten: Dafür die Cashewkerne auf einem Backpapier 10 Minuten im Ofen rösten. Herausnehmen und zum Abkühlen zur Seite stellen.
8. Das Avocadoöl für den Couscous in einen mittelgroßen Topf bei mittlerer Hitze geben. Sobald das Öl heiß ist, Zwiebel und Fenchel hinzugeben, 5 Minuten braten lassen, bis das Gemüse glasig wird, dann den Knoblauch hinzugeben und 2 Minuten braten. Hirse hinzugeben und 1 Minute lang umrühren, dann die Gemüsebrühe beziehungsweise das gefilterte Wasser, Salz und Pfeffer hinzugeben und bei mittlerer Temperatur zum Kochen bringen. Zudecken, die Hitze so weit wie möglich reduzieren und 20 Minuten köcheln lassen, bis die Flüssigkeit

aufgesogen ist. Dann vom Herd nehmen und abgedeckt zur Seite stellen.

9. Die gerösteten Cashewkerne grob hacken und mit der Petersilie über die Hirse streuen. Den Couscous mit den Rippchen warm servieren.

Nährwert pro Portion: Kalorien: 587, Fett: 31 g, gesättigte Fettsäuren: 11 g, Cholesterin: 80 mg, Ballaststoffe: 7 g, Eiweiß: 27 g, Kohlenhydrate: 42 g, Salz: 817 mg

SALATPIZZA VOM BAUERNMARKT

Ergibt: 4 Portionen
Vorbereitungszeit: 35 Minuten
Zubereitungszeit: 50 Minuten

Pizza kann auch ohne Milchprodukte, Gluten und Bauchschmerzen ein Lieblingsessen sein. Die leckere Kruste in diesem Rezept wird aus Blumenkohlraspeln und klassischen italienischen Kräutern hergestellt und mit einem frischen Salat aus Rucola, Tomaten, Basilikum und ganz einfach eingelegten roten Zwiebeln belegt. Sie können die Beläge je nach Saison austauschen; weitere Favoriten von mir sind Spinat, Paprika und Pilze. Ein großartiges Gericht, bei dem Sie kreativ werden und Ihre eigene Pizza zubereiten können. Sie glauben nicht, wie gut sie ist!

Pizza

320 g Blumenkohl, geraspelt
30 frische Blätter Oregano
1 TL Knoblauchpulver
2 EL Leinsamen, geschrotet
¾ TL Meersalz
4 Eier aus Weidehaltung
1 Tasse Wasser
1 EL Avocadoöl

Eingelegte Zwiebeln

250 g rote Zwiebeln, in feine Scheiben geschnitten
1 TL Sumach
1 EL frischer Zitronensaft

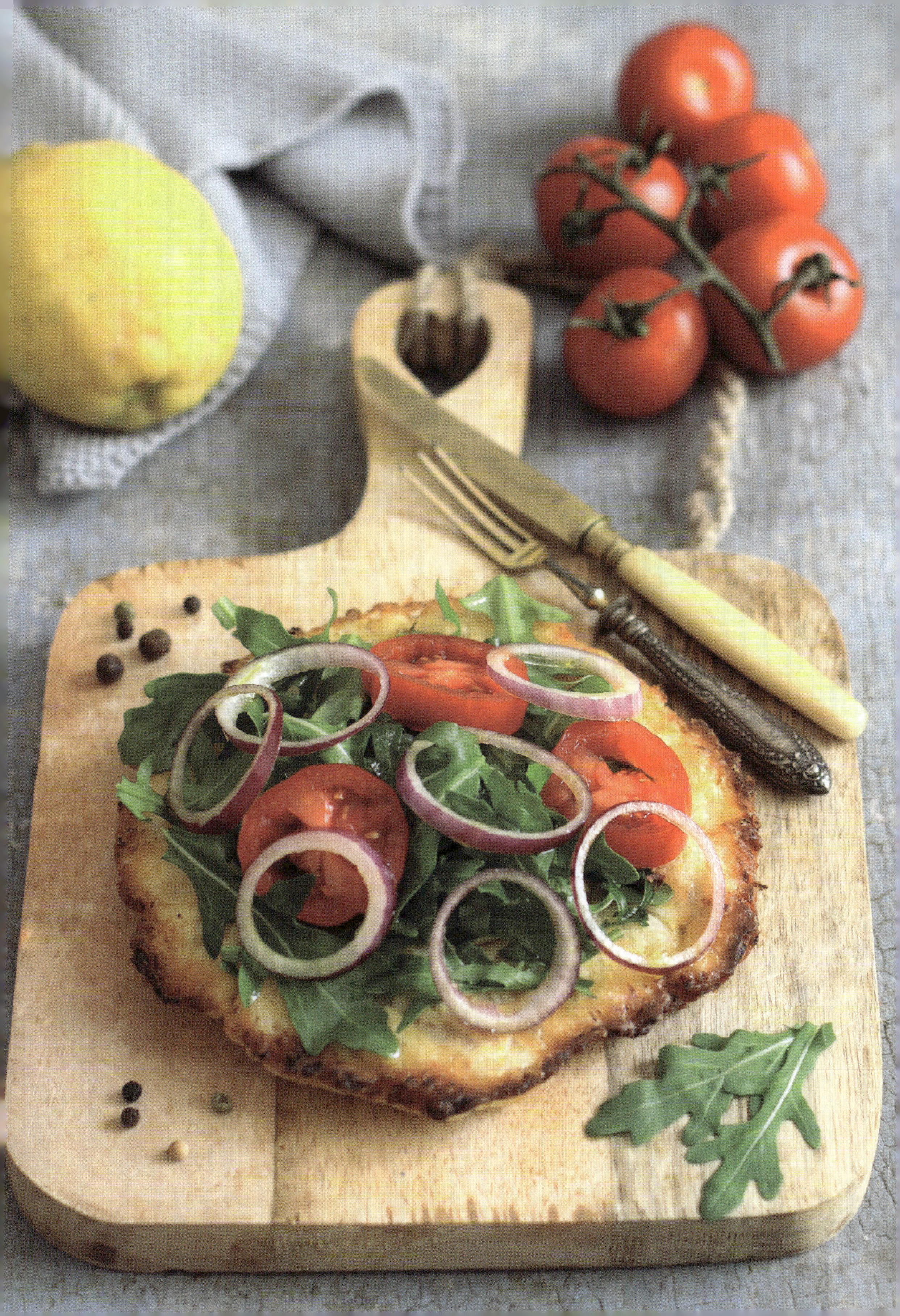

Weitere Beläge

2 Tomaten von alten Zuchtsorten
½ Bund frischer Basilikum
1 große Handvoll Rucola
2 TL natives Olivenöl extra
1 Prise Maldon- oder Meersalz, mehr nach Geschmack
Schwarzer Pfeffer nach Geschmack
2 EL Tahin (Sesammus)

1. Den Backofen auf 200 °C vorheizen.
2. In einer mittelgroßen Schüssel Blumenkohlraspel, Oregano, Knoblauch, Leinsamen und Salz mischen. In einer separaten Schüssel die Eier mit Wasser verquirlen und dann mit den trockenen Zutaten vermengen. So lange mischen, bis ein weicher Teig entsteht.
3. Ein Backblech mit Backpapier auslegen und mit Avocadoöl einfetten. Den Pizzateig in die Mitte des Blechs geben und flachdrücken, bis er etwa einen halben Zentimeter dick ist. Auf der mittleren Schiene im Ofen 15 Minuten backen.
4. Während die Kruste backt, werden die eingelegten Zwiebeln zubereitet: Die in dünne Scheiben geschnittenen Zwiebeln mit dem Sumach und dem Zitronensaft in einem mittelgroßen Gefäß oder in einer Schüssel vermischen und bis zum Servieren in den Kühlschrank stellen.
5. Jetzt die anderen Beläge vorbereiten: Die Tomaten grob, das Basilikum fein schneiden. Beides in einer großen Schüssel mit Rucola, Olivenöl, Maldon- beziehungsweise Meersalz und Pfeffer vermischen.
6. Jetzt die Pizzakruste gleichmäßig mit dem Salat und den eingelegten Zwiebeln belegen und mit Tahin beträufeln. Sofort servieren.

Nährwert pro Portion: Kalorien: 395, Fett: 18 g, gesättigte Fettsäuren: 3 g, Cholesterin: 185 mg, Ballaststoffe: 13 g, Eiweiß: 24 g, Kohlenhydrate: 49 g, Salz: 738 mg

GEBRATENE MAITAKE-PILZE MIT GERÄUCHERTEM STEINPILZ-„JOGHURT"

Ergibt: 4 Portionen
Vorbereitungszeit: 15 Minuten plus 30 Minuten zum Einweichen
Zubereitungszeit: 20 Minuten

Diese schmackhaften Pilze mit einer üppigen milchfreien sahnigen Soße sind eine köstliche fleischlose Vorspeise. Maitake-Pilze sind voller immununterstützenden Phytonährstoffen. Innen fleischlich und außen knusprig gehören sie in meiner Küche zu meinen Lieblingspilzen. Pilze sollte man nicht unter fließendem Wasser säubern. Stattdessen nimmt man besser ein feuchtes Papiertuch, um eventuellen Schmutz zu entfernen.

Steinpilz-Cashew-„Joghurt"

130 g Cashewkerne, roh
15 g Steinpilze, getrocknet
240 ml Wasser, gefiltert
Schale einer Zitrone
60 ml frischer Zitronensaft
1 EL natives Olivenöl extra
1 große Knoblauchzehe
¼ TL Rauchpaprika
¼ TL schwarzer Pfeffer
⅛ TL Meersalz

Maitake-Pilze

3 EL Avocadoöl
4 große Knoblauchzehen, fein geschnitten
Schale von 2 Zitronen

4 Maitake-Pilze (ca. 230 g), geputzt und in Hälften geschnitten
½ TL schwarzer Pfeffer

Garnitur

2 TL Schnittlauch, geschnitten
1 Prise Maldon- oder Meersalz

1. Die Cashews in heißem Wasser 30 Minuten lang einweichen. Abspülen, abtropfen und zur Seite stellen.
2. Die getrockneten Steinpilze und das gefilterte Wasser in einen kleinen Kochtopf geben. Zum Kochen bringen, dann die Temperatur herunterstellen und 5 Minuten lang köcheln lassen. Zum Abkühlen zur Seite stellen.
3. Nach dem Abkühlen den „Joghurt" zubereiten: Cashewkerne, Steinpilze mit Wasser, Zitronenschale, Zitronensaft, Olivenöl, Knoblauch, geräucherter Paprika, schwarzen Pfeffer und Meersalz in eine Küchenmaschine geben. 2 Minuten mixen, bis die Masse glatt ist, dabei hin und wieder Reste von den Seiten des Gefäßes abkratzen. Zur Seite stellen.
4. Für die Pilze: 1 EL Avocadoöl, Knoblauch und Zitronenschale in einer kleinen Schüssel vermischen, dann zur Seite stellen. Eine schwere Pfanne auf mittlerer Temperatur erhitzen. Die restlichen 2 EL Avocadoöl hineingeben. Vergewissern Sie sich, dass die Maitake-Pilze vollständig trocken sind, und geben Sie sie mit der Schnittfläche nach unten für etwa 2 Minuten in die Pfanne. Sobald sie weich werden und die Ränder knusprig, mit einem Spatel flach drücken.
5. Pfeffern und 3 Minuten pro Seite weiter anbraten. Die Hitze auf niedrige Stufe reduzieren, die Knoblauch-Zitronenschalen-Mischung darüber träufeln und braten, bis der Knoblauch goldgelb ist, etwa 1 Minute. Die Pilze wenden, so dass sie von allen Seiten von der Mischung bedeckt sind, und vom Herd nehmen.

6. Anrichten, indem Sie den „Joghurt“ auf einen Teller geben und die Pilze obenauf legen. Mit dem gehackten Schnittlauch garnieren und einer Prise Salz bestreuen.

Nährwert pro Portion: Kalorien: 444, Fett: 29 g, gesättigte Fettsäuren: 4 g, Cholesterin: 0 mg, Ballaststoffe: 10 g, Eiweiß: 16 g, Kohlenhydrate: 37 g, Salz: 160 mg

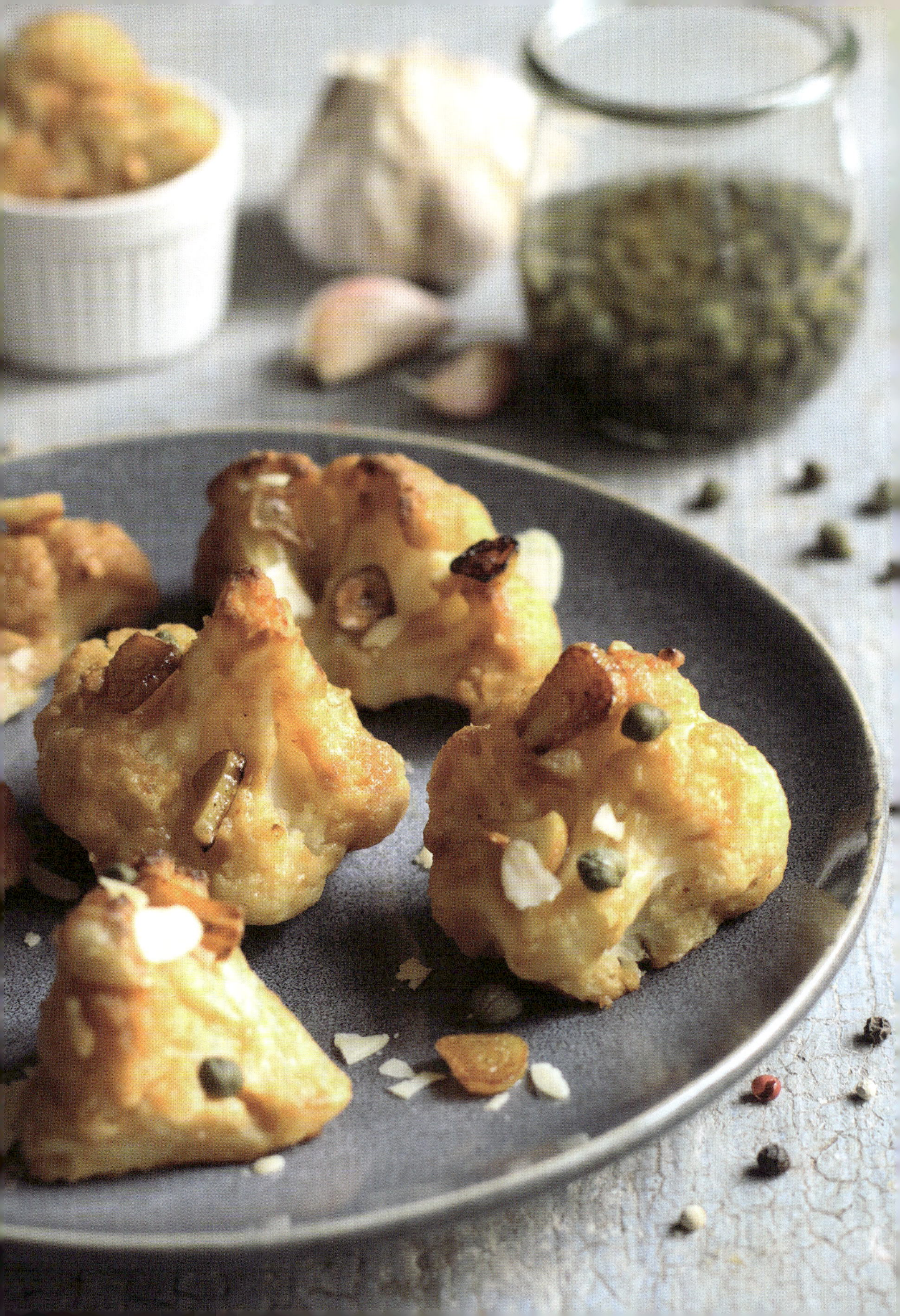

Beilagen

AROMATISCH GERÖSTETER BLUMENKOHL

Ergibt: 6 Portionen
Vorbereitungszeit: 15 Minuten
Zubereitungszeit: 45 Minuten

Cremiges Tahin, spritziger Zitronensaft und salzige Kapern machen diesen Blumenkohl ganz besonders schmackhaft. Tahin wird aus Sesamsamen hergestellt und ist eine ausgezeichnete Kalziumquelle. Glatte Petersilie verleiht diesem leckeren Gericht eine frische, helle Note und wirkt zudem entzündungshemmend und antibakteriell. Ich serviere es gerne zusammen mit Wildlachs aus dem Ofen oder gebratenen Hähnchenschenkeln.

1 großer Kopf Blumenkohl
7 große Knoblauchzehen
250 g Tahin (Sesammus)
1½ TL Meersalz
2 EL Zitronensaft (von einer mittelgroßen Zitrone)
½ Bund frische glatte Petersilie, lose verpackt, gehackt
240 ml Wasser, gefiltert
½ TL schwarzer Pfeffer
2 EL Avocadoöl
2 EL Kapern
60 g Mandelblättchen

1. Backofen auf 200 °C vorheizen und einen großen Topf Wasser zum Kochen bringen.
2. Den Blumenkohl waschen und in mundgerechte Röschen schneiden. In einen Topf geben und 5 Minuten kochen. Abgießen und zum Trocknen beiseitestellen.
3. Für das Tahin: 2 Knoblauchzehen mit der flachen Seite eines breiten Messers zerdrücken. Das Tahin mit den zerdrückten Knoblauchzehen, 1 TL Salz, Zitronensaft, Petersilie und Wasser vermengen, bis alles gut vermischt ist. Zur Seite stellen.
4. In einer großen Rührschüssel die Blumenkohlröschen mit dem restlichen ½ TL Salz, Pfeffer und 1 EL Avocadoöl würzen. Alles vermengen, bis die Röschen gleichmäßig von der Mischung bedeckt sind. In eine Auflaufform geben und 25 Minuten im Ofen rösten, bis der Blumenkohl weich und leicht gebräunt ist.
5. Währenddessen die restlichen 5 Knoblauchzehen in dünne Scheibchen schneiden. Den restlichen 1 EL Avocadoöl in eine kleine Pfanne geben und die Knoblauchscheibchen darin bei mittlerer Hitze 1 Minute lang anbraten, bis sie leicht golden sind. Die Kapern trocken tupfen und zu Öl und Knoblauch geben. Eine Minute umrühren, dann vom Herd nehmen.
6. Den Blumenkohl aus dem Ofen nehmen und das Tahin zusammen mit dem Öl, dem Knoblauch und der Kapernmischung darüber verteilen.
7. Den Blumenkohl weitere 13 Minuten backen, dann aus dem Ofen nehmen. Auf einer Platte anrichten, mit den Mandeln bestreuen und vor dem Servieren noch 2 Minuten abkühlen lassen.

Nährwert pro Portion: Kalorien: 397, Fett: 33 g, gesättigte Fettsäuren: 4 g, Cholesterin: 0 mg, Ballaststoffe: 7 g, Eiweiß: 13 g, Kohlenhydrate: 20 g, Salz: 707mg

SAUTIERTER SPINAT MIT KASTANIEN

Ergibt: 4 Portionen
Vorbereitungszeit: 10 Minuten
Zubereitungszeit: 25 Minuten

Das ist eines meiner „Master Five"-Rezepte. Zubereitetes grünes Gemüse ist eine einfache, nahrhafte und sehr leckere Beilage. Spinat ist besonders reich an Vitamin K, Folsäure und Eisen und damit ein Superfood, das ich regelmäßig zu essen empfehle. Die gerösteten Kastanien fügen einen leicht süßlichen Geschmack hinzu, der perfekt mit der besonderen Würze der frisch geriebenen Muskatnuss harmoniert – eines meiner Lieblingsgewürze, das die kognitive Gesundheit unterstützt.

1,4 kg Spinat
4,5 EL (50 ml) Avocadoöl
1 große gelbe Zwiebel, fein gehackt
300 g Kastanien, geröstet und geschält
½ TL Muskatnuss, frisch gerieben
½ TL weißer Pfeffer
¾ TL Maldon- oder Meersalz

1. Spinat waschen und gut trocknen. Die Stiele abschneiden und wegwerfen.
2. Avocadoöl und Zwiebel in einen großen, auf mittlerer Stufe erhitzten Topf geben. 10 Minuten anbraten, bis die Zwiebel anfängt zu karamellisieren.
3. Den Spinat hinzugeben und unter gelegentlichem Rühren 15 Minuten sautieren, bis er zusammenfällt. In der Zwischenzeit die Kastanien in dünne Scheiben schneiden und beiseitestellen.

4. Sobald der Spinat zusammengefallen ist, mit Muskat, Pfeffer und Salz würzen und mit den Kastanien vermischen. Sofort servieren.

Nährwert pro Portion: Kalorien: 312, Fett: 15,4 g, gesättigte Fettsäuren: 1,8 g, Cholesterin: 0 mg, Ballaststoffe: 10,6 g, Eiweiß: 10,7 g, Kohlenhydrate: 39,3 g, Salz: 638 mg

SÜSSKARTOFFELN AUF HANFSAMEN-CREME MIT HASELNUSS-CRUMBLE

Ergibt: 6 Portionen
Vorbereitungszeit: 20 Minuten
Zubereitungszeit: 40 Minuten

Süßkartoffeln sind eines meiner liebsten Wurzelgemüse. Sie sind eine reichhaltige Quelle für die Vitamin-A-Vorstufe Betacarotin, welches für ein gesundes Immunsystem und gutes Sehvermögen unerlässlich ist und außerdem als Antioxidans wirkt. Kombiniert mit einem pikanten Haselnuss-Crumble als Topping und frischer Hanfsamen-Creme ist dies ohne Zweifel ein Essen, das die ganze Familie lieben wird.

Süßkartoffeln

3 lange, dünne Süßkartoffeln, ungeschält
1 EL Ghee
1 EL Rauchpaprika
1¼ TL Meersalz
1 EL schwarzer Pfeffer

Haselnuss-Crumble

1 EL Kreuzkümmelsamen
1 EL Fenchelsamen
1½ EL Ghee
60 g Haselnüsse, fein gehackt
30 g weiße Sesamsamen, roh
¼ TL Meersalz
Schale einer Zitrone

Hanfsamen-Creme

135 g Hanfsamen, geschält
300 ml Wasser, gefiltert
2 große Knoblauchzehen
Saft von 2 Limetten
2 EL frischer Estragon
1 EL natives Olivenöl extra
½ TL Meersalz

1. Den Backofen auf 220 °C vorheizen.
2. Die Süßkartoffeln der Länge nach halbieren. In einer großen Rührschüssel Ghee, Paprika, Salz und Pfeffer vermengen und anschließend mit den Süßkartoffelhälften vermischen.
3. Ein großes Backblech mit Backpapier auslegen und die Süßkartoffeln mit der Schnittfläche nach unten darauflegen. 30 Minuten im Ofen backen, dann wenden und weitere 15 Minuten backen.
4. Für den Crumble die Kreuzkümmel- und Fenchelsamen in einem Mörser zerstoßen. Eine Pfanne mit dem Ghee bei mittlerer Temperatur erhitzen und die Haselnüsse hinzufügen, sobald das Ghee geschmolzen ist. Mit einem Holzkochlöffel 1 Minute rühren, dann die Sesamsamen hinzugeben und eine weitere Minute rühren. Jetzt den gemahlenen Kreuzkümmel und die Fenchelsamen in die Pfanne geben und weitere 2 Minuten umrühren. Dann Salz und Zitronenschale hinzugeben, umrühren und vom Herd nehmen.
5. Für die Hanfsamen-Creme: Hanfsamen, Wasser, Knoblauchzehen, Limettensaft, Estragon, Olivenöl und Meersalz in einen Standmixer geben und 2 Minuten lang pürieren.
6. Zum Servieren die Hanfcreme auf einem großen Teller verteilen. Die Süßkartoffeln obenauf legen und mit dem Haselnuss-Crumble bestreuen.

Nährwert pro Portion: Kalorien: 370, Fett: 29 g, gesättigte Fettsäuren: 6 g, Cholesterin: 14 mg, Ballaststoffe: 5 g, Eiweiß: 12 g, Kohlenhydrate: 19 g, Salz: 823 mg

GEBRATENE ENDIVIEN MIT BALSAMICO UND ESTRAGON

Ergibt: 4 Portionen
Vorbereitungszeit: 5 Minuten
Zubereitungszeit: 5 Minuten

Roher Endiviensalat kann bitter sein, doch kocht beziehungsweise brät man ihn, erhält er einen nussigen, süßen Geschmack. Kräftiger Balsamico-Essig und frischer Estragon sind die perfekte Ergänzung zu diesem einfachen, aber schmackhaften Gericht. Integrieren Sie unbedingt Endivien in Ihren Speiseplanzyklus der grünen Blattgemüse, um für Abwechslung zu sorgen; sie sind eine gute Vitamin-K-Quelle für die Gesundheit von Knochen und Blut.

4 Köpfe Endivien
1 EL Ghee
1 EL Balsamico-Essig
¼ TL Meersalz
¼ TL schwarzer Pfeffer
1 EL frischer Estragon

1. Die Endivien der Länge nach halbieren.
2. Ghee in einer großen schweren Pfanne bei mittlerer Hitze schmelzen. Die Endivien hinzufügen und einige Minuten pro Seite anbraten, dabei einmal wenden, bis sie goldbraun, aber in der Mitte noch fest sind.
3. Temperatur auf niedrige Stufe stellen, Balsamico-Essig, Salz und schwarzen Pfeffer hinzugeben und 1 Minute lang braten, dabei die Pfanne ständig schütteln, damit die Endivien vollständig von dem Dressing bedeckt werden.
4. Vom Herd nehmen, mit Estragon bestreuen und servieren.

Nährwert pro Portion: Kalorien: 103, Fett: 4 g, gesättigte Fettsäuren: 2 g, Cholesterin: 8 mg, Ballaststoffe: 12 g, Eiweiß: 5 g, Kohlenhydrate: 14 g, Salz: 234 mg

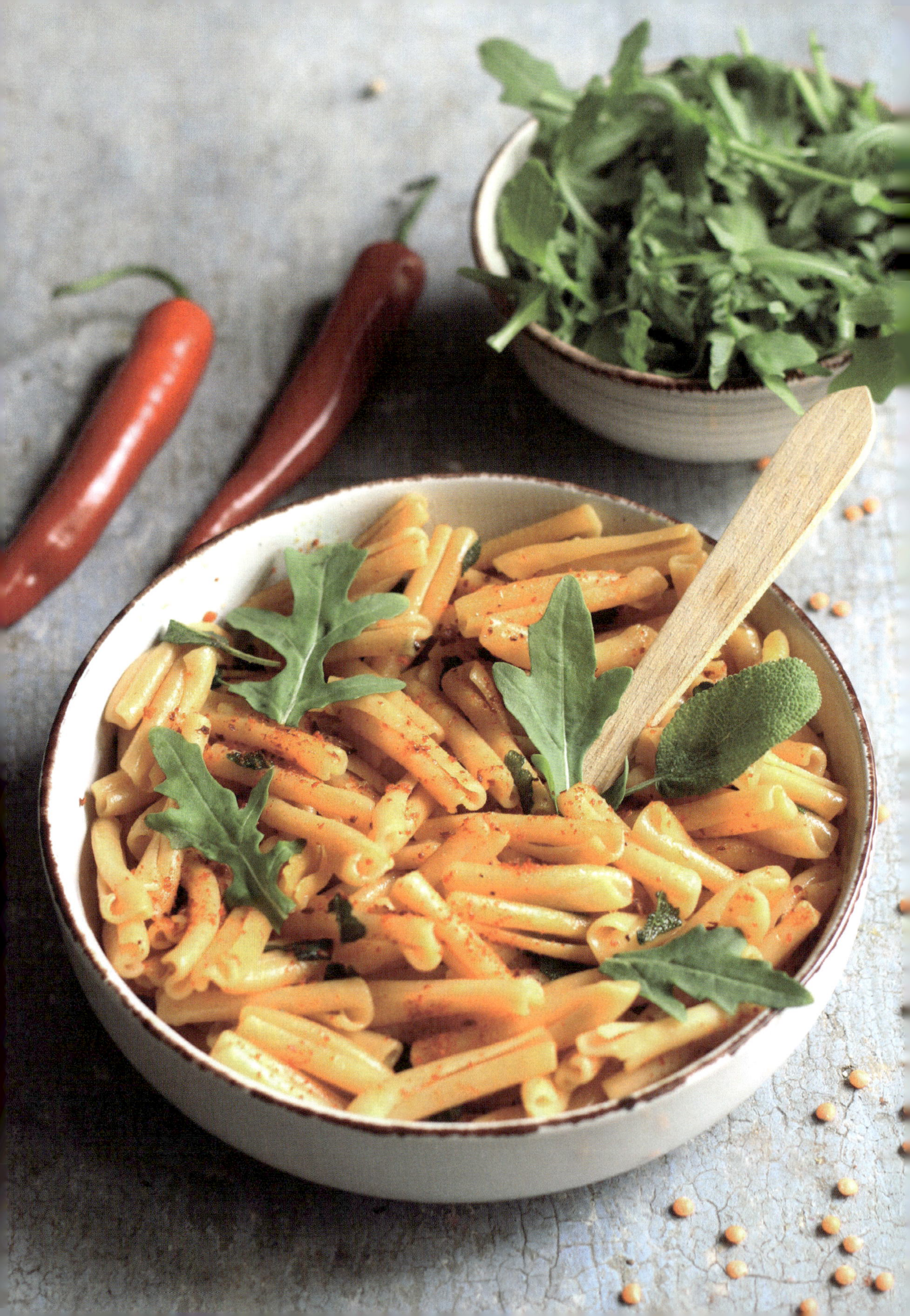

SELBSTGEMACHTE PASTA-WÖLKCHEN AUS ROTEN LINSEN

Ergibt: 6 Portionen
Vorbereitungszeit: 30 Minuten plus 45 Minuten zum Abkühlen und 10 Minuten zum Ruhen
Zubereitungszeit: 30 Minuten

Mit diesem köstlichen Gericht erhält Pasta einen Ritterschlag. Rote Linsen enthalten viel Eiweiß, Ballaststoffe, Polyphenole und sogar etwas Eisen, sodass sie eine viel gesündere Alternative als herkömmliche Nudeln aus raffiniertem Weißmehl sind. Zitronenschale, frischer Salbei und Rucola verleihen diesen fluffigen Pasta-„Wölkchen" ein helles, frisches Finish; sie passen perfekt als Beilage zu gebratenem Huhn oder Fisch.

290 g rote Linsen, getrocknet
¾ TL Paprika
½ TL Meersalz
120 ml Wasser, gefiltert
3 TL natives Olivenöl extra
2 EL Ghee oder Kokosnussöl
1 EL Zitronenschale
3 Knoblauchzehen, in feine Scheibchen geschnitten
1½ EL frischer Salbei, dünn geschnitten
½ TL rote Chiliflocken (optional)
½ TL schwarzer Pfeffer
½ TL Maldon- oder Meersalz
2 Bund Rucola, abgepackt
10 g Nährhefe/Hefeflocken (optional)

1. Los geht es mit dem Linsenmehl: Die Linsen in einen leistungsstarken Standmixer geben und 1 bis 2 Minuten lang pürieren,

bis sich ein Pulver ergibt. Das so entstandene Mehl durch ein Sieb in eine große Schüssel sieben und die größeren Brocken entfernen.

2. Etwa zwei Drittel des Linsenmehls (den Rest für später aufbewahren) mit Paprika und Meersalz in eine Rührschüssel geben und vermischen. Mit den Händen ein 10 cm großes Loch in der Mitte formen. Wasser und Öl in die Vertiefung gießen, dann nach und nach das Mehl von den Seiten in die Vertiefung geben und mit einer Gabel unter die Flüssigkeit mischen. Das Mehl so lange hinzufügen, bis es eingearbeitet ist. Der Teig sollte feucht und klebrig sein, aber als Masse nicht auseinanderfallen. Wenn der Teig zu klebrig ist und Sie keine Kugel formen können, streuen Sie etwas von dem restlichen Mehl hinein. Den Teig 45 Minuten in den Kühlschrank legen.
3. Sobald er gekühlt ist, in 4 gleiche Teile teilen. Jedes Teigstück mit etwas vom restlichen Linsenmehl bestäuben und mit den Händen so lange kneten, bis der Teig nicht mehr klebt. Rollen Sie jedes Stück auf der Arbeitsfläche zu einer langen, dünnen Teigschlange mit einem Durchmesser von etwa 1 cm aus (beachten Sie, dass sich der Teig beim Kochen verdreifacht). Mit einem scharfem Messer jeweils 1 cm große „Wölkchen" aus der Teigschlange schneiden. Diese auf Backpapier legen und mit dem restlichen Teig fortfahren. Die Wölkchen 10 Minuten ungekühlt ruhen lassen, während Sie gleichzeitig einen großen Topf mit Wasser erhitzen.
4. Sobald es kocht, die Pasta-Wölkchen nacheinander ins Wasser geben, sodass sie genug Platz haben und 4 Minuten kochen lassen. Die Wölkchen aus dem Wasser schöpfen, in ein Sieb geben und mit kaltem Wasser abspülen. Zum Trocknen zur Seite stellen. Mit dem restlichen Teig wiederholen.
5. Wenn alle Wölkchen nacheinander gekocht und getrocknet sind, eine große Bratpfanne auf mittelhoher Stufe erhitzen. Ghee hinzufügen. Nach dem Schmelzen Zitronenschale, Knoblauch, Salbei und Chiliflocken (falls verwendet) hinzufügen.

2 Minuten anbraten, dabei kontinuierlich umrühren. Die Wölkchen hinzugeben und von allen Seiten etwas knusprig braten, dabei vorsichtig umdrehen, damit sie nicht auseinanderfallen; dies sollte etwa 3 Minuten dauern. Schwarzen Pfeffer, Maldon- beziehungsweise Meersalz, Rucola und Nährhefe (falls verwendet) hinzufügen und servieren.

Nährwert pro Portion: Kalorien: 235, Fett: 7 g, gesättigte Fettsäuren: 3 g, Cholesterin: 11 mg, Ballaststoffe: 3 g, Eiweiß: 12 g, Kohlenhydrate: 32 g, Salz: 411 mg

Einfache Arrabiata-Sauce

Ergibt: circa 900 ml
Vorbereitungszeit: 10 Minuten
Zubereitungszeit: 45 Minuten

Diese köstliche rote Soße ist ein absolutes Muss in jeder Küche. Keine Angst vor den Sardellen – sie geben der Soße ein intensives, salziges Aroma, ohne einen fischigen Unterton zu verströmen. Tomaten zu kochen, erhöht die Verfügbarkeit starker sekundärer Pflanzenstoffe wie Lycopen und Zeaxanthin. Ich genieße diese Soße sehr gern mit getreidefreier Pasta, geröstetem Gemüse oder auf einer knusprigen Pizza mit Blumenkohlkruste.

2 EL Avocadoöl
1 milde grüne Chilischote, ca. 15 cm lang, in 2,5 cm große Würfel geschnitten, oder ½ TL rote Chiliflocken (optional)
4 Knoblauchzehen, in dünne Scheibchen geschnitten
7 Sardellenfilets
2 Dosen (à 800 g) ganze San-Marzano-Tomaten, geschält
10 Kalamata-Oliven, entsteint und der Länge nach geviertelt
¾ TL schwarzer Pfeffer
½ Handvoll frischer Basilikum, abgepackt, ganze Blätter
Schale von 1 Zitrone

1. In einen großen Topf bei niedriger Hitze Avocadoöl, grüne Chili beziehungsweise Chiliflocken (falls verwendet) und den in Scheibchen geschnittenen Knoblauch geben. Gelegentlich umrühren, bis es duftet und Chili und Knoblauch leicht gebräunt sind, etwa 7 Minuten.
2. Temperatur auf mittlere Hitze erhöhen und die Sardellen hinzugeben, eine Minute lang umrühren, bis sich die Sardellenfilets in dem heißen Öl auflösen.

3. Mit den Händen die Tomaten in den Topf drücken und sie dabei in große Stücke zerkleinern. Alternativ können sie grob geschnitten und dann in den Topf gegeben werden. Fügen Sie auch die Flüssigkeit von den Dosentomaten hinzu. Oliven und schwarzen Pfeffer hinzugeben und zum Kochen bringen, etwa 2 Minuten. Zudecken, die Hitze auf niedrige Stufe reduzieren und 15 Minuten köcheln lassen, damit die Tomaten zerfallen.
4. Dann den Deckel abnehmen und die Tomaten mit einem Holzlöffel oder Spatel weiter zerkleinern, umrühren und 20 Minuten lang köcheln lassen, dabei gelegentlich umrühren. Vom Herd nehmen und die Basilikumblätter unterrühren, dann die Zitronenschale obenauf reiben und heiß servieren.

Nährwert pro Portion: Kalorien: 100, Fett: 5 g, gesättigte Fettsäuren: 1 g, Cholesterin: 3 mg, Ballaststoffe: 4 g, Eiweiß: 3 g, Kohlenhydrate: 10 g, Salz: 270 mg

Snacks

GERÖSTETE KICHERERBSEN MIT WASABI-KNUSPER

Ergibt: 6 Portionen
Vorbereitungszeit: 30 Minuten
Zubereitungszeit: 40 Minuten

Diese pikanten gebackenen Kichererbsen sind ein gesunder, sättigender Snack oder eine Salatbeilage, reich an Protein und Ballaststoffen, um den Hunger zu stillen und kinderleicht zuzubereiten.

2 Dosen (à 425 g) Kichererbsen mit niedrigem Salzgehalt
2 EL Avocadoöl
½ TL Meersalz
¼ TL schwarzer Pfeffer
2 EL Wasabi-Pulver
½ TL Knoblauchpulver
1 TL reiner Ahornsirup (optional)

1. Die Kichererbsen in einem Sieb abtropfen lassen und mit kaltem Wasser abspülen. Das Sieb gut schütteln und abklopfen, um überschüssiges Wasser loszuwerden. Die Kichererbsen gleichmäßig auf ein sauberes Küchen- oder Papiertuch verteilen und trocken reiben. Mindestens 15 Minuten ruhen lassen, je länger, desto besser (man kann sie auch über Nacht trocknen lassen).

2. Den Backofen auf 200 °C vorheizen. Die Kichererbsen mit 1 EL Avocadoöl, Salz und Pfeffer in eine kleine Schüssel geben und gleichmäßig auf dem Backblech verteilen.
3. Im Backofen 25 Minuten backen. In dieselbe Schüssel den restlichen 1 EL Avocadoöl zusammen mit dem Wasabi- und dem Knoblauchpulver geben, gut vermischen und beiseitestellen.
4. Die Kichererbsen aus dem Ofen nehmen und die Wasabi-Mischung darübergießen. Verrühren, bis alle Kichererbsen gleichmäßig bedeckt sind, zurück in den Ofen stellen und weitere 15 Minuten backen.
5. Dann die Kichererbsen aus dem Ofen holen und, falls verwendet, mit Ahornsirup beträufeln. Den Backofen ausschalten, aber die Kichererbsen wieder hineinschieben und bei geöffneter Tür noch mindestens 10 Minuten im Ofen lassen, damit sie schön knusprig werden.
6. Kichererbsen aus dem Ofen nehmen, abkühlen lassen und dann: guten Appetit! Ich mag sie am liebsten frisch, aber man kann sie auch bei Zimmertemperatur in einem verschlossenen Behälter bis zu 5 Tage aufbewahren.

Nährwert pro Portion: Kalorien: 248, Fett: 9 g, gesättigte Fettsäuren: 1 g, Cholesterin: 0 mg, Ballaststoffe: 10 g, Eiweiß: 10 g, Kohlenhydrate: 33 g, Salz: 205 mg

SUPERFOOD-BUCHWEIZENRIEGEL

Ergibt: 12 Riegel
Vorbereitungszeit: 10 Minuten plus 2 Stunden zum Abkühlen
Zubereitungszeit: 5 Minuten

Dies ist eines meiner „Master Five"-Rezepte. Die meisten Energieriegel aus dem Supermarkt sind stark mit künstlichen Zutaten und raffiniertem Zucker angereichert. Bei diesen nahrhaften Riegeln ist das anders. Sie sind vollgepackt mit Vitaminen, Mineralien, lebensverlängernden sekundären Pflanzenstoffen aus vollwertigem Buchweizen und reichlich sättigenden pflanzlichen Fettsäuren, mit Proteinen aus einer Vielzahl von Nüssen und Samen sowie mit reichhaltiger Kakaobutter.

60 g grüne Buchweizengrütze
50 g Paranüsse, roh
25 g Kokosflocken, ungesüßt
45 g Sonnenblumenkerne, roh
⅛ TL Meersalz
1½ TL reines Vanilleextrakt
40 g Kürbiskerne, roh
40 g Leinsamen, ganz
30 g Sesamsamen
4 EL Kakaobutter
180 g Mandelmus oder jede andere Art von Nussaufstrich
2 EL Mönchsfruchtsirup, reiner Ahornsirup oder roher Honig
25 g milchfreie dunkle Schokoladen-Chips (vorzugsweise mit Mönchsfrucht oder Stevia gesüßt, optional)

1. In einer kleinen Pfanne den Buchweizen bei starker Hitze leicht rösten, dabei die Pfanne ständig schütteln, damit nichts an-

brennt. 3 Minuten schütteln, dann vom Herd nehmen und den Buchweizen zum Abkühlen in eine Schüssel geben.

2. Paranüsse, Kokosflocken, Sonnenblumenkerne, Salz und Vanilleextrakt in eine Küchenmaschine geben. 10 Sekunden zerkleinern. Kürbiskerne, Leinsamen und Sesam hinzufügen und erneut 10 Sekunden lang verarbeiten.
3. Die gesamte Kakaobutter in der gleichen Pfanne wie den Buchweizen bei schwacher Hitze etwa 2 Minuten lang schmelzen. Jetzt die geschmolzene Kakaobutter, das Mandelmus, das Süßungsmittel Ihrer Wahl mit dem abgekühlten Buchweizen in die Küchenmaschine geben.
4. 20 Sekunden verarbeiten. Die Ränder mit einem Spatel abkratzen und für weitere 20 Sekunden verarbeiten. Die Mischung sollte noch kleine Stücke enthalten, aber auch die buttrige Konsistenz von Nussmus haben. Wenn Sie Schokoladen-Chips verwenden, heben Sie diese nun unter die Mischung.
5. Die Mischung entweder in eine entsprechende Riegelform oder in eine mit Backpapier ausgelegte 20 x 20 cm breite Form oder Pfanne geben. Abdecken und 2 Stunden im Kühlschrank kühlen.
6. Wenn Sie eine große Form oder Pfanne statt einer Riegelform verwenden, nehmen Sie die Masse nach 2 Stunden Kühlzeit aus der Pfanne beziehungsweise Form und legen Sie sie auf ein Schneidebrett. Ein paar Minuten warm werden lassen, dann in 12 Riegel schneiden.
7. In einem luftdichten Behälter halten sich die Riegel im Kühlschrank 2 Wochen, eingefroren bis zu 3 Monate.

Nährwert pro Riegel: Kalorien: 293, Fett: 25 g, gesättigte Fettsäuren: 7 g, Cholesterin: 0 mg, Ballaststoffe: 5 g, Eiweiß: 8 g, Kohlenhydrate: 13 g, Salz: 71 mg, Zucker: 1 g

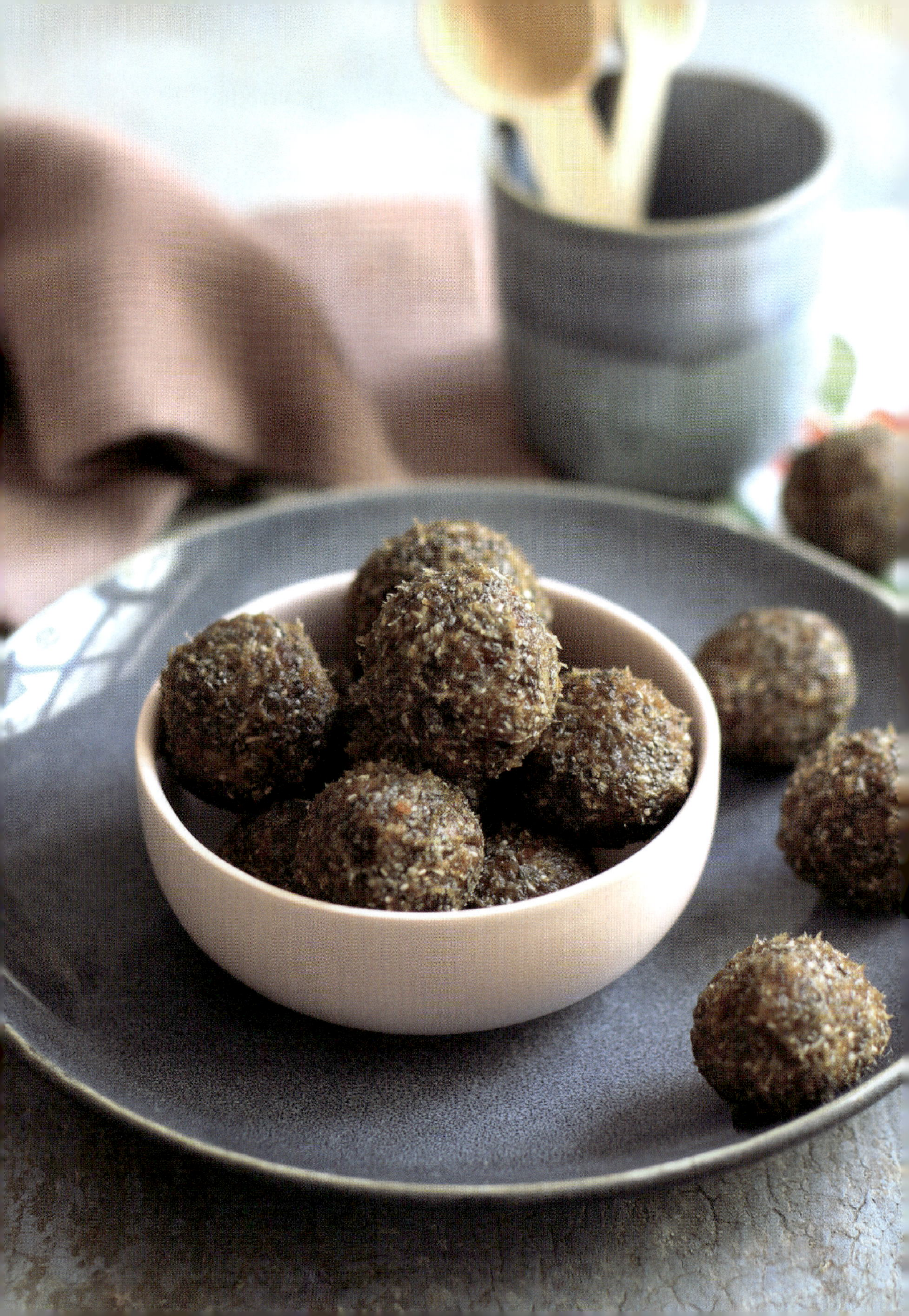

KÖSTLICHE MANDEL-ENERGIEHAPPEN

Ergibt: 20 Stück
Vorbereitungszeit: 10 Minuten
Zubereitungszeit: 2 Minuten

Diese leckeren Happen sorgen für den richtigen Schwung. Noch besser ist, dass dafür das übrig gebliebene Mandelmus aus meinem Pumpkin Spice Creamer auf Seite 200 verarbeitet wird, so dass nichts verschwendet wird. Durch die Zugabe von Gewürzen wie Zimt und Muskatnuss erhalten die Happen den wohligen, sättigenden Geschmack von Kürbiskuchen, aber mit den zusätzlichen Vorteilen von Omega-3-Fettsäuren aus Chiasamen und den energiefördernden Fetten aus Kokosflocken.

6 Medjool-Datteln, entsteint
17 g Kokosflocken, ungesüßt
55 g Chiasamen
1 EL Maca-Pulver (optional)
2 EL Pumpkin Spice Creamer (s. Seite200)
2 EL Mandelmus
½ TL Kürbisgewürz (Pumpkin Spice)
Ca. 2 Tassen restliches Mandelmus vom Pumpkin Spice Creamer (siehe Seite200).

1. Die Datteln in heißem Wasser 10 Minuten einweichen. In einer mittelgroßen Pfanne bei mittlerer Hitze die Kokosflocken 2 Minuten lang rösten, bis sie knusprig und duftend sind.
2. Das Wasser abgießen und die Datteln zusammen mit den gerösteten Kokosflocken in die Küchenmaschine geben. So lange verarbeiten, bis sich die Zutaten verbunden haben, dann Chiasamen, Maca-Pulver (falls verwendet), den Creamer, Mandelmus und Kürbisgewürz (Pumpkin Spice) hinzufügen. 30 Se-

kunden verarbeiten, dann das restliche Mandelmus hinzugeben und so lange verarbeiten, bis alles miteinander verbunden ist.

3. Ein Backblech mit Backpapier auslegen. Mit der Hand aus der Mischung 20 Bällchen formen und mit ausreichend Abstand auf das Backblech legen.
4. Die Happen 30 Minuten im Tiefkühlfach kühlen und dann genießen. Die Energiehappen können in einem luftdichten Behälter im Kühlschrank bis zu einer Woche oder im Gefrierschrank bis zu zwei Monate aufbewahrt werden.

Nährwert pro Stück: Kalorien: 80, Fett: 5 g, gesättigte Fettsäuren: 1 g, Cholesterin: 0 mg, Ballaststoffe: 2 g, Eiweiß: 2 g, Kohlenhydrate: 8 g, Salz: 1 mg

Desserts

RAFFINIERTE BROWNIES AUS SCHWARZEN BOHNEN

Ergibt: 14 Brownies
Vorbereitungszeit: 10 Minuten plus 20 Minuten zum Abkühlen
Zubereitungszeit: 25 Minuten

Brownies sind der perfekte Schmaus zu einem besonderen Anlass. Dank der ballaststoffreichen schwarzen Bohnen, der cremigen Avocado und des kräftigen Ahornsirups sind sie viel gesünder als herkömmliche Brownies. Ich verspreche, dass Sie die Bohnen gar nicht bemerken werden! Und ganz sicher befriedigen sie jedes noch so große Verlangen nach Schokolade. Wenn Sie dickere Brownies bevorzugen, verdoppeln Sie die Zutaten, aber beachten Sie, dass sich dadurch der Nährstoffgehalt ändert.

1 Dose (à 425 g) schwarze Bohnen mit geringem Salzgehalt
¼ Avocado
1 EL Kokosnussöl, geschmolzen
2 EL Nussaufstrich (vorzugsweise Cashew)
2 TL reines Vanilleextrakt
30 g Leinsamen, geschrotet
1 großes Ei aus Weidehaltung
5 EL reiner Ahornsirup
1 TL granulierter Mönchsfrucht-Süßstoff, zum Backen (optional)
¼ TL Meersalz

½ TL Backpulver
35 g ungesüßtes Bio-Kakaopulver
90 g milchfreie dunkle Schokoladen-Chips (vorzugsweise mit Mönchsfrucht oder Stevia gesüßt)

1. Die Bohnen abgießen, gut abspülen und in einem Sieb abtropfen lassen. Den Backofen auf 175 °C vorheizen. Eine 20 x 20 cm große Backform mit Backpapier auslegen.
2. Avocado, Kokosnussöl, Nussaufstrich, Vanilleextrakt und Bohnen in die Küchenmaschine geben. 30 Sekunden lang mixen, bis alles gut vermischt ist. Die Ränder abkratzen, falls erforderlich.
3. Geschrotete Leinsamen, Ei, Ahornsirup, Mönchsfrucht (falls verwendet), Salz und Backpulver hinzufügen und 20 Sekunden lang verarbeiten.
4. Das Kakaopulver in die Schüssel der Küchenmaschine sieben und 10 Sekunden lang verarbeiten. Die Masse an den Seiten abkratzen und weitere 5 Sekunden verarbeiten. Der Teig sollte dick und klebrig sein.
5. Die Hälfte des Teigs in die Auflaufform füllen, die Schokoladen-Chips einstreuen und dann den restlichen Teig darüber verteilen. Mit einem Spatel oder der Rückseite eines Löffels gleichmäßig verteilen.
6. Die Backform auf die oberste Schiene des Ofens stellen und 25 Minuten lang backen oder bis die Mitte der Brownie-Masse in der Form nicht mehr wackelt. Bei der Stäbchenprobe sollte das Stäbchen etwas klebrig sein, damit die Konsistenz der Brownies schön weich ist. Aus dem Ofen holen und komplett auskühlen lassen, bevor Sie daraus 14 Stücke schneiden. Reste halten sich in einem luftdichten Behälter im Kühlschrank bis zu 5 Tage.

Nährwert pro Brownie (ohne Mönchsfrucht): Kalorien: 122, Fett: 4 g, gesättigte Fettsäuren: 2 g, Cholesterin: 13 mg, Ballaststoffe: 5 g, Eiweiß: 5 g, Kohlenhydrate: 17 g, Salz: 64 mg, Zucker: 5 g

SNICKERDOODLE-DONUTS OHNE BACKEN

Ergibt: 20 Donuts
Vorbereitungszeit: 20 Minuten
Backzeit: 5 Minuten

Ich denke, der Name dieser köstlichen Leckerei sagt schon alles. Diese zimtigen Häppchen mit einem Hauch von Vanille und cremigen Kokosmus könnten einen nicht glücklicher machen. Sie sind gegenüber anderen Süßigkeiten die viel gesündere Alternative, da sie mit Mönchsfrucht gesüßt sind, was den Blutzuckerspiegel nicht in die Höhe schnellen lässt. Die gesunden Fette aus der Kokosnuss machen die Donuts zu einem Genuss, der auch noch satt macht.

Donuts

140 g Mandelmehl
50 g Kokosflocken
1 TL reines Vanilleextrakt
120 ml ungesüßte Mandelmilch
⅛ TL Meersalz
¾ TL Zimt, gemahlen
50 g granulierte Mönchsfrucht
55 g Kokosmus
40 g Kokosnussöl

Topping

1 TL Zimt
2 EL granulierte Mönchsfrucht

1. Mandelmehl, Kokosflocken, Vanille, Mandelmilch, Salz, Zimt und Mönchsfrucht in einen Standmixer geben.

2. In einer kleinen Pfanne das Kokosmus und das Kokosnussöl bei niedriger Temperatur erhitzen.
3. Diese Mischung dann in den Standmixer geben und 30 Sekunden lang verarbeiten, bis sich aus der Mischung ein klebriger Teig ergibt. Den Mixbehälter in den Kühlschrank stellen und 10 Minuten kühlen lassen.
4. Nun in einer kleinen Schüssel das Topping aus Zimt und Mönchsfrucht herstellen. Ein Backblech mit Backpapier auslegen. Den Teig mit feuchten Händen zu tischtennisballgroßen Stücken formen und auf das Blech legen. Jeden Ball etwas flachdrücken und mit der Zimtmischung bestreuen.
5. Jeden Donut mit dem Finger einstechen, sodass in der Mitte ein Loch entsteht.
6. Die Donuts 10 Minuten ins Gefrierfach legen, damit sie hart werden. Gefroren genießen oder gekühlt für einen weicheren Genuss. Im Gefrierfach bis zu einen Monat lang aufbewahren und als schnellen Snack genießen.

Nährwert (pro Donut): Kalorien: 114, Fett: 11 g, gesättigte Fettsäuren: 6 g, Cholesterin: 0 mg, Ballaststoffe: 2 g, Eiweiß: 2 g, Kohlenhydrate: 3 g, Salz: 21 mg, Zucker: 1 g

Einfache Honig-Lavendel-Eiscreme

Ergibt: 6 Portionen
Vorbereitungszeit: 30 Minuten plus 2 Stunden zum Abkühlen
Zubereitungszeit: 8 Minuten
Gefrierzeit: 1 Stunde (länger für festeres Eis)

Lavendel verleiht diesem cremigen, milchfreien Dessert ein leicht blumiges Aroma und eine interessante Note. Als Heilpflanze ist Lavendel für seine stark beruhigende Wirkung bekannt – er reduziert Ängste und fördert tiefe Ruhe und Entspannung. Mit nur 6 Zutaten hat diese einfach gemachte Eiscreme genau das richtige Maß an Süße. Die einzigartige Geschmackskomposition macht das Eis zu einem Dessert, das man toll zu besonderen Anlässen servieren kann.

½ Vanilleschote
2 Dosen (à 380 g) ungesüßte, vollfette Kokosnussmilch
3 EL roher Honig
1 EL Gelatine von Tieren aus Weidehaltung
1½ TL getrocknete Lavendelblüten
2 EL schwarze Sesamsamen (optional)

1. Die Vanilleschote der Länge nach halbieren. Mark herauskratzen und mit der Schote, der Kokosmilch und dem Honig in einem mittelgroßen Kochtopf vermengen. Die Gelatine obenauf legen und alles 5 Minuten lang ungestört stehen lassen. Noch nicht erhitzen.
2. Dann die Gelatine einarbeiten und den Herd auf niedrige Temperatur stellen. Die Lavendelblüten hinzufügen und unter gelegentlichem Rühren insgesamt 8 Minuten kochen. Den Herd ausschalten und die Mischung zugedeckt auf Zimmertemperatur abkühlen lassen.

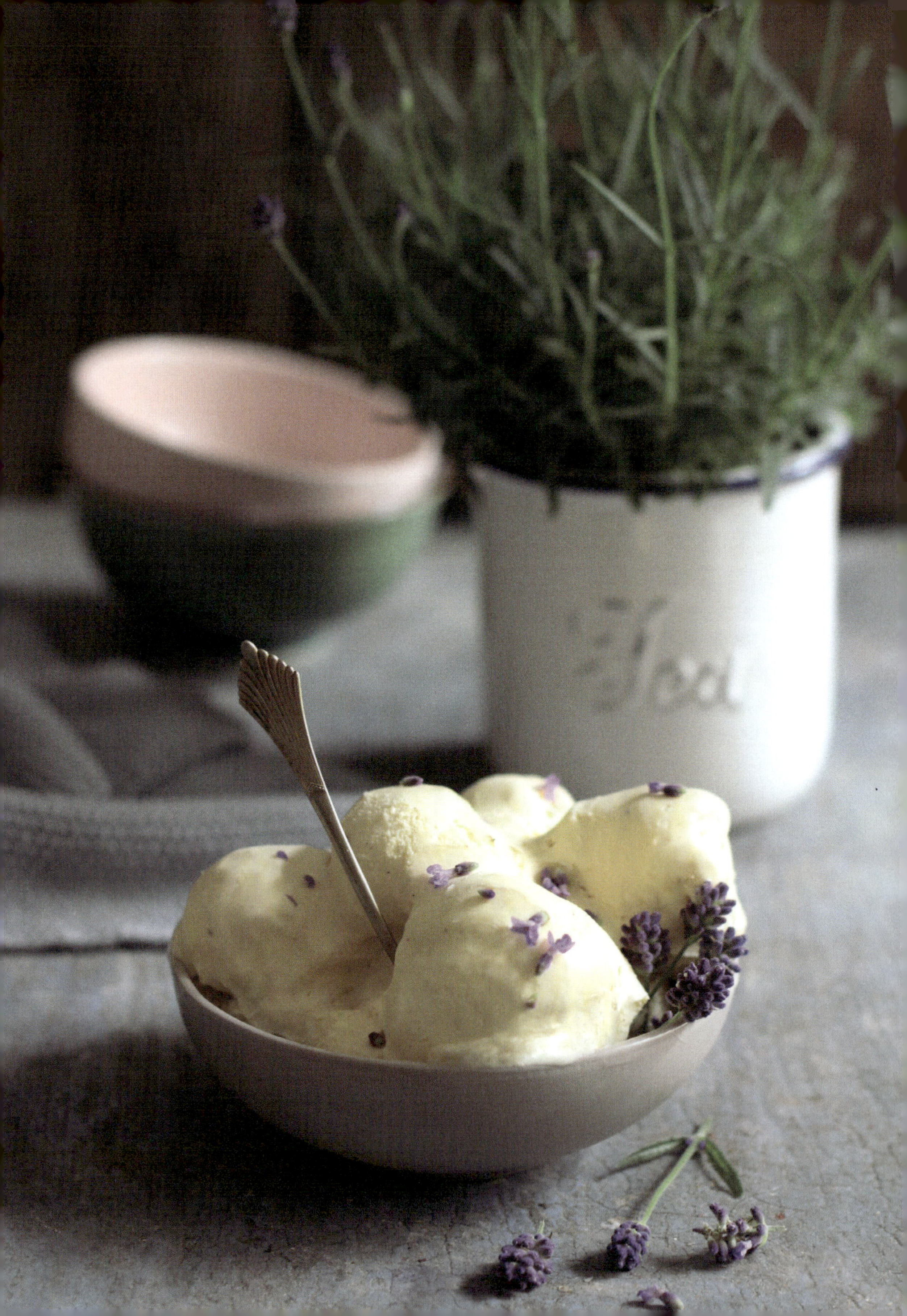
Tea

3. Sobald diese erreicht ist, die Masse durch ein feines Sieb in eine Schüssel gießen und mindestens 2 Stunden oder über Nacht in den Kühlschrank stellen.
4. Die gekühlte Masse in eine Eismaschine geben und die Anweisungen des Herstellers zum Schlagen befolgen; dies kann je nach Maschine zwischen 10 und 25 Minuten dauern. Nach der Hälfte der Zeit den schwarzen Sesam, falls verwendet, hinzufügen.
5. Während die Eiscreme in der Maschine geschlagen wird, eine Kastenform mit Backpapier auslegen. Sobald die Creme die Konsistenz von Softeis erreicht hat, kann sie serviert werden. Wenn das Eis fester werden soll, die Creme in die vorbereitete Form füllen, mit Frischhaltefolie abdecken und 1 Stunde lang einfrieren, bis sie fest ist.
6. Wenn Sie das Eis aus der Form heraus servieren, lassen Sie es 10 Minuten bei Raumtemperatur ruhen, bevor Sie es aus der Form schöpfen.

Nährwert pro Portion (ohne Sesamsamen): Kalorien: 164, Fett: 13 g, Gesättigtes Fett: 13 g, Cholesterin: 0 mg, Ballaststoffe: 0 g, Eiweiß: 3 g, Kohlenhydrate: 11 g, Salz: 20 mg, Zucker: 9 g

DANKSAGUNG

Ich habe dieses Buch in der Hoffnung geschrieben, Diätdogmen und Ernährungskriegen ein Ende setzen zu können und mehr Menschen dazu zu bewegen zu erkennen, dass es weit mehr Übereinstimmungen als Meinungsverschiedenheiten gibt, wenn es um gutes Essen und gute Gesundheit geht. Wir alle verdienen ein Leben voller Vitalität. Das Letzte, was jemand in seinem Heilungsprozess braucht, sind Verurteilungen und harsche Kritik, beides ist heutzutage nur allzu gegenwärtig. Die Art und Weise, wie wir unseren Körper und das Ernährungssystem behandeln, erfordert einen ausgewogenen, teilnahmsvollen und ganzheitlich Ansatz. Meine Umgebung und meine Patienten, die mir gegenüber Stress und Verwirrung rund um Ernährung zum Ausdruck gebracht haben, haben mich zu diesem Buch inspiriert. Ich wollte einen einfachen, leicht zugänglichen, sinnvollen Leitfaden für jedermann schreiben, unabhängig von den jeweiligen Ernährungseinstellungen. Dieses Buch ist für Sie, wer immer Sie sind, und ich möchte Danke sagen. Ohne die Menschen um mich herum, die mich jeden Tag aufs Neue inspirieren, wäre ich nicht in der Lage, die Arbeit zu tun, die ich tue.

Man sagt, um ein Kind zu erziehen, braucht es ein ganzes Dorf, und das braucht es auch, um ein Buch zu schreiben. Dieses Buch wäre ohne meine Lektorin Tracy Behar und das Team von Little Brown nicht möglich gewesen. Ich möchte außerdem meinem Agenten Richard Pine danken, der immer für mich da war und mich geleitet hat. Natürlich ist jede(r) Einzelne am *Cleveland Clinic Center for Functional Medicine* und im *UltraWellness Center* (Dr. Liz Boham, Dr. George Papanicolaou, Dr. Todd Lepine und alle Mitarbeitenden) Teil meiner Funktionelle-Medizin-Familie geworden, in der sich alle dafür einsetzen, diese Welt gesünder zu machen. Meine Botschaft würde sich ohne mein Team von Hyman Digital nicht so verbreiten. Mein besonderer Dank geht an Courtney McNary für ihre wunderschönen Illustrationen und an Yali Menashe und Ailsa Cowell für die leckeren Rezepte in diesem Buch. Aus ganzem Herzen danken möchte ich meinem Geschäftspartner und dem Kapitän auf dem Schiff, Dhru Purohit. Und ich danke Kaya Purohit: dafür, dass sie mit mir an diesem Buch gearbeitet hat und mich dabei unterstützt, die Botschaft, dass Essen wirklich Medizin ist, zu verbreiten.

Schließlich danke ich meiner wunderbaren Familie. Danke für eure Liebe, eure Inspiration und dafür, dass wir gemeinsam kochen. Lasst uns auch weiterhin gutes Essen zusammen zubereiten.

ÜBER DEN AUTOR

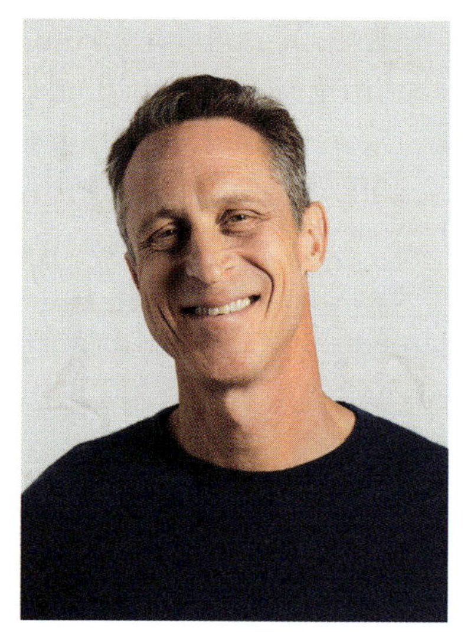

Dr. Mark Hyman ist davon überzeugt, dass wir alle ein Leben voller Vitalität verdienen – und dass wir das Potenzial besitzen, es für uns auch zu schaffen. Aus diesem Grund setzt er all seine Energie dafür ein, das Übel chronischer Krankheiten bei der Wurzel zu packen, indem er versucht, mit der Kraft der funktionellen Medizin die Gesundheitsversorgung zu verändern.

Mark Hyman und sein Team arbeiten unermüdlich daran, Menschen, Organisationen und Gemeinschaften darin zu befähigen, Körper und Seele zu heilen und unsere soziale und ökonomische Resilienz zu stärken. Er ist praktizierender Hausarzt und 13-facher Nummer-eins-Bestsellerautor der *New York Times* sowie als Führungspersönlichkeit, Redner, Ausbilder und Fürsprecher auf seinem Gebiet international anerkannt. Er ist Leiter des Bereichs Strategie und Innovation am *Cleveland Clinic Center for Functional Medicine*. Außerdem ist Hyman Gründer und Ärztlicher Direktor des *UltraWellness Center*, Vorstandsvorsitzender des *Institute for Functional Medicine* sowie medizinischer Redakteur der *Huffington Post*. Regelmäßig war er als medizinischer Fachmann auf den US-amerikanischen TV-Bildschirmen zu sehen, darunter in *CBS This Morning, Today, Good Morning America,* CNN, *The View, Katie* und *The Dr. Oz Show*. Er ist Moderator eines der führenden Gesundheits-Podcasts, *The Doctor's Farmacy*.

Dr. Hyman arbeitet mit Einzelpersonen genauso wie mit Organisationen, mit politischen Entscheidungsträgern und Einflussnehmern. Er hat sowohl vor der Kommission des Weißen Hauses zur Komplementär- und Alternativmedizin als auch vor der Arbeitsgruppe des Senats zur Reform des Gesundheitswesens über funktionelle Medizin gesprochen. Er war Berater des Sanitätsinspekteurs der Vereinigten Staaten in Bezug auf die Prävention von Diabetes und nahm 2009 am Präventions- und Gesundheitsforum des Weißen Hauses teil. Senator Tom Harkin aus Iowa nominierte Dr. Hyman für die Beratergruppe des Präsidenten zu Prävention, Gesundheitsförderung sowie integrative und öffentliche Gesundheitspflege. Darüber hinaus arbeitete er mit Präsident Bill Clinton zusammen und hat bei der von der Clinton Foundation durchgeführten Konferenz *Health Matters, Achieving Wellness in Every Generation* sowie der *Clinton Global Initiative* und beim Weltwirtschaftsforum über globale Gesundheitsfragen referiert. Er ist Preisträger des *Linus Pauling Award*, des *Nantucket Project Award* sowie des *Christian Book of the Year Award* für sein Werk *The Daniel Plan* und wurde in die *Books for Better Life Hall of Fame* aufgenommen.

Dr. Hyman arbeitet außerdem mit führenden Kollegen seines Fachgebiets zusammen, um Menschen und Gemeinschaften zu helfen, sich zu entwickeln. Zusammen mit Rick Warren, Dr. Mehmet Oz und Dr. Daniel Amen entwickelte er den *Daniel Plan*, eine auf dem christlichen Glauben basierende Initiative, mit der es Gemeindemitglieder der Saddleback Church schafften, gemeinsam 115.000 Kilo abzuspecken. Dr. Hyman ist Berater und Gast-Co-Moderator in der *Dr. Oz Show* und gehört dem Vorstand der von Dr. Mehmet Oz gegründeten gemeinnützigen Organisation HealthCorps an, deren Ziel es ist, durch Aufklärung der

Schüler über Ernährung der grassierenden Adipositas-Epidemie den Kampf anzusagen. Gemeinsam mit Dr. Dean Ornish und Dr. Michael Roizen hat Mark Hyman 2009 das Gesetz „Take Back Your Health Act“ ausgearbeitet und in den US-Senat eingebracht, das die Kostenerstattung für die Behandlung von durch den Lebensstil verursachten chronischen Krankheiten vorsieht. Mit dem Abgeordneten aus Ohio, Tim Ryan, hat er 2015 dazu beigetragen, das ENRICH-Gesetz in den Kongress einzubringen, um das Thema Ernährung in der medizinischen Ausbildung zu etablieren. In dem von Laurie David und Katie Couric produzierten Film *Fed up* aus dem Jahr 2014, der sich mit Fettleibigkeit von Kindern befasst, spielt Dr. Hyman eine wichtige Rolle. Schließen Sie sich ihm an und helfen Sie uns allen, unsere Gesundheit wiederzuerlangen, unter www.drhyman.com oder folgen Sie ihm auf Twitter, Facebook und Instagram (@drmarkhyman).

WEITERE BÜCHER VON MARK HYMAN

Food Fix - so retten wir unsere Gesundheit, unsere Wirtschaft, unsere Gesellschaft und unseren Planeten • *Food: What the Heck Should I Cook* • *Food: What the Heck Should I Eat* • *The Eat Fat, Get Thin Cookbook* • *Iss Fett, werde schlank* • *The Blood Sugar Solution 10-Day Detox Diet Cookbook* • *The Blood Sugar Solution 10-Day Detox Diet* • *The Blood Sugar Solution Cookbook* • *Hoher Blutzucker – übergewichtig und mangelernährt.* • *Der Daniel Plan* • *The Daniel Plan Cookbook* • *UltraPrevention* • *Die Megabolic-Diät* • *Die Megabolic-Diät. 100 neue Rezepte* • *The UltraThyroid Solution* • *The UltraSimple Diet* • *The UltraMind Solution*

ANMERKUNGEN

1 Weiss, G.A. & Hennet, T. (2017). Mechanisms and consequences of intestinal dysbiosis. Cellular and Molecular Life Sciences, 74(16), 2959–2977. https://doi.org/10.1007/s00018-017-2509-x

2 Li, Z., Henning, S.M., Zhang, Y., Zerlin, A., Li, L., Gao, K., Lee, R.P., Karp, H., Thames, G., Bowerman, S. & Heber, D. (2010). Antioxidant-rich spice added to hamburger meat during cooking results in reduced meat, plasma, and urine malondialdehyde concentrations. The American Journal of Clinical Nutrition, 91(5), 1180–1184. https://doi.org/10.3945/ajcn.2009.28526

3 Li, Z., Henning, S.M., Zhang, Y., Zerlin, A., Li, L., Gao, K., Lee, R.P., Karp, H., Thames, G., Bowerman, S. & Heber, D. (2010b). Antioxidant-rich spice added to hamburger meat during cooking results in reduced meat, plasma, and urine malondialdehyde concentrations. The American Journal of Clinical Nutrition, 91(5), 1180–1184. https://doi.org/10.3945/ajcn.2009.28526

4 Roberts, C.K., Barnard, R.J., Sindhu, R.K., Jurczak, M., Ehdaie, A. & Vaziri, N.D. (2005). A high-fat, refined-carbohydrate diet induces endothelial dysfunction and oxidant/antioxidant imbalance and depresses NOS protein expression. Journal of Applied Physiology, 98(1), 203–210. https://doi.org/10.1152/japplphysiol.00463.2004

5 Barringer, T.A., Hatcher, L. & Sasser, H.C. (2011). Potential Benefits on Impairment of Endothelial Function after a High-Fat Meal of 4 Weeks of Flavonoid Supplementation. Evidence-Based Complementary and Alternative Medicine, 2011, 1–6. https://doi.org/10.1093/ecam/nen048

6 Vincent, H.K., Bourguignon, C.M., Weltman, A.L., Vincent, K.R., Barrett, E., Innes, K.E. & Taylor, A.G. (2009). Effects of antioxidant supplementation on insulin sensitivity, endothelial adhesion molecules, and oxidative stress in normal-weight and overweight young adults. Metabolism, 58(2), 254–262. https://doi.org/10.1016/j.metabol.2008.09.022

7 van Bussel, B.C., Henry, R.M., Ferreira, I., van Greevenbroek, M.M., van der Kallen, C.J., Twisk, J.W., Feskens, E.J., Schalkwijk, C.G. & Stehouwer, C.D. (2014). A Healthy Diet Is Associated with Less Endothelial Dysfunction and Less Low-Grade Inflammation over a 7-Year Period in Adults at Risk of Cardiovascular Disease. The Journal of Nutrition, 145(3), 532–540. https://doi.org/10.3945/jn.114.201236

8 Schwingshackl, L., Christoph, M. & Hoffmann, G. (2015). Effects of Olive Oil on Markers of Inflammation and Endothelial Function—A Systematic Review and Meta-Analysis. Nutrients, 7(9), 7651–7675. https://doi.org/10.3390/nu7095356

9 Gupta, C. & Prakash, D. (2014). Phytonutrients as therapeutic agents. Journal of Complementary and Integrative Medicine, 11(3). https://doi.org/10.1515/jcim-2013-0021

10 Liu, M., Zhang, L., Ser, S., Cumming, J. & Ku, K. M. (2018). Comparative Phytonutrient Analysis of Broccoli By-Products: The Potentials for Broccoli By-Product Utilization. Molecules, 23(4), 900. https://doi.org/10.3390/molecules23040900

11 Minich, D. M. (2019). A Review of the Science of Colorful, Plant-Based Food and Practical Strategies for "Eating the Rainbow". Journal of Nutrition and Metabolism, 2019, 1–19. https://doi.org/10.1155/2019/2125070

12 Schincaglia, R., Pimentel, G. & Mota, J. (2017). Nuts and Human Health Outcomes: A Systematic Review. Nutrients, 9(12), 1311. https://doi.org/10.3390/nu9121311

13 Lee, S. A., Shu, X. O., Li, H., Yang, G., Cai, H., Wen, W., Ji, B. T., Gao, J., Gao, Y. T. & Zheng, W. (2009). Adolescent and adult soy food intake and breast cancer risk: results from the Shanghai Women's Health Study. The American Journal of Clinical Nutrition, 89(6), 1920–1926. https://doi.org/10.3945/ajcn.2008.27361

14 Sytar, O., Brestic, M., Zivcak, M. & Phan Tran, L. S. (2016). The Contribution of Buckwheat Genetic Resources to Health and Dietary Diversity. Current Genomics, 17(3), 193–206. https://doi.org/10.2174/1389202917666160202215425

15 Rowntree, J. E., Stanley, P. L., Maciel, I. C. F., Thorbecke, M., Rosenzweig, S. T., Hancock, D. W., Guzman, A. & Raven, M. R. (2020). Ecosystem Impacts and Productive Capacity of a Multi-Species Pastured Livestock System. Frontiers in Sustainable Food Systems, 4. https://doi.org/10.3389/fsufs.2020.544984

16 Provenza, F. D., Kronberg, S. L. & Gregorini, P. (2019). Is Grassfed Meat and Dairy Better for Human and Environmental Health? Frontiers in Nutrition, 6. https://doi.org/10.3389/fnut.2019.00026

17 Zeraatkar, D., Han, M. A., Guyatt, G. H., Vernooij, R. W., el Dib, R., Cheung, K., Milio, K., Zworth, M., Bartoszko, J. J., Valli, C., Rabassa, M., Lee, Y., Zajac, J., Prokop-Dorner, A., Lo, C., Bala, M. M., Alonso-Coello, P., Hanna, S. E. & Johnston, B. C. (2019). Red and Processed Meat Consumption and Risk for All-Cause Mortality and Cardiometabolic Outcomes. Annals of Internal Medicine, 171(10), 703. https://doi.org/10.7326/m19-0655

18 Li, Z., Henning, S. M., Zhang, Y., Zerlin, A., Li, L., Gao, K., Lee, R. P., Karp, H., Thames, G., Bowerman, S. & Heber, D. (2010). Antioxidant-rich spice added to hamburger meat during cooking results in reduced meat, plasma, and urine malondialdehyde concentrations. The American Journal of Clinical Nutrition, 91(5), 1180–1184. https://doi.org/10.3945/ajcn.2009.28526

19 Willett, W. C. & Ludwig, D. S. (2020). Milk and Health. New England Journal of Medicine, 382(7), 644–654. https://doi.org/10.1056/nejmra1903547

20 Feskanich, D., Bischoff-Ferrari, H. A., Frazier, A. L. & Willett, W. C. (2014). Milk Consumption During Teenage Years and Risk of Hip Fractures in Older Adults. JAMA Pediatrics, 168(1), 54. https://doi.org/10.1001/jamapediatrics.2013.3821

21 Pimpin, L., Wu, J. H. Y., Haskelberg, H., del Gobbo, L. & Mozaffarian, D. (2016). Is Butter Back? A Systematic Review and Meta-Analysis of Butter Consumption and

Risk of Cardiovascular Disease, Diabetes, and Total Mortality. PLOS ONE, 11(6), e0158118. https://doi.org/10.1371/journal.pone.0158118

22 de Oliveira Otto, M. C., Lemaitre, R. N., Song, X., King, I. B., Siscovick, D. S. & Mozaffarian, D. (2018). Serial measures of circulating biomarkers of dairy fat and total and cause-specific mortality in older adults: the Cardiovascular Health Study. The American Journal of Clinical Nutrition, 108(3), 476–484. https://doi.org/10.1093/ajcn/nqy117

23 Thorbecke, Mariko (2019) Carbon Footprint Evaluation of Regenerative Grazing at White Oak Pastures. https://blog.whiteoakpastures.com/hubfs/WOP-LCA-Quantis-2019.pdf

24 Parker L. (2019) Satte 91 Prozent des Kunststoffs werden nicht recycelt. National Geographic. https://education.nationalgeographic.org/resource/whopping-91-percent-plastic-isnt-recycled

25 Yang Q. (2010) Gain Weight by 'Going Diet'? Artificial Sweeteners and the Neurobiology of Sugar Cravings: Neuroscience 2010. Yale Journal of Biology and Medicine, 83(2), 101–8.

26 Wierzejska, R. (2017). Can coffee consumption lower the risk of Alzheimer's disease and Parkinson's disease? A literature review. Archives of Medical Science, 3, 507–514. https://doi.org/10.5114/aoms.2016.63599

27 Dickinson, A., Boyon, N. & Shao, A. (2009). Physicians and nurses use and recommend dietary supplements: report of a survey. Nutrition Journal, 8(1). https://doi.org/10.1186/1475-2891-8-29

28 Kang, D. W., Adams, J. B., Coleman, D. M., Pollard, E. L., Maldonado, J., McDonough-Means, S., Caporaso, J. G. & Krajmalnik-Brown, R. (2019). Long-term benefit of Microbiota Transfer Therapy on autism symptoms and gut microbiota. Scientific Reports, 9(1). https://doi.org/10.1038/s41598-019-42183-0

29 Wang, H., Lu, Y., Yan, Y., Tian, S., Zheng, D., Leng, D., Wang, C., Jiao, J., Wang, Z. & Bai, Y. (2020). Promising Treatment for Type 2 Diabetes: Fecal Microbiota Transplantation Reverses Insulin Resistance and Impaired Islets. Frontiers in Cellular and Infection Microbiology, 9. https://doi.org/10.3389/fcimb.2019.00455

30 Riboli, E., Hunt, K., Slimani, N., Ferrari, P., Norat, T., Fahey, M., Charrondière, U., Hémon, B., Casagrande, C., Vignat, J., Overvad, K., Tjønneland, A., Clavel-Chapelon, F., Thiébaut, A., Wahrendorf, J., Boeing, H., Trichopoulos, D., Trichopoulou, A., Vineis, P., . . . Saracci, R. (2002). European Prospective Investigation into Cancer and Nutrition (EPIC): study populations and data collection. Public Health Nutrition, 5(6b), 1113–1124. https://doi.org/10.1079/phn2002394

31 Berrazaga, I., Micard, V., Gueugneau, M. & Walrand, S. (2019). The Role of the Anabolic Properties of Plant- versus Animal-Based Protein Sources in Supporting Muscle Mass Maintenance: A Critical Review. Nutrients, 11(8), 1825. https://doi.org/10.3390/nu11081825

32 Gorissen, S. H. M. & Witard, O. C. (2017). Characterising the muscle anabolic potential of dairy, meat and plant-based protein sources in older adults. Proceedings of the Nutrition Society, 77(1), 20–31. https://doi.org/10.1017/s002966511700194x

33 Jacka FN, O'Neil A, Opie R, et al. (2017) A Randomised Controlled Trial of Dietary Improvement for Adults with Major Depression (the 'SMILES' Trial). BMC Med., 15:23. doi: 10.1186/s12916-017-0791-y

34 SCHOENTHALER STEPHEN AMOS WALTER DO, S. (1997). The Effect of Randomized Vitamin-Mineral Supplementation on Violent and Non-violent Antisocial Behavior Among Incarcerated Juveniles. Journal of Nutritional & Environmental Medicine, 7(4), 343–352. https://doi.org/10.1080/13590849762475

35 Rao, M., Afshin, A., Singh, G. & Mozaffarian, D. (2013). Do healthier foods and diet patterns cost more than less healthy options? A systematic review and meta-analysis. BMJ Open, 3(12), e004277. https://doi.org/10.1136/bmjopen-2013-004277

BEZUGSQUELLEN

Die meisten der im Buch erwähnten Produkte sind in gängigen Naturkostläden erhältlich.

Sie können sie auch direkt über unseren Online-Shop www.narayana-verlag.de in der Kategorie „Naturkost" erhalten.

Dort finden Sie ein großes Sortiment an ausgewählten Naturkostprodukten, u. a. auch seltene Produkte wie Yacon-Sirup. Auch Nahrungsergänzungsmittel unserer Eigenmarke „Unimedica" und viele Superfoods sind dort erhältlich.

STICHWORTVERZEICHNIS

G

H

I

K

L

M

N

O

P

STIMMEN ZUM BUCH

„Lesen Sie dieses Buch jetzt und erfahren Sie, wie man Essen als Medizin einsetzt. Dr. Mark Hyman hat die seltene Fähigkeit, anschaulich darzustellen, wie man sich durch bestimmtes Essen besser fühlen und gleichzeitig unser Lebensmittelsystem von Grund auf in Ordnung bringen kann."

Dave Asprey, Autor von *The Bulletproof Diet*

„Dr. Hyman hat es wieder getan. Indem Ernährung als Medizin verstanden wird, folgt dieses Buch einem innovativen und wichtigen Ansatz zu mehr Wohlbefinden. Diese ärztliche Verschreibung hilft nicht nur, Krankheiten vorzubeugen, sondern hat das Potenzial, Gesundheitskosten dramatisch zu senken, indem man seine Krankheit bei ihrer Wurzel packt."

US-Kongressabgeordneter Tim Ryan

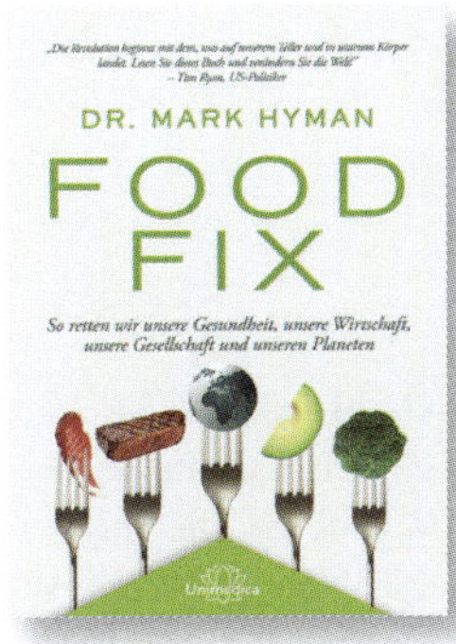

Dr. Mark Hyman

FOOD FIX

So retten wir unsere Gesundheit, unsere Wirtschaft, unsere Gesellschaft und unseren Planeten

392 S., geb., € 24,80

Ein starkes Plädoyer zur Neuausrichtung unseres Ernährungssystems!

Der wahre Preis für unsere Art zu Essen ist weit höher, als uns bewusst ist: Unser Ernährungssystem saugt unsere Böden aus, lässt das Wasser knapp werden und bedroht unser Klima – sogar stärker als die Auswirkungen fossiler Brennstoffe! Unsere Nahrungsmittel verursachen nicht nur milliardenfach Fettleibigkeit und chronische Krankheiten – sie wirken sich auch auf unsere Psyche, unsere Leistungsfähigkeit und den wirtschaftlichen Fortschritt aus und sind Ursache für Armut, Gewalt und soziale Ungerechtigkeit.

Das Buch nimmt die Machenschaften der Lebensmittel- und Agrarindustrie sowie ihren Einfluss auf Politik und Ernährungswissenschaft ins Visier – und räumt auf mit dem Mythos, dass nur eine industrielle Anbauweise die Weltbevölkerung ernähren kann! Mit seinem FOOD FIX-Aktionsplan appelliert der Mediziner DR. MARK HYMAN an Politiker, Unternehmer, Landwirte und Konsumenten und zeigt, wie eine gesunde Welt gelingen kann.

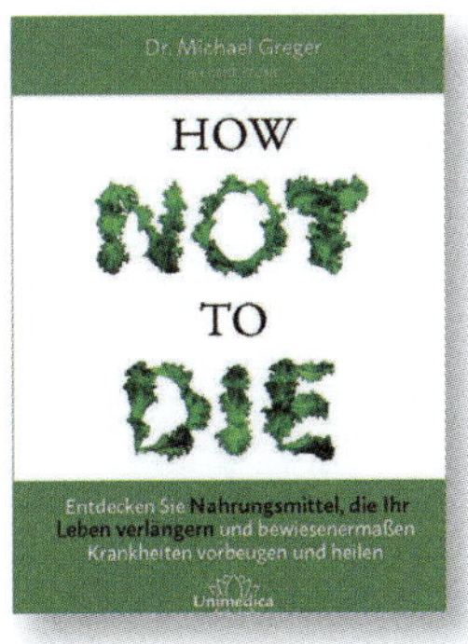

Dr. Michael Greger / Gene Stone

HOW NOT TO DIE

Entdecken Sie Nahrungsmittel, die Ihr Leben verlängern und bewiesenermaßen Krankheiten vorbeugen und heilen.

Bereits über 166.000 verkaufte Exemplare der Deutschen Ausgabe.

512 S., geb., € 24,80

Die meisten aller frühzeitigen Todesfälle ließen sich verhindern – und zwar, so überraschend es klingen mag, durch einfache Änderungen der eigenen Lebens- und Ernährungsweise.

Dr. Michael Greger, international renommierter Arzt, Ernährungswissenschaftler und Gründer des Online-Informationsportals Nutritionfacts.org, lüftet in seinem weltweit außergewöhnlich erfolgreichen Bestseller das am besten gehütete Geheimnis der Medizin: Wenn die Grundbedingungen stimmen, kann sich der menschliche Körper selbst heilen.

In How Not To Die analysiert Greger die häufigsten 15 Todesursachen der westlichen Welt, zu denen z. B. Herzerkrankungen, Krebs, Diabetes, Bluthochdruck und Parkinson zählen, und erläutert auf Basis der neuesten wissenschaftlichen Forschungsergebnisse, wie diese verhindert, in ihrer Entstehung aufgehalten oder sogar rückgängig gemacht werden können.

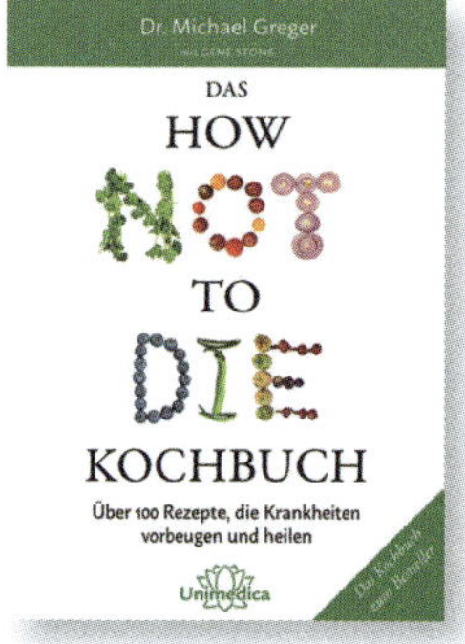

Dr. Michael Greger / Gene Stone

DAS HOW NOT TO DIE KOCHBUCH

Über 100 Rezepte, die Krankheiten vorbeugen und heilen

272 S., geb., € 29,00

Der Ernährungsguru, Arzt und begeisterte Wissenschaftsfreak Dr. Michael Greger hat dem Drängen Tausender Fans nachgegeben und ein Begleitkochbuch zu seinem internationalen Bestseller How Not To Die verfasst. Dieses ungeduldig erwartete Kochbuch enthält über 100 Rezepte für köstliche pflanzenbasierte Gerichte, die so gesund sind, dass sie Leben retten.

Die verwendeten Zutaten basieren überwiegend auf dem „Täglichen Dutzend" – den Lebensmitteln und Energielieferanten, die am nährstoffreichsten sind und reichlich Abwehrstoffe enthalten. Einführend erläutert Dr. Greger die Gründe für seine ernährungswissenschaftliche Mission, geht auf die 15 häufigsten Todesursachen der westlichen Welt ein und verrät die beste Strategie, um diesen zu entkommen: eine vollwertige, pflanzenbasierte Ernährung.

In diesem Buch finden Sie Rezepte für sämtliche Tageszeiten und Anlässe, von leckeren Ideen für Frühstück, Mittag- und Abendessen über Snacks für zwischendurch, Salate, Suppen und Beilagen bis hin zu Desserts oder Getränken. Verführerische Fotos werden Ihnen das Wasser im Mund zusammenlaufen lassen und Lust aufs Nachkochen machen.

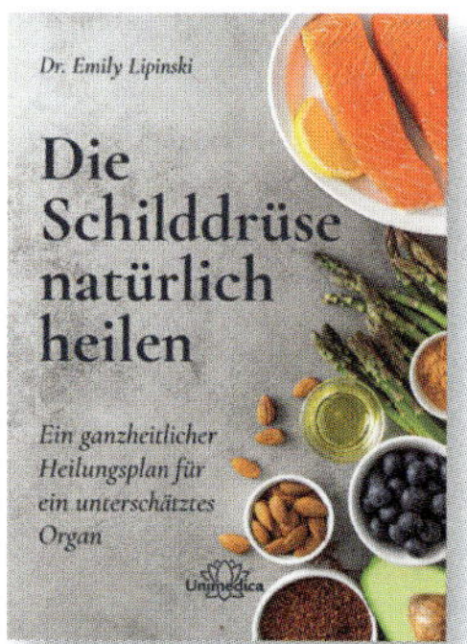

Dr. Emily Lipinski

DIE SCHILDDRÜSE NATÜRLICH HEILEN

Ein ganzheitlicher Heilungsplan für ein unterschätztes Organ

354 S., kart., € 24,80

DAS ULTIMATIVE BUCH ZUR VOLKSKRANKHEIT UNSERER ZEIT!

Chronische Müdigkeit, Konzentrationsschwäche, Schlaflosigkeit, Gewichtszunahme, Haarausfall, Verstopfung, Stimmungsschwankungen, Allergien oder erhöhter Blutdruck – die Bandbreite an Beschwerden, die auf eine fehlgesteuerte Schilddrüse zurückzuführen sind, scheint endlos zu sein.

Dr. Emily Lipinski kämpfte selbst jahrelang mit Symptomen, an denen Millionen von Menschen leiden. Als bei ihr Hashimoto diagnostiziert wurde und ihre Beschwerden trotz Medikamente nicht in den Griff zu bekommen waren, entwickelte die Medizinerin ihren eigenen Heilungsplan. In ihrem ganzheitlichen Ansatz verknüpft sie traditionelle Therapien mit moderner Medizin. Der Schlüssel ihres Erfolgs ist ihre Schilddrüsen-Heildiät, Entgiftung und ein gesunder Darm. Dieses Buch zur Selbsthilfe bietet solide Expertise sowie eine Fülle an Informationen. Bringen Sie ihr hormonelles Ungleichgewicht in Ordnung und erobern Sie sich Ihre Lebenskraft und Ihr Wohlbefinden zurück!

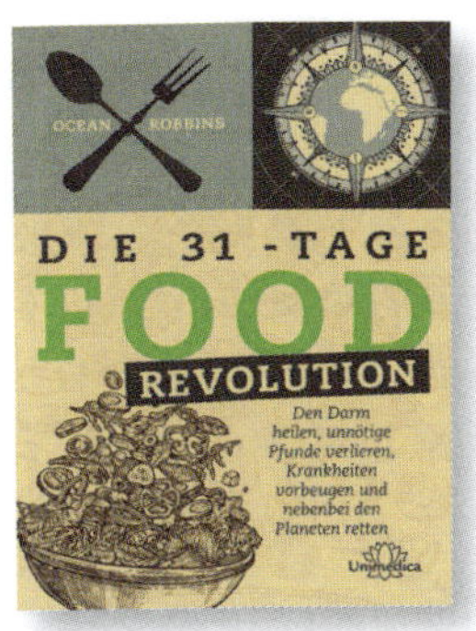

Ocean Robbins

DIE 31 - TAGE REVOLUTION

Den Darm heilen, unnötige Pfunde verlieren, Krankheiten vorbeugen und nebenbei den Planeten retten

408 S., geb., € 24,80

OCEAN ROBBINS hat mit seinem Food Revolution Network bereits Millionen von Menschen zu einem gesunden Lifestyle inspiriert. In DIE 31-TAGE-FOOD-REVOLUTION enthüllt er all die Geheimnisse, die die Lebensmittelindustrie lieber verheimlichen würde. Und er zeigt Ihnen, wie Sie in nur 31 Tagen die erstaunlichen Kräfte von Grünkohl, Brokkoli und Hülsenfrüchten nutzen können, um Ihren Darm zu heilen, Übergewicht zu verlieren und das Risiko für Krankheiten wie Krebs, Herz-Kreislauf-Beschwerden, Demenz und Diabetes zu minimieren. Und das Beste ist: Ganz nebenbei werden Sie Teil einer Bewegung, die sich die Rettung des Planeten auf die Fahne geschrieben hat.

Vollwertkost mit Pflanzenpower, dafür weniger Zucker, verarbeitete Lebensmittel und tierische Produkte: Dieses Buch ist Ihr Wegweiser zu mehr Gesundheit und Nachhaltigkeit.

Dieses Buch weist den Weg in die Zukunft.
– Paul McCartney

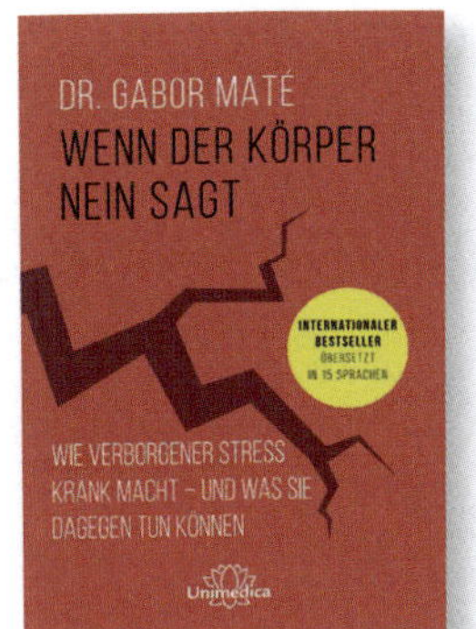

Dr. Gabor Maté

WENN DER KÖRPER NEIN SAGT

Wie verborgener Stress krank macht und was Sie dagegen tun können.
Internationaler Bestseller übersetzt in 15 Sprachen.

328 S., kart., € 24,80

Kann ein Mensch buchstäblich an Einsamkeit sterben? Gibt es einen Zusammenhang zwischen der Fähigkeit, Gefühle auszudrücken, und Alzheimer? Gibt es so etwas wie eine „Krebspersönlichkeit"?

Das Buch WENN DER KÖRPER NEIN SAGT von DR. GABOR MATÉ stützt sich auf wissenschaftliche Forschungsergebnisse und die jahrzehntelange Erfahrung des Autors als praktizierender Arzt. Das Buch gibt Antworten auf diese und andere wichtige Fragen zur Bedeutung der Leib-Seele-Einheit in Bezug auf Krankheit und Gesundheit sowie auf die Rolle, die Stress, Stressbewältigung und die individuelle emotionale Verfassung bei vielen häufig vorkommenden Krankheiten spielen.

WENN DER KÖRPER NEIN SAGT vermittelt neue Kenntnisse und verbessert die Heilchancen von Betroffenen. Es lehrt unter einer Krankheit zu verstehen, dass der Körper ab einem gewissen Punkt nein zu dem sagt, was der Geist nicht einmal wahrnimmt.

Ein Must-read für Patienten und Ärzte: Es kann Leben retten.
– Peter Levine, Bestseller-Autor